Endovaskuläre Operationen
Viszerale und renale
Rekonstruktionen
Gefäßverletzungen

H. Müller-Wiefel (Hrsg.)

Endovaskuläre Operationen
Viszerale und renale Rekonstruktionen
Gefäßverletzungen

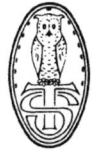

Steinkopff Verlag Darmstadt

Prof. Dr. H. Müller-Wiefel
Gefäßchirurgische Klinik
Akadem. Lehrkrankenhaus
St. Johannes-Hospital
An der Abtei 7–11
4100 Duisburg 11

Die Deutsche Bibliothek — CIP-Einheitsaufnahme

Endovaskuläre Operationen, viszerale und renale Rekonstruktionen, Gefäßverletzungen / H. Müller-Wiefel (Hrsg.). — Darmstadt : Steinkopff, 1992
ISBN-13:978-3-642-72469-5   e-ISBN-13:978-3-642-72468-8
DOI: 10.1007/978-3-642-72468-8

NE: Müller-Wiefel, Hennor [Hrsg.]

Dieses Werk ist urheberrechtlich geschützt. Die dadurch begründeten Rechte, insbesondere die der Übersetzung, des Nachdrucks, des Vortrages, der Entnahme von Abbildungen und Tabellen, der Funksendung, der Mikroverfilmung oder der Vervielfältigung auf anderen Wegen und der Speicherung in Datenverarbeitungsanlagen, bleiben, auch bei nur auszugsweiser Verwertung, vorbehalten. Eine Vervielfältigung dieses Werkes oder von Teilen dieses Werkes ist auch im Einzelfall nur in den Grenzen der gesetzlichen Bestimmungen des Urheberrechtsgesetzes der Bundesrepublik Deutschland vom 9. September 1965 in der Fassung vom 24. Juni 1985 zulässig. Sie ist grundsätzlich vergütungspflichtig. Zuwiderhandlungen unterliegen den Strafbestimmungen des Urheberrechtsgesetzes.

Copyright © 1992 by Dr. Dietrich Steinkopff Verlag, GmbH & Co. KG, Darmstadt
Verlagsredaktion: Sabine Müller — Herstellung: Heinz J. Schäfer

Die Wiedergabe von Gebrauchsnamen, Handelsnamen, Warenbezeichnungen usw. in dieser Veröffentlichung berechtigt auch ohne besondere Kennzeichnung nicht zu der Annahme, daß solche Namen im Sinne der Warenzeichen- und Markenschutzgesetzgebung als frei zu betrachten wären und daher von jedermann benutzt werden dürften.

Gesamtherstellung: Konkordia-Druck, Bühl
Gedruckt auf säurefreiem Papier

Eröffnung der Tagung und Vorbemerkung

Sehr geehrte Damen und Herren,
liebe Kolleginnen und Kollegen!
Es ist mir eine besondere Freude, Sie hier in Titisee-Neustadt zu begrüßen. Wie Sie wissen, handelt es sich um das fünfte gefäßchirurgische Titisee-Symposium; damit hat diese Veranstaltung, die ihre Existenz der Initiative des Hauses Meadox verdankt, nun schon eine gewisse Tradition erlangt. Ich möchte die Gelegenheit dazu nutzen, mich in Ihrer aller Namen bei Herrn Reinhardt aus dem Hause Meadox und seinem Team für die perfekte Vorbereitung und Organisation zu bedanken. Die Erfahrung hat gezeigt, daß kleinere Veranstaltungen wesentlich ergiebiger sind als große Kongresse und dieses festzustellen, fällt mir besonders leicht, da ich noch unter dem Eindruck der nachmittäglichen Gefäßsitzung des diesjährigen Chirurgenkongresses in München stehe. Ich hoffe, daß die Referenten hier nicht nur allgemein akzeptierte und bekannte Statements vortragen, sondern auch, auf ihren eigenen Erfahrungen aufbauend, pointiert kontroverse Gesichtspunkte lebhaft diskutieren.

Als Themen habe ich für dieses Jahr drei Schwerpunkte ausgewählt, die mir für die klinische Alltagsarbeit bedeutsam erscheinen. Es sind dies zum einen die Gefäßverletzungen: Die Gefäßtraumatologie stand ja mit am Anfang der Geschichte unseres Faches überhaupt. Mit den Jahren hat sich aber doch ein Wandel in der Ätiologie ergeben. Von der Traumatologie des Krieges ging die Entwicklung zum iatrogenen Schaden. Sie kennen die Zunahme der invasiven Techniken als Grund. Behandlungsgrundsätze und diagnostische Regeln sind standardisiert, dennoch hat sich die Vorgehensweise nach dem Einzelfall zu richten, und nicht zuletzt in forensischer Hinsicht bietet das Areal der Gefäßverletzung ja ein weites Feld.

Der zweite Schwerpunkt, viszerale und renale Rekonstruktionen und Durchblutungsprobleme, ist gleichfalls wichtig. Diese Probleme kommen nicht zu häufig vor. Hinsichtlich der Nierenarterienstenosen hat sich in der Vergangenheit ja eine gewisse Trendwende ereignet: Soll man operieren, soll man überhaupt noch operieren, was bringen die dilatierenden Verfahren? In vielen Kliniken, unsere zählt dazu, ist die Zahl der Nierenarterienrekonstruktionen rückläufig. Man gewinnt aber den Eindruck, daß sich wieder ein Comeback anbahnt. Der letzte Schwerpunkt und gleichzeitig Gegenstand der ersten Sitzung, betrifft die endovaskulären Operationen. Wie Sie sich vorstellen können, ist damit die Frage nach der Zukunft, nach der Entwicklung unseres Faches Gefäßchirurgie überhaupt eng verbunden. Wir sehen, daß diese endovaskularen Maßnahmen von der Zahl her überwiegend vom Radiologen durchgeführt werden. Dennoch handelt es sich um instrumentelle Maßnahmen zur Lumenwiederherstellung, die gleichwohl auch in die Hand des Gefäßchirurgen gehören, der mit der Korrektur von morphologischen Befunden am Gefäß bestens vertraut ist. Die Gefäßchirurgen sollten hier wachsam sein und sehr sorgfältig darauf achten, daß ihnen nicht zuviel Terrain streitig gemacht wird. Ich möchte Sie in diesem Zusammenhang auch daran erinnern, oder dazu aufrufen, in Ihrer alltäglichen Sprache und Korrespondenz nicht von „interventionellen Maßnahmen", „interventioneller Radiologie" zu sprechen, sondern von „endovaskulären Operationen". Es handelt sich ja in der Tat um einen instrumentellen Eingriff, eine Operation. Eine Operation ist letztlich alles, was das Integument des Patienten durchtrennt und invasiv ist. Die Anwendung der Röntgenapparatur ist sicher im Moment unverzichtbar, aber sie ist nur eine flankierende Maßnahme. Was am Gefäßrohr an Entscheidendem passiert, ist der instrumentelle Vorgang. Und so läßt sich auch vom Sprachlichen her der Anspruch der Gefäßchirurgen untermauern. Dieser sachlich noch mit anderen Aspekten zur begründende Anspruch der Gefäßchirurgie bei der begrenzt invasiven instrumentellen Therapie von Verschlußprozessen läßt sich jedoch nur dann aufrecht erhalten, wenn die Gefäßchirurgen durch Erlernen der Technik, durch Training in diesen Verfahren und durch das Vorlegen von akzeptablen Resultaten ihre Kompetenz beweisen. Auch wenn der eine oder andere von Ihnen die Erfahrung macht oder gemacht hat, daß sich hier und dort aufgrund von personellen Engpässen, aus Kapazitätsproblemen im OP oder auf der Intensivstation Wartelisten ergeben mögen, so ist dennoch das Reservoir der gefäßchirurgischen Patienten, die mit den klassischen Verfahren zu therapieren sind, nicht unerschöpflich. Die gegen die klassische Chirurgie der Gefäße gerichtete Entwicklung ist weiter fortgeschritten als dies für den einen oder anderen von uns im Moment offenkundig ist.

H. Müller-Wiefel

Inhaltsverzeichnis

Eröffnung der Tagung und Vorbemerkung V

Endovaskuläre Operationen

Die Bedeutung endovaskulärer Operationen im Indikationsbereich der „klassischen" Gefäßchirurgie
Balzer, K., G. Roedig 3

Die intraoperative Ballondilatation – Indikationen und Probleme
Quellmalz, U. 13

Die intraoperative Dilatation – eine Ergänzung gefäßchirurgischer Techniken
Schweiger, H., R. Ziegler 23

Die Bedeutung der transluminalen Angioplastie im Therapiespektrum der Becken-Beinarterien-Rekonstruktion
Koepchen, J., M. Kolbe, J. Möllers-Potthoff, G. Walterbusch 27

Indikatorische Probleme bei der Laserangioplastie
Palenker, J., W. Hepp 33

Gibt es noch eine Indikation für eine Ringstripper-Desobliteration?
Husfeldt, K. J., R. Raschke, M. Mühe 39

Intraoperative transluminale Katheterdilatation (ITA) unter DSA-Kontrolle
Schmid, H. J., D. Rühland, U. Augenstein 45

Endovaskuläre Operationskontrolle mit Hilfe der Endoskopie
Weber, H., H. Loeprecht 51

Perspektiven in der Gefäßendoskopie
Storz, L. W., D. Lorenz, J. Winter 57

Viszerale und renale Rekonstruktionen

Viszeralarterien-Aneurysmen
Erasmi, H., M. Walter, R. Schmidt 65

Problematik der Aneurysmaversorgung im Hepatikabereich
Langkau, G., H. Müller-Wiefel 73

Die einzeitige Operation bei Nierenarterien- und aortoiliakaler Gefäßläsion
Allenberg, J. R., T. Hupp 79

Therapeutische Aspekte bei Claudicatio abdominalis und renalem Hochdruck
Glücklich, B. 91

Wann soll eine Nierenarterienstenose operiert werden?
Regensburger, D., A. Finck, E. Kraatz, K. Muhle, H. H. Sievers 101

Revaskularisierende Operationen bei Stenosen und Verschlußprozessen der Nierenarterien
Bürger, K., H. Scholz 111

Renale Lageanomalie – eine Klippe der Versorgung abdomineller Aortenaneurysmen
Langkau, G., H. Müller-Wiefel 117

Gefäßverletzungen

Die Bedeutung der Gefäßverletzung unter Einschluß iatrogener Gefäßschäden
Schlosser, V. 127

Verletzungen der A. carotis (inkl. iatrogener Schäden): Indikation zum operativen oder konservativen Vorgehen
Raithel, D. 139

Management und Therapie der Gefäßverletzungen
Weimer, G., D. Guse 145

Gefäßverletzungen infolge von Frakturen und Luxationen
Metz, L., J. Neugebauer 151

Gefäßtrauma heute – noch ein Behandlungsproblem
Schare, W. 157

Analyse scharfer und stumpfer Verletzungen anhand des eigenen Krankengutes
Franke, S. 165

Die traumatische Aortenruptur
Kortmann, H. 169

Iatrogene Gefäßverletzungen im Rahmen eines Großkrankenhauses
Rink-Brüne, O. 177

Die Versorgung vaskulärer Katheterläsionen – eine immer häufigere Tätigkeit des Gefäßchirurgen
Hepp, W. 183

Traumatische und iatrogene Gefäßverletzungen – Erfahrungsbericht über einen 10-Jahres-Zeitraum
Hiemer, W., A. Kroiss, J. Uy, J. D. Gruss 195

Endovaskuläre Operationen

Die Bedeutung endovaskulärer Operationen im Indikationsbereich der „klassischen" Gefäßchirurgie

K. Balzer, G. Roedig

Gefäßchirurgische Klinik des Evangelischen Krankenhauses, Mülheim a. d. Ruhr

Seit Einführung der perkutanen transluminalen Angioplastie durch Dotter (4) und Grüntzig (11) hat sich diese Technik zu einer weit verbreiteten Methode entwickelt, die vor allem von Radiologen praktiziert wird. Die Kathetertechniken sind in den letzten Jahren immer mehr verfeinert worden. Adjuvante Maßnahmen, so die Atherektomie (8, 14), die Rotationsangioplastie (19) und die Laserangioplastie (6, 10, 13, 21, 22) haben den Einsatz der Methode vergrößert. Durch lokale bzw. regionale Katheterlyse gelingt auch die Revaskularisation peripher okkludierter Gefäßabschnitte.

Immer mehr treten diese „interventionellen" Techniken hierbei in Konkurrenz zu den klassischen „gefäßchirurgischen" Maßnahmen. Die Kathetertechniken gelten als risikoarm und wenig traumatisierend sowie den Patienten wenig belastend, während die Gefäßchirurgie immer noch mit dem Ruch einer blutreichen und gefährlichen Operation behaftet ist (9, 19).

Die Ergebnisse der PTA sind im iliakalen Bereich recht gut (7, 16), im femoropoplitealen Bereich dagegen deutlich schlechter. Die Komplikationsrate wird mit 1–5% als gering angegeben. Betrachtet man unsere gefäßchirurgischen Notfalleingriffe im Laufe der letzten beiden Jahre, so nehmen Katheterkomplikationen (einschließlich Komplikationen des Herzkatheters) einen erheblichen Stellenwert ein (Tabelle 1).

Tabelle 1. Gefäßchirurgische Notfalleingriffe in den Jahren 1989 und 1990: Eingriffsursache und Anteil der Katheterkomplikationen

Art der Komplikationen	Anzahl
Embolektomien	148
arterielle Thrombektomien	159
Aneurysmen	46
venöse Thrombektomien	14
Katheterkomplikationen	28
Hämatome	16
Aneurysma spurium	6
Verschlüsse nach Punktion	4
Infekte	2

In diesem Zusammenhang stellt sich die Frage nach der Indikation für die entsprechenden interventionellen bzw. operativen Eingriffe. Vielfach ist es so, daß die Radiologie der Gefäßchirurgie hier das Heft völlig aus der Hand genommen hat. Oft sehen Gefäßchirurgen erst nach der Intervention die Röntgenbilder, ohne überhaupt zum möglichen Behandlungsverfahren befragt worden zu sein. Auch wenn die Komplikationen nach interventionellen Techniken insgesamt sicher selten sind, so können sie doch schwerwiegend sein. Als Beispiel mag der folgende Fall dienen:

Es handelte sich um einen 46jährigen Mann, der beim Skifahren Schmerzen in der rechten Wade verspürte, ansonsten aber voll einsatzfähig und überhaupt nicht behindert war. Da der Hausarzt einen abgeschwächten Fußpuls rechts tastete, überwies er ihn zur Angiographie. Eine umschriebene Femoralisstenose wurde in gleicher Sitzung aufgedehnt. Nach Ziehen des Katheters kam es jedoch sofort zu einem Verschluß mit akuter Gließmaßenischämie. Der Versuch einer neuerlichen Dilatation mit lokaler Lyse scheiterte. Daraufhin wurde eine gefäßchirurgische Intervention mit Thrombektomie vorgenommen. Diese brachte allerdings nur einen Teilerfolg, da es durch die Manipulationsmaßnahme zu peripheren Embolisationen und Verschlüssen im Bereich der Gefäßperipherie geführt hatte. Es kam zu einer zunächst zunehmenden Claudicatio intermittens und schließlich zum Ruheschmerz. Die dann erneut von uns durchgeführte Angiographie zeigte einen langstreckigen Femoralis- und Popliteaverschluß, woraufhin wir eine femoropopliteale Venenbypassoperation durchführten. Infolge der schlechten Gefäßperipherie kam es nach etwa sechs Monaten zu einem Verschluß des Bypass. Nach Thrombektomie und Lumeneröffnung war das Bein für weitere drei Monate ausreichend durchblutet. Es kam dann zu einem neuerlichen Ruheschmerz und einer peripheren akralen Läsion. Die jetzt durchgeführte Angiographie zeigte einen vollständigen Verschluß des A. femoralis, der A. poplitea, des Truncus tibiofibularis. Lediglich die A. tibialis posterior war noch offen. Daraufhin wurde ein lateraler Tibialis-anterior-Bypass auf einem kleinen, noch offen Segment der A. tibialis anterior mit Kunststoff angelegt und von hier mit einer Vene ein pedaler Bypass zur A. tibialis posterior geführt (Abb. 1). Hiernach zeigte sich eine Besserung der Beindurchblutung und Beinerhalt für sieben Monate. Nach Verschluß des peripheren Venenbypass blieb der Kunststoffbypass immerhin für weitere zwei Monate offen. Es kam dann zu einer neuerlichen Minderdurchblutung. Gefäßchirurgische Maßnahmen standen nicht mehr zur

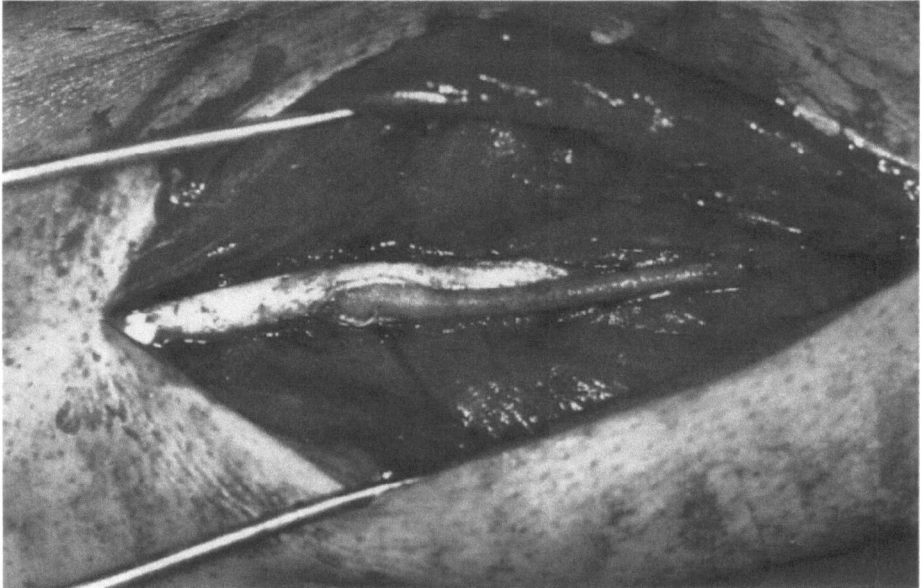

Abb. 1. Kruropedaler Composit-Graft als letzte Rekonstruktionsmöglichkeit bei Zustand nach Angioplastie und ausgedehnter peripherer Embolisation

Verfügung. Nach vergeblicher Lyse und konservativem Behandlungsversuch mußte eine Oberschenkelamputation rechts durchgeführt werden.

Oft ist es nach derartigen schicksalhaften Krankheitsverläufen so, daß nur die vielen chirurgischen Maßnahmen in Erinnerung bleiben, die letztlich nicht erfolgreich waren. Daß am Anfang eine nichtindizierte und komplikationsträchtige Intervention stand, ist dann vergessen.

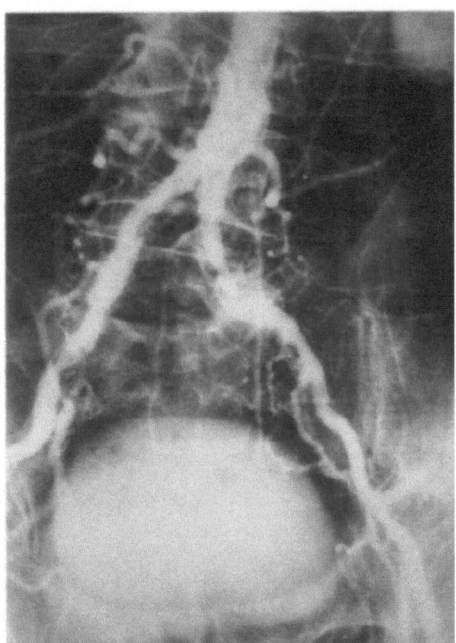 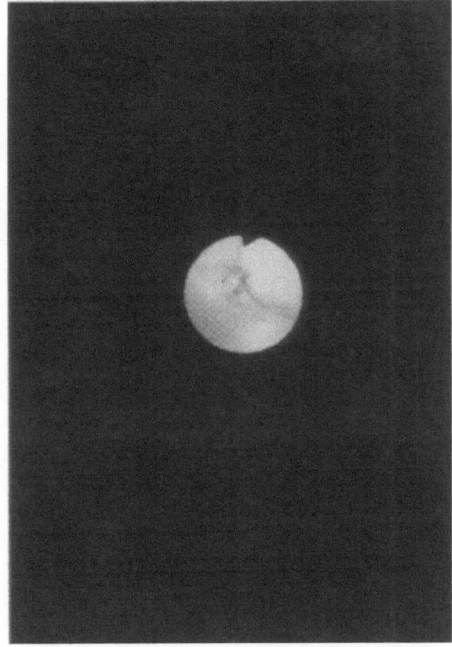

Abb. 2a. Zustand nach Angioplastie mit deutlich sichtbarer dilatierter Kalkspange, aber nahezu okkludiertem iliakalem Gefäßabschnit. **b** Das angioskopische Bild zeigt nahezu vollständigen Verschluß durch schwere verkalkende Arteriosklerose.

Als Beispiel einer „erfolgreichen" Angioplastie im iliakalen Bereich dient Abb. 2. In diesem Fall wurde eine hochgradige Stenose der A. iliaca aufgedehnt, die Beschwerden des Patienten aber keineswegs gebessert. Es wurde jedoch von einer erheblichen Verbesserung der Durchblutung gesprochen. Im Röntgenbild sieht man lediglich eine Überdehnung der Kalkspange als Folge der Katheterdilatation. Die intraoperative Angioskopie, die wir bei der späteren Operation vornahmen, zeigte einen vollständigen Verschluß der A. iliaca in diesem Bereich. Auch bei dieser Patientin wurde die letztlich weder röntgenologisch noch klinisch effektive Ballonkatheterdilation als erfolgreich beschrieben, ohne daß sie zu einer Verbesserung der Beschwerdesymptomatik geführt hätte (Abb. 3).

Angioskopische Beobachtungen haben wir bei Angioplastien und vor allem auch nach lasergestützten Eingriffen vorgenommen. Abbildung 4 zeigt ein Rekanalisationsergebnis im Röntgenbild und im angioskopischen Bild. Während im Röntgenbild ein nahezu einwandfreies Gefäßlumen imponiert, sieht der Blick durch das Angioskop im dilatierten und rekanatisierten Gefäß aus wie der Gang durch eine Geröllwüste. Von vielen angioskopisch

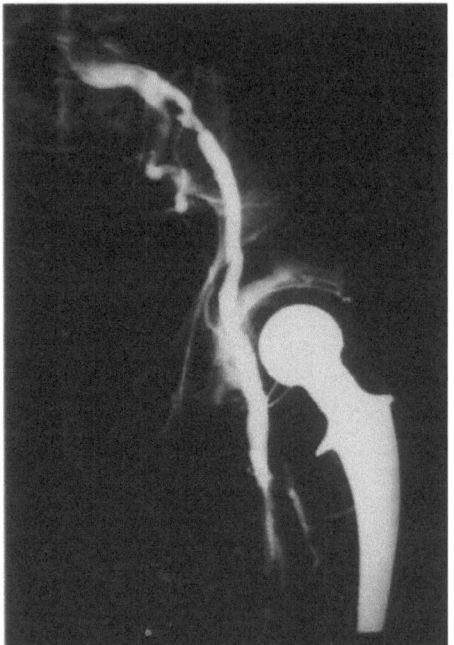
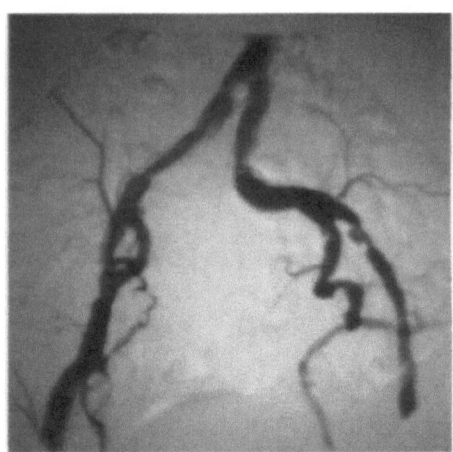

Abb. 3a. Angiogramm vor Dilatation einer hochgradigen iliakalen Stenose und **b** nach diesem Eingriff: keine wesentliche Befundverbesserung

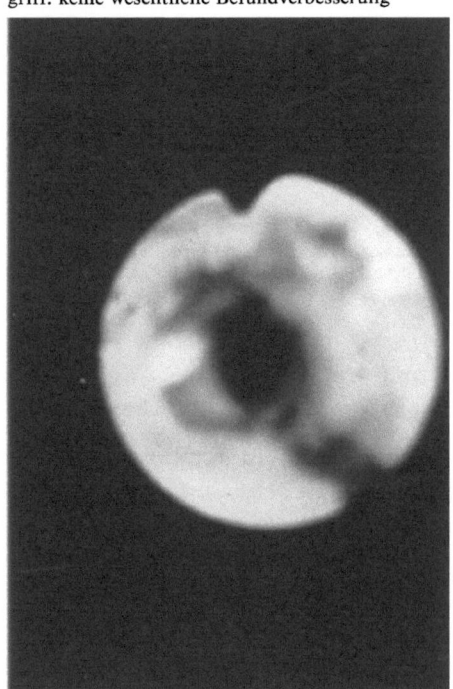

Abb. 4a. Frei durchgängiges Angiogramm nach Laserangioplastie sowie **b** angioskopisches Bild der intravasalen Kalkspangen: erhebliche Traumatisierung des Gefäßes

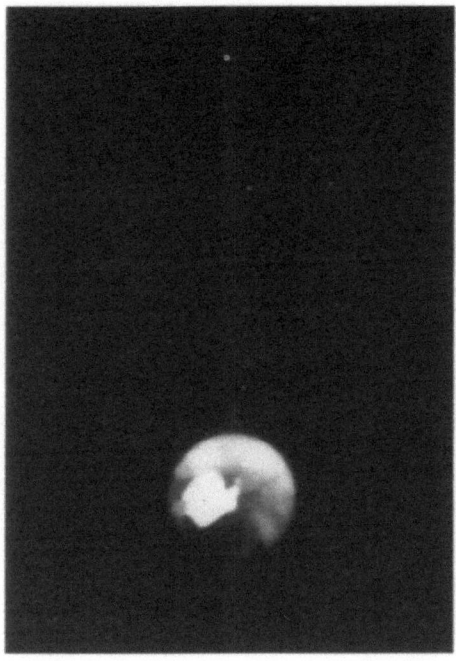

Abb. 5. Kleiner flottierender Plaque nach Thrombendarteriektomie der A. femoralis, der Veranlassung zur Revision und Ausräumung des Plaques gab

tätigen Kollegen werden die schlechteren Ergebnisse der Endarteriektomie auf die unzureichende Ausräumung der Gefäße zurückgeführt und geringe Plaques, die nach der Endarteriektomie verblieben, als Grund dafür verantwortlich gemacht (Abb. 5). Qualitätskontrollen von seiten der interventionellen Techniken liegen in dieser Form selten vor.

Aus dem bisher Gesagten ergibt sich die Frage, ob interventionelle Techniken Radiologen oder konservativen Angiologen vorbehalten sein sollen, Verfahren, bei denen das Gefäßlumen sehr viel mehr traumatisiert wird als durch eine klassische gefäßchirurgische Maßnahme. Dabei ist der Stellenwert interventioneller Methoden unbestritten. Wir sind in den letzten Jahren immer mehr dazu übergegangen, auch selbst angioplastisch tätig zu werden und dieses Verfahren insbesondere als adjuvante Therapie bei gefäßchirurgischen Eingriffen einzusetzen.

Ergebnisse

In den Jahren 1989 und 1990 wurden 2348 arterielle Rekonstruktionen im aortoiliakalen sowie im femoropoplitealen und kruralen Abschnitt durchgeführt (Abb. 6). Die Verteilung auf die verschiedenen Gefäßsegmente ergibt sich aus Abb. 7.

Führend ist hier der femoropopliteale Abschnitt, insbesondere das 3. Popliteasegment sowie die Unterschenkelgefäße. Es wurden in diesen beiden Jahren 286 transluminale Angioplastien durchgeführt, hiervon 72 Eingriffe unter Einsatz eines Argon-Lasers. Dabei waren die lasergestützten Eingriffe in 10% der Fälle mit gefäßchirurgischen Operationen kombiniert. Die perkutane transluminale Angioplastie wurde in 55% der Fälle mit einer operativen Technik gekoppelt.

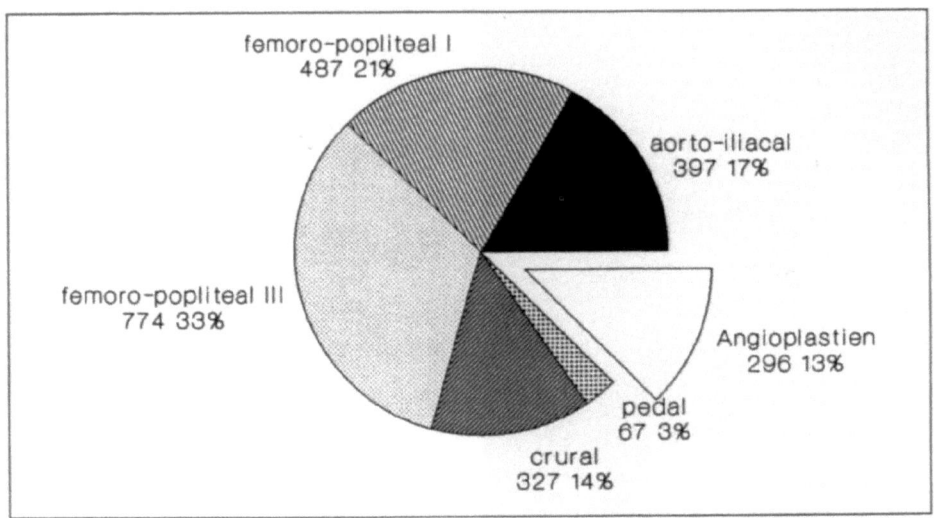

Abb. 6. Häufigkeit peripherer Gefäßrekonstruktionen in den Jahren 1989 und 1990

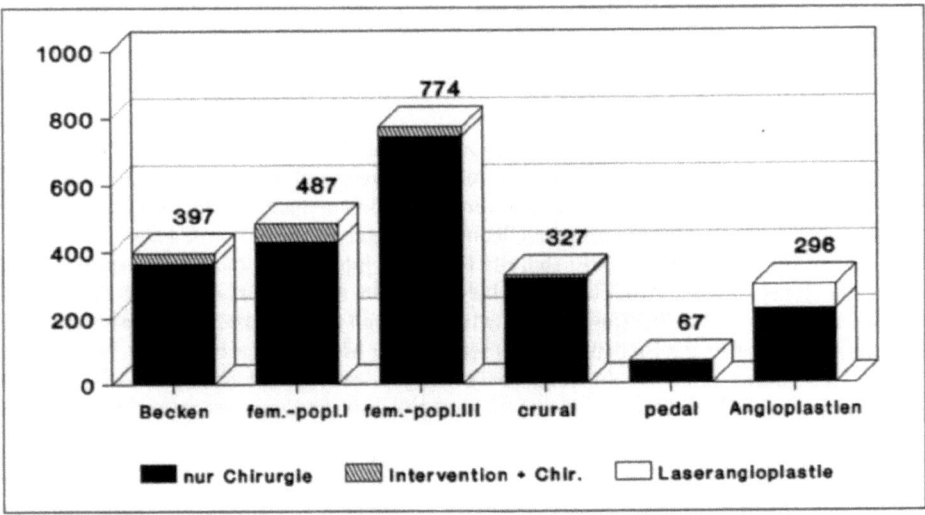

Abb. 7. Anteil der Eingriffe von 1989–1990: gefäßchirurgische Maßnahmen und Laserangioplastien

Während wir früher bei der Angioplastie auch antegrad stets eine Nadelpunktion durchführten, haben wir diese Technik wegen der erheblichen Traumatisierung und teilweise schweren Wandschädigungen und den oben beschriebenen Komplikationen mit nachfolgender Freilegung des Gefäßes verlassen und legen das Gefäß bei der Angioplastie heute durch eine etwa 2 cm kleine Schnittführung in Höhe des Leistenbandes frei, um gezielt und atraumatisch punktieren zu können. Hämatombildungen und andere Komplikationen sind so seltener geworden. Der kleine Schnitt verheilt ohne Probleme und führt nicht zur längeren Hospitalisation des Patienten.

Bei der Kombination von gefäßchirurgischen Maßnahmen und interventionellen Techniken standen iliakale und femorale Rekonstruktionen in Verbindung mit femoropoplitealen Dilatationen im Vordergrund, gefolgt von Rezidiveingriffen mit Dilatationen der distalen Anastomose nach erfolgreicher Thrombektomie. Sehr viel seltener wurde im iliacalen Bereich bei chirurgischer Versorgung eines femoropolitealen Gefäßverschlusses interventionell therapiert (Tabelle 2).

Tabelle 2. Anteil kombinierter interventioneller und operativer Eingriffe (1989–1990)

Art des Eingriffs	Anzahl
iliakal + Angioplastie abführend	32
femoral + Angioplastie abführend	58
femoral (Rezidiv) + Angioplastie abführend	12
femoral + Angioplastie zuführend	23
Angioplastie nach Freilegung	87

Bei den primär interventionell geplanten Verfahren stand der Femoralisverschluß an erster Stelle. Hierbei ist zu betonen, daß isolierte Femoralisstenosen – wie andere Abschnitte auch – wenn sie klinisch relevant sind, stets dem Radiologen zur Dilatation vorgestellt werden. Geplant war bei längerstreckigen Verschlüssen stets der Einsatz des Lasers, der allerdings in 30% der Fälle nicht gebraucht wurde. Bei weiteren 20% war der Laser primär nicht erfolgreich, da es infolge zu starker Verkalkungen oder von Komplikationen nicht zur Revaskularisation gekommen war. In diesen Fällen mußte stets gefäßchirurgisch eingegriffen werden. In den übrigen 214 Fällen wurde der interventionelle Eingriff 133mal adjuvant zur Gefäßchirurgie durchgeführt, hierbei in der überwiegenden Zahl der Fälle zur Verbesserung des Abstromes und nur 22mal zur Verbesserung des Zustroms, sowohl etwa gleich häufig zur Verbesserung des Zustroms im femoropoplitealen Abschnitt als auch im aortoiliakalen Abschnitt. Insbesondere im iliakalen Stromgebiet war der inter-

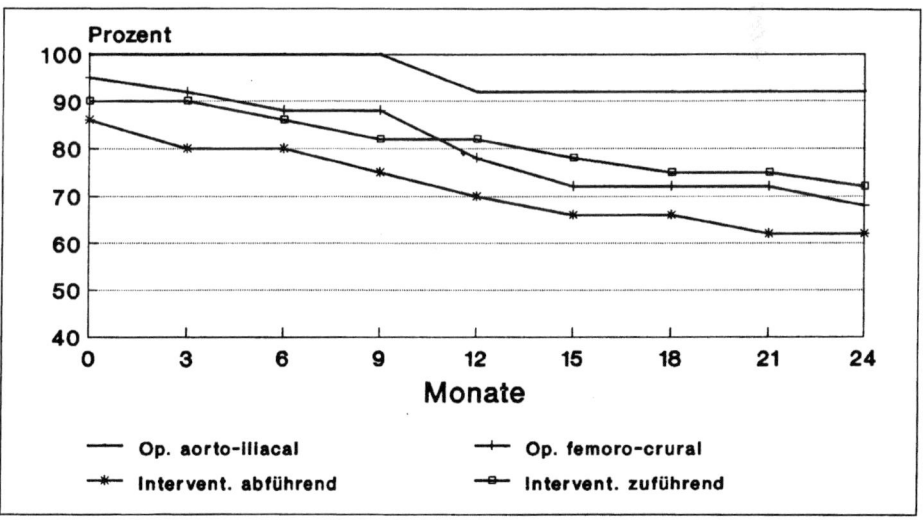

Abb. 8. Kumulative Durchgängigkeitsraten interventioneller und gefäßchirurgischer Eingriffe (1988–1990)

ventionelle Eingriff trotz Gefäßfreilegung nicht immer erfolgreich. So war in 6 von 32 Fällen eine Frühokklusion zu verzeichnen, die zur Revision und gefäßchirurgischen Korrektur zwangen. Auch bei Interventionen im abführenden Gefäßsegment waren bei primär 11 % der Fälle Therapieversager festzustellen.

Die kumulativen Durchgängigkeitsraten zeigen für die interventionellen Techniken deutlich schlechtere Ergebnisse als für die gefäßchirurgischen Maßnahmen. Hierbei ist natürlich zu berücksichtigen, daß es sich um ein selektioniertes Krankengut handelt und daß die primär für eine Angioplastie gut geeigneten, hochgradigen kurzstreckigen Stenosen isoliert von uns nicht behandelt werden. Jedoch sind auch die in Verbindung mit aortoiliakalen Eingriffen durchgeführten femoralen Dilatationen bei der Beurteilung der Langzeitergebnisse schlechter als die Ausräumung oder gar die Bypassverfahren (Abb. 8). Von den uns freigelegten Gefäßen hat es in keinem Falle Komplikationen von seiten der kleinen Schnittführung in der Leistengegend gegeben.

Schlußfolgerung (Tabelle 3)

Interventionelle Techniken sind in der Behandlung der arteriellen Verschlußkrankheit unverzichtbar. Zur Risikominderung und zur Verkürzung von Gefäßeingriffen können sie in Kombination mit gefäßchirurgischen Methoden angewandt, sie können aber auch isoliert durchgeführt werden. Besonders wenn langstreckige Verschlüsse mit der Möglichkeit des Scheiterns der Intervention behandelt werden, gehören sie in die Hand des Gefäßchirurgen in gleicher Weise wie in die des radiologisch tätigen Angiologen. Letztlich sind die Ergebnisse der interventionellen Eingriffe schlechter als die der gefäßchirurgischen Maßnahmen, ohne daß eine höhere Komplikationshäufigkeit peripher gefäßchirurgischer Maßnahmen zu verzeichnen wäre. Hierbei ist eine wirkliche Konkurrenzsituation nur im femoropoplitealen Abschnitt gegeben. Krural kommen interventionelle Eingriffe nur ausnahmsweise in Betracht. Hier ist die klassische Gefäßchirurgie weiterhin die Methode der Wahl. Interventionelle Techniken im Bereich des Truncus tibiofibularis und der Unterschenkelgefäße können zu erheblichen Traumatisierungen und Dissektionen sowie nachfolgenden Verschlüssen führen. Insgesamt haben für interventionelle Techniken grundsätzlich die gleichen Voraussetzungen zu gelten wie für gefäßchirurgische Maßnahmen. Aufgrund unserer Erfahrung kann weder die Behauptung eines geringeren Risikos noch die einer geringeren Traumatisierung Bestand haben. Die sicher geringere Traumatisierung der Weichteile geht zu Lasten erheblicher Hämatome und der intravaskulären Traumatisierung, wie sie angioskopisch dargestellt werden konnte. Die Ergebnisse interventioneller Techniken sind in unserem selektierten Krankengut nicht besser, sondern schlechter als jede gefäßchirurgische Maßnahme. Zusammenfassend ergibt sich daher die Notwendigkeit für die Gefäßchirurgie, interventionelle Techniken in Kombination mit operativen Maßnahmen einzusetzen und sie als Repertoire lumeneröffnender Verfahren zu beherrschen. Keinesfalls handelt es sich um eine ausschließliche Domäne der Radiologie oder der konservativen Angiologie. Letztlich geht es um endovaskuläre Operationen, bei denen auch die Entwicklung und Prognose der Grundkrankheit zu berücksichtigen ist. Sicher ist

Tabelle 3. Interventionelle Techniken: Zusammenfassung

◁ auch in der Gefäßchirurgie unverzichtbar
◁ in Kombination mit gefäßchirurgischen Eingriffen durchführbar
◁ Ergebnisse der Interventionen schlechter als die der Operationen
◁ Komplikationshäufigkeit bei gefäßchirurgischen Maßnahmen nicht signifikant höher
◁ krural nur ausnahmsweise möglich
◁ für Interventionen müssen die gleichen Voraussetzungen gelten wie für die Operation

es nicht möglich, alle Techniken in gleicher Weise zu beherrschen. Insgesamt gehören aber Indikation und Therapie untrennbar zusammen. Dies bedeutet, daß das jeweils zur Anwendung kommende Verfahren vom Gefäßchirurgen selbst festgelegt und auch durchgeführt wird.

Literatur

1. Abele JE (1980) Balloon catheters and transluminal dilatation: Technical considerations. AJR 135: 901–906.
2. Castaneda-Zuniga WR, Formanek A, Tadavarthy M, Vlodaver L, Edwards JE, Zollikofer C, Amplatz K (1980) The mechanism of balloon angioplasty. Radiology 135: 565.
3. Carol C, Coleman MD, Minneapolis MN (1987) Mechanismofthe Kensey Atherectomy Catheter. Radiology 165 (P): 128
4. Dotter CT, Judkins MP (1964) Transluminal treatment of arteriosclerotic obstruction. Circulation 30: 654–670
5. Dotter CT, Grüntzig AR, Schoop W, Zeitler E (eds) (1983) Percutaneous transluminal angioplasty. Springer, Berlin Heidelberg New York
6. Fuller TA (1987) Fundamentals of Lasers in Surgery and Medicine in Surgical Application of Lasers. John A Dixon, Yearbook Medical Publishers
7. Gailer H, Grüntzig A, Zeitler E (1983) Late results after percutaneous transluminal angioplasty of iliac and femoropopliteal obstructive lesions – A. Cooperative study. In: Dotter CT, Grüntzig A, Schoop W, Zeitler E (eds) Percutaneous transluminal angioplasty. Springer, Berlin Heidelberg New York, pp 215–218
8. Glenn E, Newman MD, Durham NC (1987) Peripheral Artery Atherectomy: Description of Technique and Report of Initial Results. Radiology 165 (P): 129
9. Grabenwöger H, Magometschnigg W, Appel W, Dock W (1988) Transluminale perkutane Angioplastik und operative Rekonstruktion der Beckengefäße: eine vergleichende Studie. Angio 10: 45–48.
10. Grewe DD, Castaneda-Zuniga WR, Nordstrom LA, Gray RJ, Friedberg HD, Lillehei CW, Greatbeach W, Kosa NB (1986) Debris Analysis Laser Photorecanalization of Atherosclerotic Plaque. Seminars in interventional Radiology 3(1): 53–60
11. Grüntzig A, Hopff H (1974) Perkutane Rekanalisation chronischer arterieller Verschlüsse mit einem neuen Dilatationskatheter. Dtsch Med Wochenschr 99: 2502
12. Heberer G, Dongen RJAM van (1987) Gefäßchirurgie. Springer, Berlin Heidelberg New York Tokyo London Paris
13. Isner JM, Clarke RH (1986) Laser Angioplasty: Unraveling the Gordian Knot. JACC 7: 705–709
14. Kensey KR, Nash JE, Abrahams C, Zarins CR (1987) Recanalization of Obstructed Arteries with a Flexible, Rotating Tip Cathter. Radiology 165: 387
15. Lawrence PF, Dries DJ, Moatamed F, Dixon J (1984) Acute effects of argon laser on human atherosclerotic plaque. J Vasc Surg 1: 852–859
16. Olbert F, Kasprzak P, Muzika N, Schlegl A (1982) Perkutane transluminale Dilatation und Rekanalisation: Langzeitergebnisse und Erfahrungsbericht mit einem neuen Kathetersystem. VASA 11: 327–331
17. Sepehr M-H, Altmann C (1984) Erleichterte Sondierbarkeit der Arteria Femoralis superficialis bei der PTA durch Anwendung der Tuohy-Kanüle. Fortschr Röntgenstr. 140: 212–214
18. Sclincy DH (1985) Laser-Tissue Interactions. Clinics in Chest Medicine 6: 203–208
19. Steckmeier B, Baumgart R, Thetter O, Pfeifer KJ (1988) Perkutane und intraoperative Rotationsangioplastie sequentiell verschlossener Oberschenkelarterien. Angio 10: 49–59
20. Vollmar J (1982) Rekonstruktive Chirurgie der Arterien, 3. Aufl. Thieme, Stuttgart New York
21. Zeitler E (1986) Perkutane Laser-Angioplastie bei peripheren Arterienverschlüssen. Dtsch Med Wochenschr 40: 1543

Anschrift des Verfassers:
Dr. K. Balzer
Evangelisches Krankenhaus
Abt. für Gefäßchirurgie
Wertgasse 30
D-4330 Mülheim

Die intraoperative Ballondilatation — Indikationen und Probleme

U. Quellmalz

Gefäßchirurgische Klinik (Chefarzt: Prof. Dr. H. Müller-Wiefel), St. Johannes-Hospital Duisburg-Hamborn

Die recht spärliche Literatur über intraoperative Dilatationen beschränkt sich überwiegend auf Fallreports und -aufzählungen (2, 7–9). Indikatorische Fragen werden eher nebenbei und sehr vorsichtig behandelt (1, 4, 12).

Liegt dies an der Scheu der Chirurgen, eingestehen zu müssen, daß manche, die dieses Verfahren anwenden, die perkutane Technik nicht beherrschen oder wegen einer Aufgabenteilung innerhalb des Krankenhauses nicht anwenden dürfen und deswegen das Gefäß freilegen müssen, um dilatieren zu können, oder daran, daß die intraoperative Dilatation keinen erwähnenswerten Stellenwert hat?

Das letztgenannte kann es sicherlich nicht sein, denn in Gesprächen ist zu erfahren, daß nahezu alle Gefäßchirurgen Erfahrung mit der intraoperativen Dilatation haben.

Hier ist zunächst eine Begriffsbestimmung nötig: Intraoperative Dilatation ist nicht die Ballondilatation am freigelegten Gefäß, sondern die Ballondilatation im Rahmen eines ausgedehnteren gefäßchirurgischen Eingriffes.

Die Bedeutung dieser kombinierten Maßnahme ist sicherlich von Klinik zu Klinik unterschiedlich. In unserem Krankengut der letzten drei Jahre fanden sich nur 14 intraoperative Dilatationen gegenüber 352 perkutanen Dilatationen bei insgesamt fast 5000 Gefäßeingriffen (Abb. 1). Diese Zahl ist verschwindend gering, und sie wäre unter unserer heutigen Indikationsstellung noch geringer. Spricht also überhaupt etwas für die intraoperative Dilatation, und wenn ja, was?

Abb. 1. Dilatation bei AVK Jan. 1988–Dez. 1990

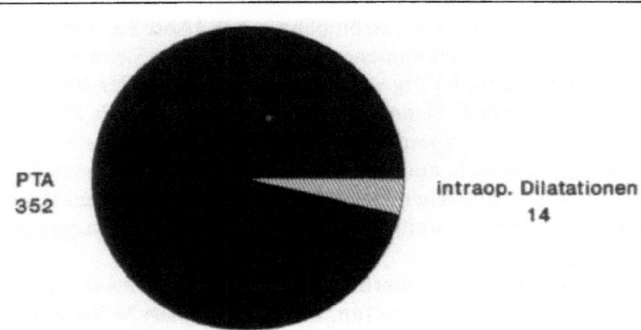

Die Indikation zur Ballondilatation ist nur dann zu stellen, wenn eine Indikation zu einem Eingriff ganz allgemein besteht, also nur im Stadium IIb mit kurzer Gehstrecke nach Ausnutzen der konservativen Möglichkeiten, wie Risikofaktoreneinstellung, Gehtraining und eventuell rheologischen Maßnahmen sowie im Stadium III und IV.

Hier sollte der Chirurg nicht – wie mancher Radiologe – der Versuchung erliegen, im Vorbeigehen eine röntgenologisch erkennbare Enge zu beseitigen. Bei der Indikationsstellung zur intraopertativen Dilatation müssen zusätzlich die speziellen Risiken und Probleme der PTA bedacht werden, die sich seit der Einführung der Methode durch Dotter (3) und Grünzig (5) herausgestellt haben. Diese sind: Unpassierbarkeit der Stenose oder des Verschlusses, Dissektion und thrombotischer Verschluß des dilatierten Gefäßes, um die häufigsten zu nennen (10, 11). Diese Probleme können, wenn sie intraoperativ im Rahmen eines größeren Eingriffes auftreten, das ganze operative Konzept ändern sowie die Operation erheblich verlängern und damit für den Patienten eine massive zusätzliche Belastung darstellen.

Die bei unserem Patientengut häufigste Indikation zur intraoperativen Dilatation war die Korrektur einer zusätzlichen Beckenstenose bei femoropoplitealen Verschlüssen in insgesamt 6 von 14 Fällen, die beiden anderen waren kurze Verschlüsse des A.femoralis superficialis bei Patienten, die wegen einer langstreckigen aortoiliakalen Verschlußkrankheit eine Y-Prothese bekamen (Tabelle 1). Wir haben aber insgesamt neunmal versucht, eine iliakale Stenose intraoperativ zu dilatieren, dreimal scheiterten wir und mußten dem eigentlichen Haupteingriff eine iliakofemorale Rekonstruktion vorschalten, eine erhebliche Ausweitung des Eingriffes.

Tabelle 1. Intraoperative Dilatationen. Gefäßchirurgische Klinik St. Johannes Hospital Duisburg, Jan. 1988–Dez. 1990

Indikation	n
Iliacadilatation bei femoraler Rekonstruktion	7
Superficialisdilatation bei iliacofemoraler Rekonstruktion	4
Superficialisdilatation bei Femoralisgabel-TEA	3

Abbildung 2 zeigt die Dokumentation eines dieser Fälle, wo sich die harmlos erscheinende Stenose der A.iliaca externa als unpassierbar erwies und die daraufhin durchgeführte Operation höchstgradige aortobiiliakale Veränderungen zeigte.

Eine Angiographie in zwei Ebenen vermag hier ausreichende präoperative Hinweise auf den tatsächlichen Zustand der Beckenstrombahn geben (Abb. 3a, 3b).

Gerade die von retrograd vorgenommenen Dilatationen von Stenosen der A.iliaca erweisen sich oft als tückisch, da ein häufig vorkommendes Kinking der Beckenstrombahn das Passieren von iliacagabelnahen Stenosen – im Iliacagabelbereich findet sich meist der Umlenkpunkt des Kinkings – unmöglich macht. Durch die poststenotische Dilatation erscheint die Stenose exzentrisch, auch hier ist die Passage selbst für den Versierten schwierig. Finden sich im poststenotischen Bereich gar noch weiche Speckthromben, können diese leicht mit dem „guidewire" unterfahren werden und so Ausgangspunkt für eine Dissektion sein (Abb. 4).

Und wenn man dilatiert, wann innerhalb des operativen Ablaufes sollte man es tun? Man wird dazu neigen, es zu Beginn zu tun, um im Falle eines Mißerfolges zunächst eine iliako- oder aorto-femorale Rekonstruktion durchführen zu können. Dann ergibt sich aber die Notwendigkeit, im Rahmen des weiteren operativen Vorgehens die Beckenachse abzuklemmen, und eine lokale Thrombose an der bei der Dilatation entstandenen Intimaverletzung kann die Folge sein. Ein Fogartymanöver in einem dilatierten Gefäß hingegen verbietet sich, da im dilatierten Bereich die Gefahr von Dissektionen besteht. Dilatiert man am Ende der Operation, kurz vor dem vollständigen Einnähen der Leistenanastomose oder

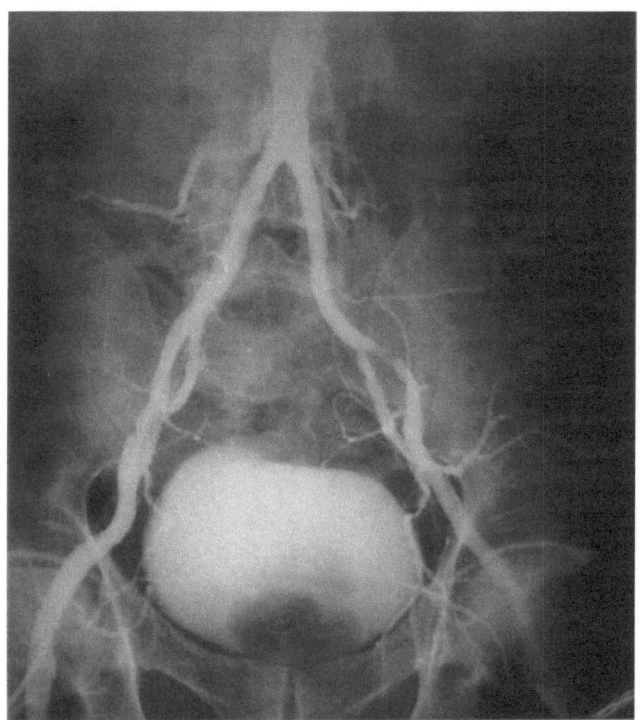

Abb. 2a. Im Angiogramm harmlos erscheinende Stenos der linken A. iliaca externa.

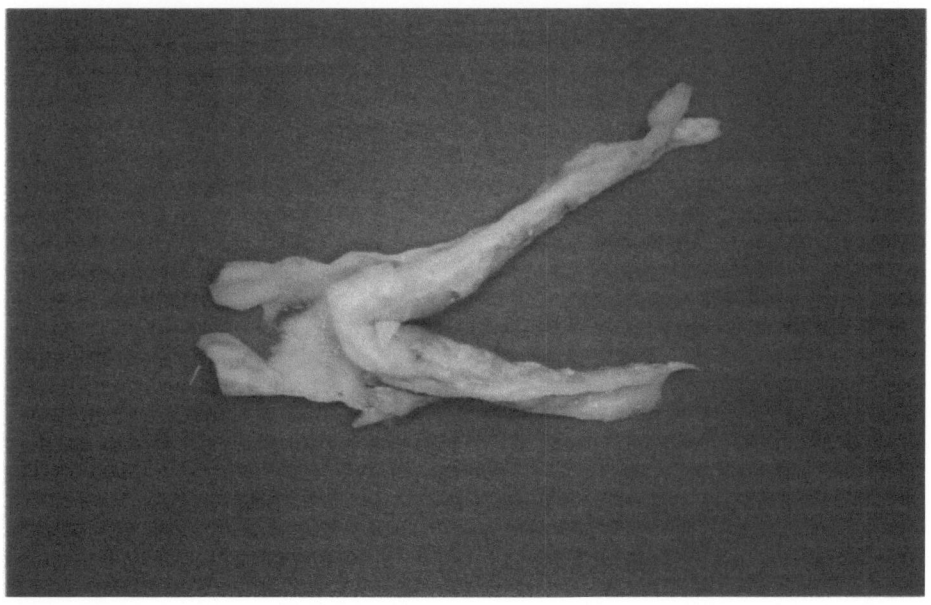

b. Operationspräparat nach gescheiterter PTA

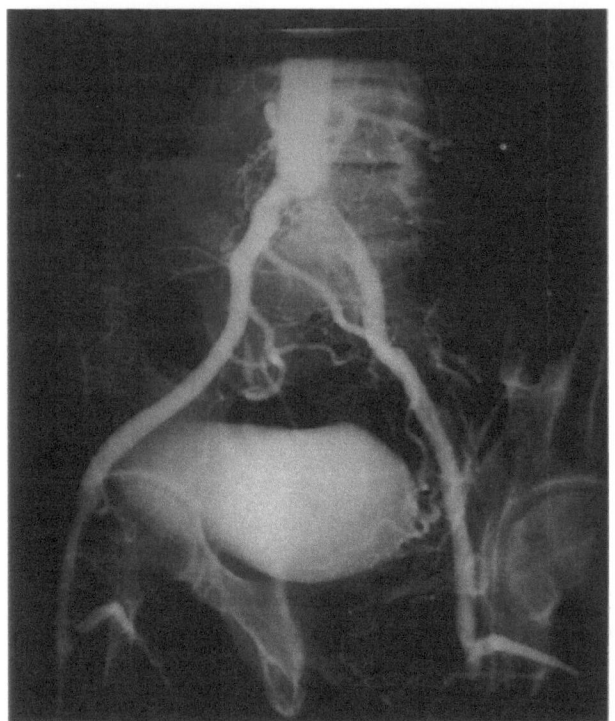

Abb. 3a. Im a.p.-Angiogramm scheinbar nur hochgradige Stenose der A. ilica comunis links

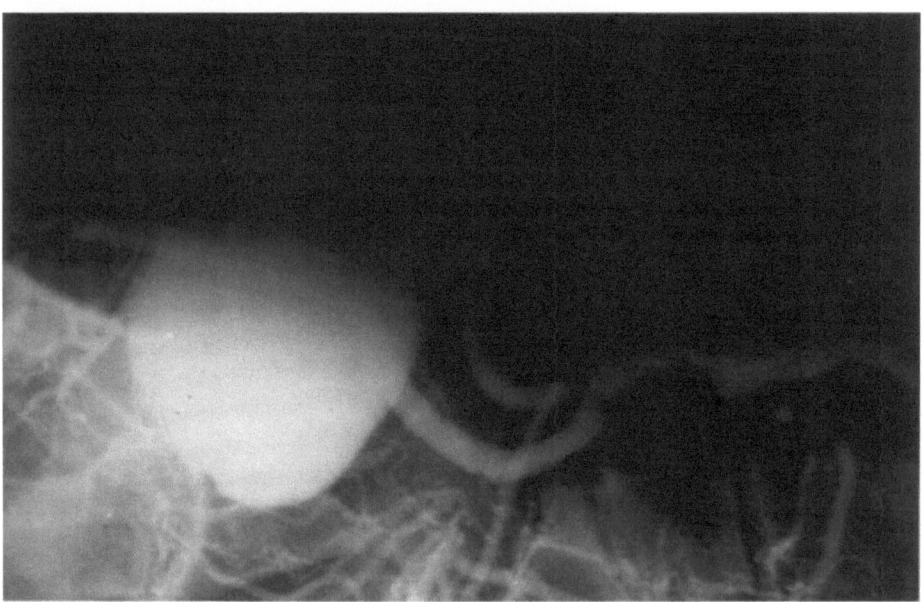

b. Erst das seitliche Angiogramm zeigt eine zusätzliche hochgradige Stenose der distalen Aorta.

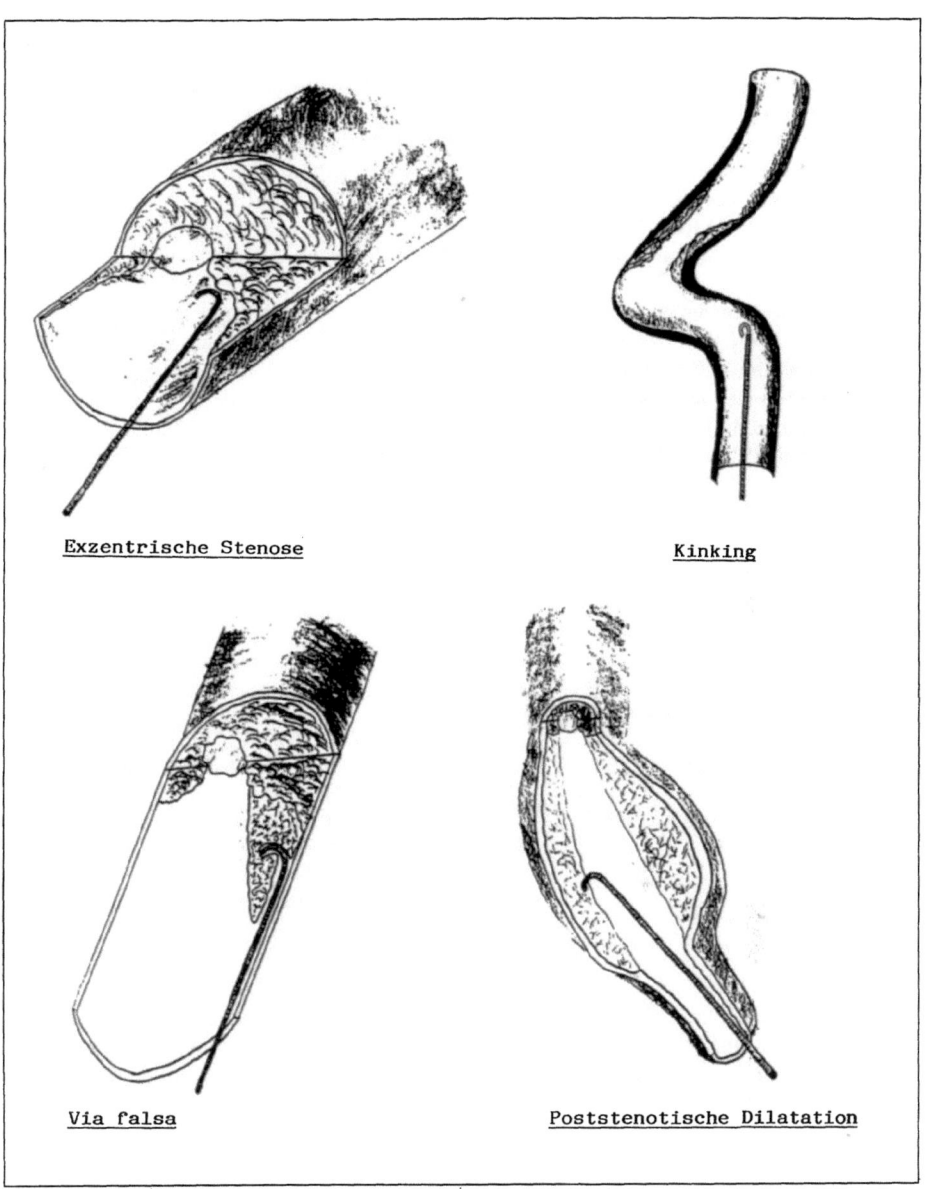

Abb. 4. Probleme bei der Dilatation der A. iliaca

des Patches, kann bei nicht erfolgreicher Dilatation ein Teil der bereits durchgeführten Operation überflüssig sein, da die Leiste als Anschluß eines Bypass dienen muß, was eine zusätzliche Verlängerung der Operationszeit bedeutet. Wenn also überhaupt eine intraoperative Dilatation der Beckenachse in Erwägung gezogen wird, dann sollte man zu Beginn der Operation zunächst die Stenose mit dem „guidewire" passieren, diesen dann liegen lassen, nachdem man sich mittels intraoperativer Angiographie über einen nachgeführten Katheter von der korrekten intravasalen Lage proximal der Stenose überzeugt hat, dann die femoropopliteale Rekonstruktion durchführen und kurz vor Abschluß die Ballondilatation vornehmen. So kann die Abklemmzeit des dilatierten Gefäßes kurz gehalten werden.

Aber was spricht dagegen, zunächst eine konventionelle PTA einer Beckenstenose bei kombinierter AVK durchzuführen und das Revaskularisationsergebnis abzuwarten? Bei einer hämodynamisch relevanten Beckenarterienstenose – und vom Vorliegen einer solchen kann man sich auch im Rahmen der präoperativen Diagnostik, zum Beispiel durch Duplex-Untersuchung oder Papaverintest, überzeugen – muß allein die Beseitigung dieser Stenose eine deutliche Befundbesserung ergeben. Distalere Rekonstruktionen können also einer möglichen späteren Verschlechterung des Befundes vorbehalten bleiben.

So bleibt als Indikation einer intraoperativen Dilatation einer zusätzlichen Beckenstenose lediglich das ausgeprägte Stadium IV mit langem femoropoplitealem Verschluß, wo allein von einer Verbesserung des Zuflusses in der Leiste keine ausreichende Besserung des Befundes zu erwarten ist sowie der Femoralisgabelverschluß mit vorgeschalteter, hämodynamisch relevanter Stenose der A. iliaca (Tabelle 2).

Tabelle 2. Intraoperative Dilatation einer Stenose der A. iliaca

Normalfall	keine Indikation:	Abwarten des Revaskularisationsergebnisses der alleinigen PTA
Ausnahmefall	Indikation:	– Kombination A.-iliaca-Stenose – langer femoropoplitealer Verschluß bei kritischer Beindurchblutungsstörung;
		– Kombination A.-iliaca-Stenose – Femoralisgabelverschluß

Die Indikationen im femoropoplitealen Bereich sind ähnlich zurückhaltend zu stellen. Die Frage, wann eine Stenose der A. femoralis superficialis zu dilatieren ist, wird nun endlich auch im Kreise der interventionellen Radiologen und besonders dem der Angiologen diskutiert. So gibt es erste Hinweise in der Literatur anhand von Langzeitnachuntersuchungen nach Superficialis-PTA über eine Distalisierung der AVK; Ergebnisse, die den Gefäßchirurgen nicht verwundern: Diese Erfahrungen haben wir schon vor Jahren gemacht. Sie führten dazu, daß der femoro-P1-Bypass ausgewählten Sonderfällen vorbehalten bleibt und ansonsten bei einem Verschluß oder einer Stenose der proximalen A. femoralis superficialis einer Profundaplastik der Vorzug gebührt.

Aufgrund dieser Ergebnisse sollte sorgfältig überlegt werden, ob die Dilatation der proximalen A. femoralis superficialis nötig und sinnvoll oder im Hinblick auf die Langzeitprognose des Patienten vielleicht sogar gefährlich ist (Tabelle 3).

Die Kombination Profundaplastik – intraoperative Dilatation der A. femoralis superficialis macht überhaupt keinen Sinn, wenn es sich um Prozesse der Superficialis bis zum Ausgang des Adduktorenkanals handelt. Bei offener A. femoralis superficialis kommt

Tabelle 3. Intraoperative Dilatation der Strombahn der A. femoralis superficialis

Indikation	Stenose nach Embolektomie
Relative Indikation	in Kombination mit – iliakofemoraler Rekonstruktion – Rekonstruktion der Femoralisgabel
Keine Indikation	– in Kombination mit Profundaplastik – bei längerstreckigen Veränderungen der A. femoralis superficialis
Kontraindikation	– im Einstomgebiet der Profundakollateralen bei längerstreckigen Stenosen

eine bessere Kollateralisierung über die Profunda nicht zum Tragen. Wenn die Superficialis so schlecht ist, daß trotz PTA mit einem baldigen Verschluß zu rechnen ist — ein beliebtes Betätigungsfeld „moderner" Endovaskulartherapeuten —, erscheint es günstiger, dieses Gefäß im Rahmen einer Profundaexzisionsplastik zu ligieren, um so einen optimalen Einstrom in die Profunda zu gewährleisten. Erscheint ein Langzeiterfolg einer A. femoralis superficialis-PTA wahrscheinlich, sollte die Profundaplastik der Therapie des eventuell eintretenden Spätverschlusse vorbehalten bleiben.

Auch bei langstreckig veränderter proximaler Superficialis mit Stenosierungen, die über das Empfängersegment der Profunda hinausgehen, sollte zunächst der alleinigen PTA der Vorzug gegeben werden, da nur über eine offene A. femoralis superficialis der nötige Flow erreicht werden kann, der eine popliteale Rekonstruktion offenhält. Kommt es zum proximalen Superficialisverschluß, kann dann in späterer Sitzung eine Profundaplasik angeschlossen werden; verschließt sich auch die popliteale Strombahn, dann ist ein kniegelenküberspringender Bypass nötig. Es ist unlogisch zu glauben, eine gleichzeitige Profundaplastik in einer solchen Situation könnte ein Übergreifen des Verschlußprozesses auf die Poplitea verhindern, da die Kollateralisierung über die Profunda erst zeitverzögert nach einem Superficialisverschluß einsetzt. Bei einem Frühverschluß der A. femoralis superficialis ist die Thrombose der dilatierten und noch nicht reendothelialisierten Poplitea aufgrund der Flowverminderung unausweichlich, tritt der Verschluß später ein, hat die Poplitea bei ausreichender Abflußsituation die Chance, offenzubleiben. Um diese Aussichten zu erhöhen, sollte bei solchen Patienten eine Antikoagulation erwogen werden.

Vielleicht nicht ganz so eindeutig lassen sich diese Überlegungen anwenden, wenn ein aortoiliakaler Verschlußprozeß operativ angegangen werden muß und sich auch im Bereich der Superficialisstrombahn Stenosen oder Verschlüsse zeigen. Hier will man ja einer sich abzeichnenden Rezidivoperation vorbeugen. Die Entscheidung, ob man eine intraoperative Dilatation durchführt, sollte man abhängig machen von der Qualität der Profundastrombahn, der Strombahn der A. femoralis superficialis und der Notwendigkeit einer raschen und hochgradigen Durchblutungsverbesserung. Bei langstreckig problematischer Profundastrombahn sollte eine intraoperative Dilatation der Superficialis angestrebt werden. Dann sollte aber auch der Superficialisabgang plastisch erweitert werden, um einen optimalen Einstrom zu erreichen. Ist die Profundastrombahn jedoch gut, ist eine ausreichend weite und langstreckige Profundaplastik vorzuziehen unter Verzicht auf Manipulationen der Superficialis. Bei unauffälliger Femoralisgabel und kurzstreckigem Verschluß oder Stenose der Superficialis ist eine intraoperative Dilatation dieses Befundes vertretbar, wobei auch hier gilt, daß man sich zunächst von der Passierbarkeit überzeugt und bei Problemen eher darauf verzichtet.

Auch bei der kritischen Durchblutungsstörung wird man eine intraoperative Dilatation der A. femorals superficialis anstreben, selbst wenn deren Zustand ein gutes Langzeitergebnis nicht erhoffen läßt. Es bestehen berechtigte Aussichten, daß die Superficialis zumindest so lange offenbleibt, bis der Unterschenkel oder Fuß sich weitgehend erholt hat; für die Beinerhaltung wird dann die Beckenrevaskularisation mit gleichzeitiger Profundaplastik in den meisten Fällen ausreichend sein. Eine Indikation ist sicherlich die Superficialisstenosierung, die sich in der intraoperativen Kontrollangiographie nach Embolektomie zeigt. Hier stellt sich im Nachhinein die Frage, ob es sich bei dem akuten Verschluß nicht um eine finale Thrombose gehandelt hat, derem Rezidiv es vorzubeugen gilt. Hier beweist sich wieder die Wichtigkeit der intraoperativen angiographiaschen Erfolgskontrolle, die, obschon seit Jahren als obligatorisch gefordert, noch immer nicht fester Bestandteil jeder Embolektomiemaßnahme ist.

Eine Kontraindikation zur Dilatation der A. femoralis superficialis besteht jedoch, wenn sich der Verschlußprozeß im Einstromgebiet der Profundakollateralen befindet, insbesondere, wenn eine kräftige Kollaterale direkt am Verschlußbereich einmündet, da hierbei die Gefahr des Verschlusses dieser Kollateralen besteht. Die dritte Gruppe, bei der eine intraoperative Dilatation erwogen wird, ist die, in der ein kniegelenküberspringender Bypass erforderlich ist, die abführende Strombahn aber Stenosen aufweist, die die Bypassfunktion beeinflussen können (Tabelle 4). Hier erscheint eine intraoperative endovaskuläre Maßnahme nur bei isolierten Stenosen anwendbar, da Dilatationen wie auch operative Maßnahmen an isolierten kruralen Gefäßen höchst problematisch sind. Des geringen Kalibers der Gefäße wegen kommt hier auch eher eine ausschließliche Rotationsangioplasie (6) als eine Ballondilatation in Betracht.

Tabelle 4. Intraoperative Dilatation im kruralen Bereich

Indikation	– nur isolierte Stenosen (hier meist nur ROTACS oder Bougierung sinnvoll)
Kontraindikation	– langstreckige Veränderungen
	– inkompletter Fußbogen

Die Indikation zur intraoperativen Dilatation ist also eine seltene Ausnahmeindikation und muß sorgfältig in das operative Gesamtkonzept eingebunden werden (Tabelle 5). Verfallen wir nicht in den Fehler, den wir nicht zu Unrecht manchen interventionell tätigen Radiologen und Angiologen vorwerfen, nämlich Röntgenbilder zu therapieren und aus der Verfügbarkeit einer Methode die Notwendigkeit ihrer Anwendung abzuleiten, sondern beherzigen wir weiterhin die gute Chirurgenregel, das zu therapieren, was therapiert werden muß und uns auch für spätere Maßnahmen noch einen Pfeil im Köcher zu lassen.

Tabelle 5. Grundsätze für die intraoperative Ballondilatation (IOD)

- Die Risiken der IOD entsprechen denen der PTA (Mißerfolg, Dissektion, Thrombosierung, Embolisation).
- Sie addieren sich zum Operationsrisiko.
- Die Indikation zur IOD ist nur gegeben, wenn nur durch sie das erforderliche Revaskularisationsergebnis erreicht werden kann.
- Zur Klärung des Gesamtkonzeptes ist primär die Passierbarkeit des zu dilatierenden Segmentes zu sichern.
- Unbedingt zu vermeiden sind lange Abklemmung nach Dilatation und Fogarty-Manöver nach Dilatation.

Literatur

1. Andros G, Harris R, Salles-Cunha SX (1989) Technique of intraoperative balloon angioplasty. In: Moore WS, Ahn SS (eds) Endovascular Surgery. Saunders, Philadelphia, London, Toronto, Montreal, Sydney, Toyo, pp 209–222
2. Alpert JR, Ring EJ, Freiman DB et al. (1980) Balloon dilatation of iliac stenosis with distal arterial surgery. Arch Surg 115: 715–717
3. Dotter CT, Judkins MP (1964) Transluminal treatment of arteriosclerotic obstructions. Description of a new Technique and a preliminary report of its application. Circulation 30: 654–670
4. Fogarty TJ, Chin AK (1988) Intraoperative transluminal angioplasty. In: Najarian JS, Delaney JP (eds) Progress in vascular surgery. Year Book Medical Publishers, Chicago, pp. 125–131
5. Grünzig A (1977) Die perkutane transluminale Rekanalisation chronischer Arterienverschlüsse mit einer neuen Dilatationstechnik. Witzstrock, Baden-Baden
6. Kaltenbach M, Vallbracht C (1987) Rotationsangioplastik – Ein neues Katheterverfahren. Fortschr Med 105: 36–38
7. Kugel RD, Pereyra R (1986) Combined femorotibial bypass and distal introperative transluminal angioplasty. J Vasc Surg 4: 533–535
8. Lowman BG, Queral LA, Holbrook WA, et al. (1981) Transluminal angioplasty during vascular reconstructive procedures Arch Surg 116: 829–832
9. Pfeiffer RB jr., String ST (1986) Adjunctive use of the balloon dilatation catheter during vascular reconstructive procedures. J Vasc Surg 3: 841–845
10. Rutherford RB, Pearce WH (1987) Acute Problems following diagnostic and interventional radiologic procedures. In: Bergan JJ, Yao JST (eds) Vascular surgical Emergencies. Grune & Stratton, Orlando, pp 417–430
11. Schubart PJ, Porter JM (1985) Arterial complications associated with the use of the baloon catheters. In: Bernhard VM, Towne JB (eds) Complications in vascular surgery. Grune & Stratton, Orlando, pp 87–109
12. Veith FJ, Gupta SK, Samson RH, et al. (1981) Progress in limb salvage by reconstructive arterial surgery combined with new or improved adjunctive procedures. Ann Surg 194: 386–401

Anschrift des Verfassers:
Dr. med. U. Quellmalz
St. Johannes-Hospital
Gefäßchirurgische Klinik
An der Abtei 7–11
4100 Duisburg 11

Die intraoperative Dilatation — eine Ergänzung gefäßchirurgischer Techniken

H. Schweiger, R. Ziegler

Chirurgische Klinik mit Poliklinik der Universität Erlangen-Nürnberg, Abteilung für Gefäßchirurgie (Direktor: Prof. Dr. F. P. Gall)

Einleitung

Während sich die Technik der perkutanen transluminalen Dilatation innerhalb weniger Jahre eine breite Anwendung in der Therapie obliterierender Gefäßveränderungen gesichert hat, findet das Verfahren nur sehr zögernd Eingang in das gefäßchirurgische therapeutische Repertoire. Die Gründe dafür sind vielfältig, sie reichen von immer noch bestehender Skepsis der Chirurgen bis zur mangelhaften apparativen Ausstattung im Operationssaal.

In der vorliegenden Untersuchung wird über die ersten Erfahrungen mit der intraoperativen Katheterdilatation im peripheren Bereich berichtet.

Methodik und Patientengut

Von 1985 bis August 1990 wurden bei 56 Patienten intraoperativ 60 Ballondilatationen durchgeführt oder versucht. Eine aktuelle Nachuntersuchung erfolgte im September 1990.

Das Durchschnittsalter der 39 Männer und 17 Frauen betrug 67,1 Jahre. Ein Diabetes lag bei 19 Patienten vor, eine Hypertonie bei 26 Patienten. 24 Patienten waren bereits gefäßchirurgisch voroperiert. Von den 60 intraoperativen Dilatationen wurden 41 kombiniert mit einer Gefäßrekonstruktion durchgeführt. Am häufigsten erfolgte dabei eine lokale Endarteriektomie bzw. Patchplastik (20mal), in den übrigen Fällen diente die Dilatation größtenteils zur Einstromverbesserung peripherer Bypassrekonstruktionen.

Tabelle 1. Klinische Indikation zur intraoperativen Katheterdilatation

Stadium	n
II a	1
II b	25
III	8
IV	22

Die klinische Indikation ist in Tabelle 1 dargestellt. Eine technische Indikation zum kombinierten Vorgehen — intraoperative Dilatation mit Gefäßrekonstruktion — wurde vor allem darin gesehen, langstreckige Bypassführungen oder Zweietagenrekonstruktionen zu vermeiden. Ein weiterer Aspekt waren dilatierbare Gefäßveränderungen mit extrem rarefiziertem Abstrom, wie beispielsweise hochgradige Stenosen oder kurzstreckige Verschlüsse der Oberschenkeletage bei subtotalem Verschluß der Trifurkation, sowie dilatierbare Obliterationen, die wegen früherer Voroperationen nur mit erhöhtem Risiko perkutan zu beseitigen gewesen wären.

In 39 Fällen erfolgte eine Dilatation der Beckenetage, 18mal eine Dilatation der femoropoplitealen Achse und dreimal eine Dilatation kruraler Arterien bzw. Bypass-Stenosen.

Nach Freilegung der Arterien wurde die Dilatation in den meisten Fällen von der Leiste aus durchgeführt. Über eine Stichinzision wurde mittels einer Führungshülse der Guide vorgeschoben und ein Katheter plaziert. Für die Beckenetage wurden Kathetergrößen zwischen 8 und 10 mm verwendet. Bei diffusen Veränderungen erfolgte in der Regel eine Dilatation der gesamten Etage. Eine intraoperative Angiographie erfolgte nicht in jedem Fall. Bei iliakalen Dilatationen wurde der Katheter in die Aorta vorgeschoben und dort maximal insuffliert. Beim Rückzug des Katheters konnte so der Abgang der Iliaca communis bzw. die Obliteration lokalisiert werden. Durch weiteren Rückzug des Katheters wurde dann der Ballon in Höhe der Stenose plaziert und die Dilatation von Hand durchgeführt. Die anschließende Kontrolle erfolgte wiederum durch das gleiche Manöver, in dem der aortal gelegene Ballon submaximal insuffliert und dann zurückgezogen wurde. In der Regel konnte durch „Austasten" des Gefäßes mit dem Ballon der Erfolg abgeschätzt werden. In Zweifelsfällen erfolgte eine angiographische Kontrolle.

Diente die Dilatation zur Verbesserung der Einstrombahn für einen peripheren Bypass, so wurde zuerst die distale Anastomose fertiggestellt und dann die Dilatation vorgenommen.

Ergebnisse

Bei der *iliakalen Dilatation* konnte in drei von 39 Fällen der Verschlußprozeß mit dem Guide nicht passiert werden. Bei der ersten überhaupt in unserer Klinik durchgeführten intraoperativen Dilatation kam es zu einer Ruptur der Iliaca communis: Der Dilatationskatheter wurde ohne Guideführung vorgeschoben und beim Penetrieren der Wand der Ballon insuffliert. Es mußte notfallmäßig eine iliakale Gefäßrekonstruktion durchgeführt werden. In sechs Fällen beobachtete man eine Dissektion der dilatierten Gefäßstrecke, die jedoch in keinem Fall zu Komplikationen führte. Einmal trat eine Thrombose der dilatierten A. iliaca externa auf, die anschließend gefäßchirurgisch wieder rekonstruiert wurde.

Die kumulative Durchgängigskeitsrate für alle 39 iliakalen Rekonstruktionen (die drei nichtpassierbaren Stenosen wurden dabei als Mißerfolg gewertet) betrug nach einem Monat 92 % und nach zwölf Monaten 89 %. Rezidivverschlüsse waren häufiger im Bereich der Iliaca externa zu beobachten.

Im peripheren Bereich (18 Dilatationsversuche) war in 17 Fällen ein Erfolg zu erzielen, einmal konnte der Verschlußprozeß nicht passiert werden. Bei 14 Patienten wurde die A. femoralis superficialis, bei zwei Patienten die A. poplitea und bei weiteren zwei beide Gefäße dilatiert. Komplikationen traten bei den peripheren Dilatationen nicht auf. Die kumulierte Durchgängigkeit nach einem Monat betrug 81 % und nach zwölf Monaten 70 %.

Diskussion

Die intraoperative Dilatation stellt eine wesentliche Bereicherung des gefäßchirugischen Repertoires dar. Ist keine Simultanoperation indiziert, sehen wir nur selten Anlaß dazu, die

Dilatation auf operativem Wege durchzuführen. Mögliche Indikationen sind vorgeschaltete Hindernisse wie Gefäßrekonstruktionen in beiden Leisten und die Notwendigkeit einer peripheren Dilatation. Bei sehr rarefizierter Ausstrombahn und hohem Embolierisiko durch die Dilatation ist ein intraoperatives Vorgehen mit Einführen des Katheters zu diskutieren, wenn eine Embolisierung das Bein vital bedrohen würde.

Das Haupteinsatzgebiet der intraoperativen Dilatation ist das kombinierte Vorgehen. Verschlußprozesse der Beckenetage bei zusätzlichen Stenosen im Bereich der Abgänge der Femoralis superficialis bzw. Profunda femoris stellen sicher eine sehr gute Indikation dar. Einstromstenosen beim Cross-over-Bypass auf der Spenderseite lassen sich intraoperativ meist zwanglos korrigieren, während eine präoperative perkutane Dilatation das Risiko einer Graftinfektion erhöht. Im peripheren Bereich läßt sich durch die Dilatation eine streckenweise Sanierung erreichen, so daß bei einer indizierten Bypassoperation die Graftlänge verkürzt werden kann. Dies spielt vor allem bei nur teilweiser Verwendbarkeit der V. saphena magna eine Rolle oder bei sehr hohem peripherem Widerstand, der von kurzen Grafts besser toleriert wird.

Bei der Beurteilung der Ergebnisse der intraoperativen Dilatation ist vor allem die klinische Indikationsstellung zu beachten. Bei großen Statistiken über die Ergebnisse des perkutanen Vorgehens fällt auf, daß zum einen das Stadium II bzw. sogar Stadium I überrepräsentiert ist, andererseits gerade hier die besten Langzeitergebnisse zu erreichen sind.

Zusammenfassend kann festgestellt werden, daß die intraoperative transluminale Dilatation eine wertvolle Bereicherung der gefäßchirurgischen Techniken darstellt. Durch sie kann insbesondere beim multimorbiden Patienten die Belastung reduziert und der Eingriff minimiert werden. Zu fordern ist eine adäquate technische Ausstattung gefäßchirurgischer Operationssäle durch eine intraoperativ anwendbare digitale Subtraktionsangiographie.

Anschrift des Verfassers:
Priv.-Doz. Dr. H. Schweiger
Chirurgische Universitätsklinik
Abteilung für Gefäßchirurgie
Maximiliansplatz
8520 Erlangen

Die Bedeutung der transluminalen Angioplastie im Therapiespektrum der Becken-Beinarterien-Rekonstruktion

J. Koepchen, M. Kolbe, J. Möllers-Potthoff, G. Walterbusch

St.-Johannes-Hospital, Klinik für Herz-, Thorax- u. Gefäßchirurgie, Dortmund

Einleitung

Der Stellenwert, den die Ballonangioplastie gegenüber den herkömmlichen gefäßchirurgischen Rekonstruktionsverfahren einnimmt, ist für den Gefäßchirurgen schwer einzuschätzen. Das liegt daran, daß diese Therapieform von verschiedenen Diziplinen, die über zum Teil sehr unterschiedliche Voraussetzungen verfügen, angewendet wird. So haben interventionell tätige Radiologen und Kardiologen sicherlich größere Routine in der Benutzung von Röntgenapparaturen und der Anwendung perkutaner Kathetertechniken, während Angiologen und Gefäßchirurgen sich mit der Gesamtproblematik von Gefäßerkrankungen und der anderen Behandlungsformen besser auskennen dürften.

In unserem eigenen Krankenhaus haben wir die Methode der transluminalen Angioplastie zunächst als Gefäßchirurgen selbst eingeführt, ihre Durchführung aber bis auf intraoperative Angioplastien der Arbeitsgruppe der Kardiologen/Angiologen überlassen. Weiterhin ist aber die Selektion und die spätere Nachbetreuung Angelegenheit der ambulanten gefäßchirurgischen Sprechstunde. Das versetzt uns in die Lage — zumindest was den Einzugsbereich unseres Krankenhauses betrifft — die qualitative und quantitative Bedeutung der Ballonangioplastie mit unseren bekannten gefäßchirurgischen Behandlungsmethoden vergleichen zu können.

Von den gefäßchirurgischen Methoden wissen wir, daß sie bei den Becken-Beinarterien-Verschlüssen entsprechend den verschiedenen Gefäßetagen gesondert betrachtet werden müssen. Die im folgenden dargestellte Nachuntersuchung beschränkt sich zunächst auf die im Bereich der Beckenarterien angewendete Angioplastie.

Krankengut und Methode

Im Zeitraum von Oktober 1983 bis Dezember 1990 wurden am St.-Johannes-Hospital 1 057 Eingriffe bei Beckenarterien-Verschlüssen durchgeführt. Davon waren 101 Eingriffe perkutane transluminale Angioplastien, entsprechend einem Anteil von 9,6%. Der Anteil der einzelnen gefäßrekonstruktiven Maßnahmen am Gesamtkrankengut ist aus Abb. 1 ersichtlich. Die 101 PTAs kamen bei 91 Patienten zum Einsatz (73 Männer, 18 Frauen). Das mittlere Alter der Patienten lag bei 58,9 ± 11,2 Jahren (Abb. 2). Von den 91 Patienten konnten 71 Patienten nachuntersucht werden. Acht Patienten konnten lediglich telefonisch nach ihrem weiteren Schicksal befragt werden; neun Patienten waren zwischenzeitlich verstorben; das Schicksal von drei Patienten konnte nicht verfolgt werden. Die mittlere Nachbeobachtungszeit betrug 29 Monate (4–75 Monate). Im Risikoprofil lag bei 78 Patienten (85,7%) Nikotingenuß vor, 47 Patienten (51,6%) hatten einen Hypertonus, ebenfalls 47 Patienten (51,6%) eine Hyperlipidämie und 15 Patienten (16,5%) Diabetes mellitus. Bei 35 Patienten (38,5%) war entsprechend der Anamnese, typischer EKG-Veränderungen oder

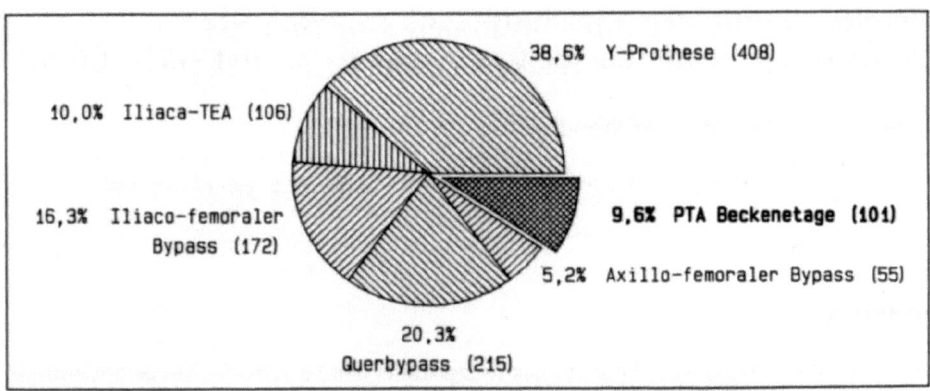

Abb. 1. Beckenarterien-Rekonstruktionen im Zeitraum von 10/83 bis 12/90 am Johannes-Hospital Dortmund (Gesamtzahl der Eingriffe: 1 057)

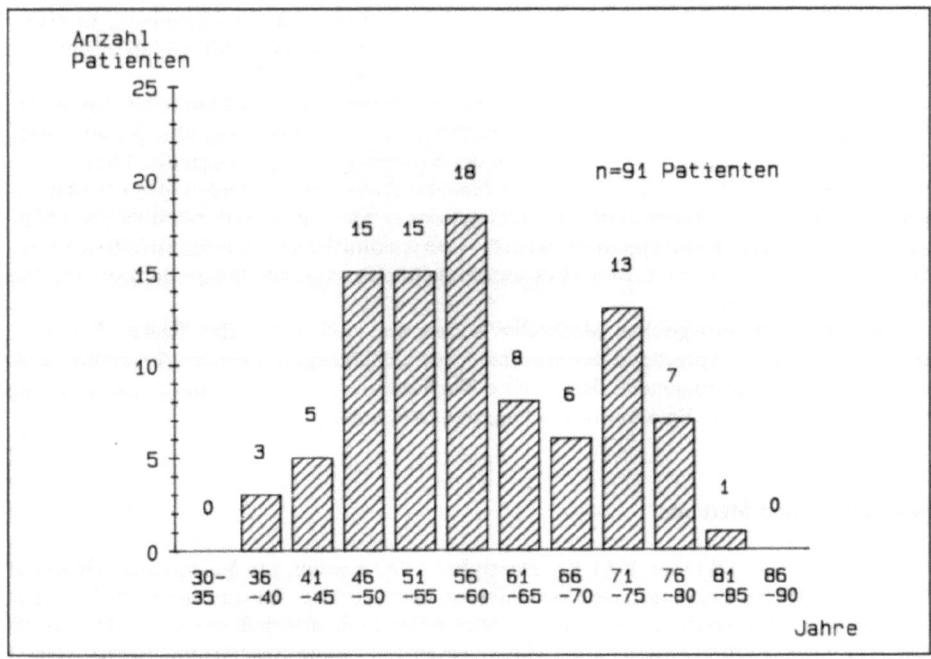

Abb. 2. Beckenarterien-PTA (10/83–12/90): Alter bei PTA

aktueller Angina-pectoris-Symptomatik eine relevante koronare Herzkrankheit festzustellen. 31 Patienten (34,0%) hatten zusätzliche infrainguinale Gefäßverschlüsse im Bereich der behandelten Extremität entsprechend einer 2-Etagengefäßkrankheit.

Die Indikation zur PTA wurde 24mal im Stadium IIa, 67mal im Stadium IIb und nur 9mal im Stadium einer kritischen Ischämie der Extremität gestellt (Abb. 3).

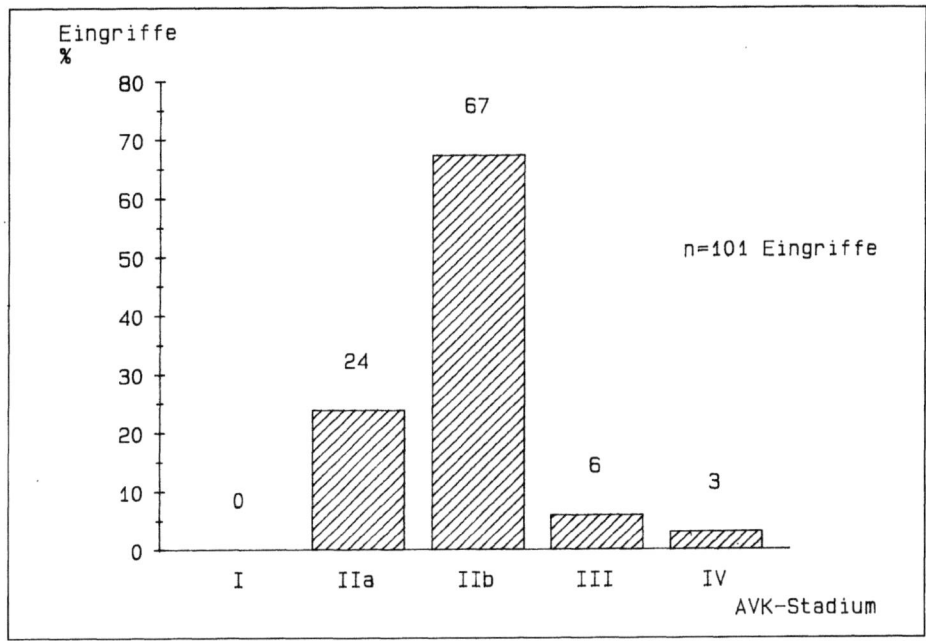

Abb. 3. Beckenarterien-PTA (10/83–12/90): AVK-Stadium vor PTA

Ergebnisse

Als *Primärergebnis* waren nach 101 PTA-Eingriffen 50 Beckenetagen komplett offen, bei 44 bestand eine geringe (unter 30%) Reststenose, bei jeweils einer PTA bestand eine mittlere oder höhere Reststenose, fünf PTAs waren primär erfolglos. Lokale Komplikationen traten bei drei Patienten auf: eine operationspflichtige Ballonruptur, 2mal eine Gefäßruptur der Beckenetage, die eine sofortige operative Intervention erforderlich machte.

Im Vergleich zum AVK-Stadium vor PTA war im *Spätergebnis* bei der Nachuntersuchung das Stadium bei 68 Patienten gebessert, bei 20 Patienten gleich und bei nur einem Patienten verschlechtert (Abb. 4, 5). Auch bei einer nachweisbaren Restenose der Beckenetage (durch Palpationsbefund und pathologische Doppler-Kurve) war die Funktion der Beckenstrombahn oft noch ausreichend.

Von den nachuntersuchten Patienten war bei 67 (84,8%) die Beckenetage offen, bei zehn Patienten (12%) stenosiert, bei zwei Patienten verschlossen. Die kumulative Offenheitsrate (die Stenosen wurden einbezogen) beträgt nach fünf Jahren 83,4% (Abb. 6). Die zusätzlichen Veränderungen der Ausstrombahn infrainguinal (Tab. 1) zeigten keine signifikante Beziehung zur Offenheitsrate.

Diskussion

Die Ballondilatation von Beckenarterienstenosen zeigt auch aus gefäßchirurgischer Sicht durchaus akzeptable Langzeitergebnisse, insbesondere wenn man die dafür in Kauf zu neh-

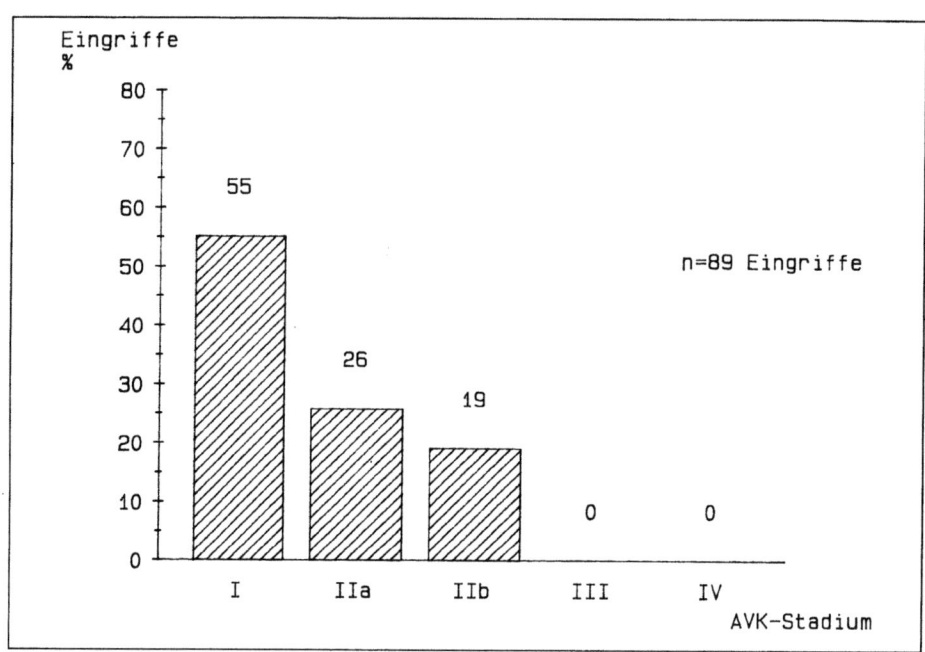

Abb. 4. Beckenarterien-PTA (10/83–12/90): AVK-Stadium bei Nachuntersuchung

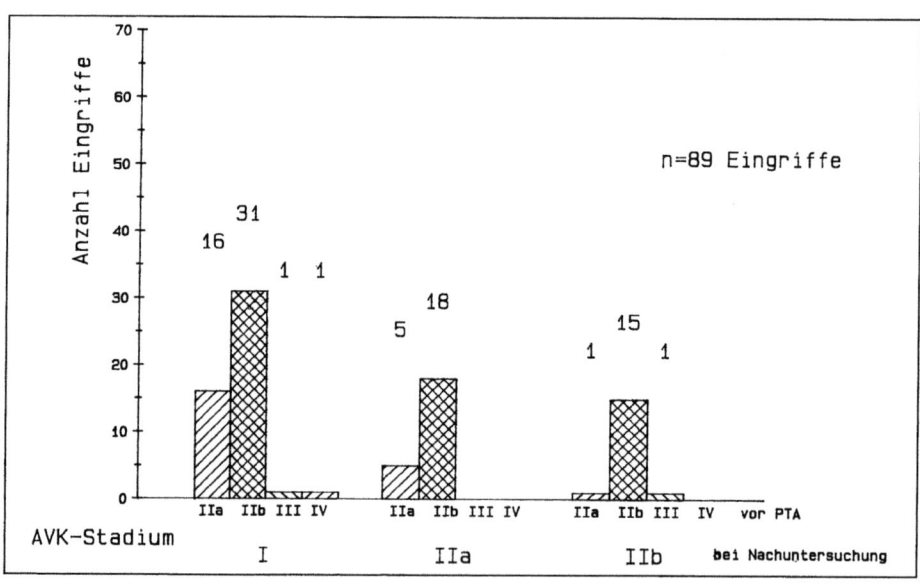

Abb. 5. Beckenarterien-PTA (10/83–12/90): AVK-Stadium vor PTA und bei Nachuntersuchung

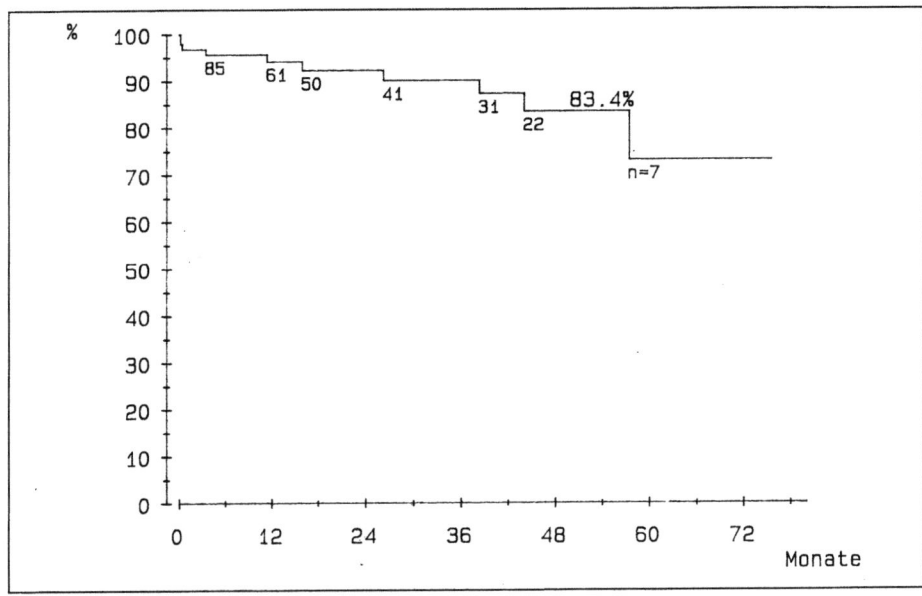

Abb. 6. Beckenarterien-PTA (10/83–12/90): Offenheitsrate nach PTA (nach Kaplan-Meier)

Tabelle 1. Offenheitsrate der Beckenetage nach Beckenarterien-PTA (10/83–12/90) in Abhängigkeit von der Ausstrombahn

Ausstrombahn vor PTA	Beckenetage bei Nachuntersuchung		
	offen	stenosiert	verschlossen
offen (n = 58)	83%	14%	3%
AVK OS-/US-Typ (n = 31)	87%	10%	3%
Gesamt (n = 89)	84%	12%	3%

mende Komplikationsrate und das geringe Eintrittstrauma in Betracht zieht. Die in der Literatur veröffentlichten Früh- und 5-Jahres-Erfolgsraten (2, 3, 4) konnten wir in unserem Krankengut nachvollziehen. Für die PTA eignen sich vor allen Dingen isolierte einzelne oder auch Tandemstenosen, die man in früherer Zeit mit einer offenen kurzstreckigen Thrombendarteriektomie und Flicken-Plastik behandelt hätte. Allerdings bleiben nur 50% aller Angioplastien im Langzeitprofil ohne auffällige Restenosen. Simultane Eingriffe mit Angioplastie des vorgeschalteten Gefäßsegments und nachfolgender Anlage eines Oberschenkelbypass scheinen unter diesen Gesichtspunkten insbesondere im Stadium II der Verschlußkrankheit nicht sinnvoll zu sein.

Das im Vergleich zu operativen Patienten jüngere Lebensalter des PTA-Patientenguts dürfte dem isolierten, im Anfangsstadium befindlichen Verschlußprozeß zuzuschreiben sein. Weiterreichende Gefäßrekonstruktionen werden durch die PTA wahrscheinlich hinausgeschoben. Dementsprechend erscheint der Einsatz, insbesondere auch unter Berücksichtigung der niedrigen Komplikationsrate, bereits im Stadium II empfehlenswert zu sein.

Andere Autoren (1, 4, 5) berichten über schlechtere Langzeitergebnisse der Becken-PTA bei zusätzlichen Verschlußprozessen im Bereich der Ausstrombahn. Diese Erfahrung konnten wir in unserem Krankengut nicht bestätigen.

Das mag seine Ursache darin haben, daß wir uns in unserem Krankengut nur bei isolierten Stenosen für die Ballonangioplastie entschieden haben, andere Autoren möglicherweise die Ballondilatation aber auch bei langstreckigen, unregelmäßigen Veränderungen der Beckenarterien anwenden, wie sie häufiger bei der 2-Etagengefäßerkrankung zu finden sind.

In quantitativer Hinsicht darf die Bedeutung der PTA für die Behandlung von Beckenarterienobstruktionen – sofern dies die reine Ballondilatation betrifft, und diese ist gegenwärtig die einzig relevante transluminale Rekonstruktionsmethode – nicht überschätzt werden. Mit nur 10% am Gesamtkrankengut der anfallenden Beckenarterienobstruktionen und dem sich zum Großteil noch im Stadium II befindlichen Krankengut ist die PTA noch nicht zum gleichwertigen Eingriff neben den hergebrachten und meist dem Beinerhalt dienenden gefäßchirurgischen Eingriffen geworden. Bei dieser quantitativen Bedeutung scheint es fraglich, ob der Gefäßchirurg sich in Zukunft mit gleicher Intensität diesen Verfahren widmen kann, wie es die ständig damit umgehenden interventionell tätigen Radiologen und Kardiologen in der Lage zu tun sind. Insbesondere im Hinblick auf künftige Entwicklungen mit technisch aufwendigeren endovasalen Rekonstruktionsverfahren, den damit verbundenen Kosten und der notwendigen Übung, damit umzugehen, scheint eine interdisziplinäre Kooperation auf diesem Gebiet der zukunftsweisende Weg zu sein.

Literatur

1. Breslau PJ, Soest van M, Janevski B, Jörning PJG (1986) Haemodynamic Evaluation of Transluminal Iliac Astery Balloon Dilatation. In: Trübestein G (Hrsg) Konservative Therapie arterieller Durchblutungsstörungen. Thieme, Stuttgart, New York
2. Johnston KW, Roe M, Hogg-Johnston SA (1987) 5-years results of a prospective study of percutaneos transluminal angioplasty. Ann Surg 206: 403
3. Katzen BT (1989) Percutaneus Transluminal Angioplasty in Peripheral Vascular Disease. In: Haimovici H (ed) Vascular Surgery, pp 302–309
4. Mahler F (1990) Katheterintervention in der Angiologie. Thieme, Stuttgart/New York
5. Norgren L (1991) Kritische Extremitätenischämie. European Working Group on Critical Limb Ischemia. In: Maurer, Dörrler, Sommoggy (1991) Gefäßchirurgie im Fortschritt. Thieme, Stuttgart/New York, pp 136–141

Anschrift des Verfassers:
Dr. J. Koepchen
St.-Johannes-Hospital
Klinik f. Herz-, Thorax- u. Gefäßchirurgie
Johannesstr. 9–13
D-4600 Dortmund 1

Indikatorische Probleme bei der Laserangioplastie

J. Palenker, W. Hepp

Chirurgische Klinik und Poliklinik des Universitätsklinikums Rudolf Virchow, Standort Charlottenburg, Freie Universität Berlin

Einleitung

Als wenig invasive Methode ist die Laserangioplastie vor einigen Jahren als Fortschritt gegenüber den bis dahin etablierten Verfahren der perkutanen transluminalen Angioplastie (PTA) gefeiert worden. Dies hat seinen Niederschlag auch in wenig seriösen Artikeln der Laienpresse gefunden, in denen von einigen vereinzelten Laseranwendern Hoffnungen bei Patienten geweckt wurden, als sei in Zukunft die rekonstruktive Gefäßchirurgie nahezu überflüssig. Bei kritischer Betrachtung der Ergebnisse sämtlicher interventioneller Verfahren ist jedoch die gegenüber der Operation deutlich geringere Morbidität des Zugangs der wesentliche Aspekt (4). Hinsichtlich der angiographisch, aber auch der funktionell meßbaren Ergebnisse sind diese Verfahren der rekonstruktiven Chirurgie häufig unterlegen.

Im folgenden sollen die Erfahrungen mit der Anwendung des Laserangioplastie im eigenen Klinikum dargestellt und kritisch bewertet werden. Anhand der Ergebnisse soll versucht werden, das Spektrum der Indikationen sowie auch der relativen und absoluten Kontraindikationen herzuleiten. In diesem Zusammenhang ist jedoch gerechterweise hervorzuheben, daß wir im allgemeinen bei bestehender Indikation der PTA den Vorrang gaben und hiermit gute Ergebnisse erzielten. Es handelte sich daher bei den der Laserangioplastie zugeführten Patienten um jene, bei denen eine PTA entweder mißlungen oder primär nicht erfolgversprechend war, oder wo eine eigentlich indizierte Operation auf Grund des hohen allgemeinen operativen Risikos (Alter, schwere KHK, schwerster Diabetes mellitus, fehlende Verfügbarkeit autologen Materials zur Rekonstruktion) vermieden werden sollte. Zusätzlich befinden sich unter den hier vorgestellten Patienten einige, die uns nach frustraner oder deletärer Laserangioplastie überwiesen wurden. So ergibt sich eine Zusammenstellung von Patienten der Stadien II b und IV nach Fontaine. Eine prozentuale Erfolgsquote läßt sich wegen der teilweise negativen Auswahl nicht objektiv ausmachen; es können aber mögliche Behandlungsstrategien nach mißglückter Laserangioplastie aufgezeigt und damit auch primäre Alternativen demonstriert werden.

Technik

Zur Lasertherapie wurden F7- oder F9-dicke Katheter mit 12 oder 18 Fasern mit einem Hülldurchmesser von 260 μm verwendet. Als Energiequelle wurde ein XeCl-Eximer Laser (MAX 10 der Fa. Technolas, München) eingesetzt. Dieser emittiert gepulstes UV-Licht einer Wellenlänge von 308 nm und einer Pulsbreite von 60 ns mit einer Frequenz von 2 bis 40 Hz (1).

Patienten und Ergebnisse

Insgesamt wurden 15 Patienten zur Laserangioplastie überwiesen oder nach bereits vorgenommener frustraner oder mißglückter Laserangioplastie zur chirurgischen Therapie übernommen. Behandelt wurden 7 Männer (46,7 %) und 8 Frauen (53,3 %). Das Alter der Patienten schwankte zwischen 30 und 77 Jahren und betrug im Mittel 66,1 Jahre. Zehn Patienten befanden sich im Stadium II b und weitere fünf im Stadium IV nach Fontaine.

Stadium II b

Tabelle 1 gibt eine Übersicht über die Patienten im Stadium II b, das Ergebnis der Lasertherapie und die gegebenenfalls durchgeführte Anschlußtherapie. Alle Patienten im Stadium II b unterzogen sich der Lasertherapie im Bereich von bis zu 12 cm langen Verschlüssen oder aber in Serie geschalteten Verschlüssen im Bereich der Arteria femoralis superficialis. Das Patientenkollektiv war hinsichtlich Alter und Grundkrankheit bzw. Begleitkrankheiten relativ heterogen. Bei sieben Patienten lag ein Diabetes mellitus vor, während ein dreißigjähriger Mann im Rahmen eines M. Winiwarter-Buerger eine Reduktion der Gehstrecke erlitten hatte. Vier dieser zehn Patienten wurden erst im Anschluß an eine einmalige oder auch mehrmalige Lasertherapie zur meist chirurgischen Weiterbehandlung überwiesen.

Tabelle 1. Zusammenstellung der Patienten, die im Stadium II b nach Fontaine einer Lasertherapie unterzogen wurden

1. D.K. 51 J., m.,	kein Diab. m., 2mal Laser, 1mal Stent: Erfolg jeweils < ¼ Jahr, nach konservativ angiologischer Therapie gebessert
2. H.S. 74 J., m.,	Diab. m., 2mal Laser: 1mal Erfolg < ½ Jahr, Perforation bei der Reintervention, operativ therapiert: Y-Prothese und femoropoplitealer Bypass
3. E.B.K. 64 J., w.,	Diab. m., 1mal Laser: frustran (Stenose langstreckig), operativ therapiert: femoropoplitealer Bypass
4. W.W. 53 J., w.,	Diab. m., 1mal Laser: frustran (Stenose am Abgang), keine weitere Therapie
5.*E.K. 56 J., w.,	Diab. m., nach frustraner PTA 1mal Laser: Erfolg > 1 Jahr (5 cm langer Verschluß), nach kontralateraler PTA Stadium II a
6.*R.K. 76 J., w.,	kein Diab. m., 1mal Laser (Kompl.Phlebothrombose): Erfolg > 1 Jahr (8 cm langer Verschluß), Konversion in ein Stadium II a
7. H.M. 70 J., w.,	Diab. m., 1mal Laser: frustran, konservativ weitertherapiert
8.*W.G. 67 J., m.,	Diab. m., 1mal Laser: Erfolg > 1 Jahr (kurzstreckiger Verschluß), Konversion in ein Stadium II a
9. H.J. 70 J., m.,	Diab. m., 1mal Laser: frustran (Verschluß am Abgang), operativ therapiert: Profundabypass
10. N.K. 30 J., m.,	M. Winiwarter-Buerger, kein Diab. m., 1mal Laser: Erfolg für Stunden, frustrane Lyse postinterventionell, konservativ angiologische Therapie, 1000 m Gehstrecke

Bei drei Patienten kam es durch die Lasertherapie zu einer mindestens ein Jahr anhaltenden Umwandlung des Stadiums II b in ein Stadium II a (Tab. 1*). Die erfolgreich rekanalisierten Verschlüsse hatten eine Länge bis zu 8 cm und waren im mittleren Drittel der A. femoralis superficialis lokalisiert. Abb. 1a und b zeigen die prä- und postinterventionellen Angiographien eines dieser Patienten.

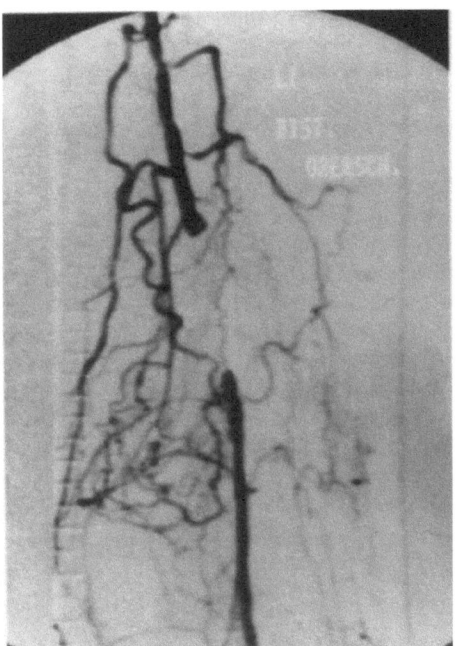 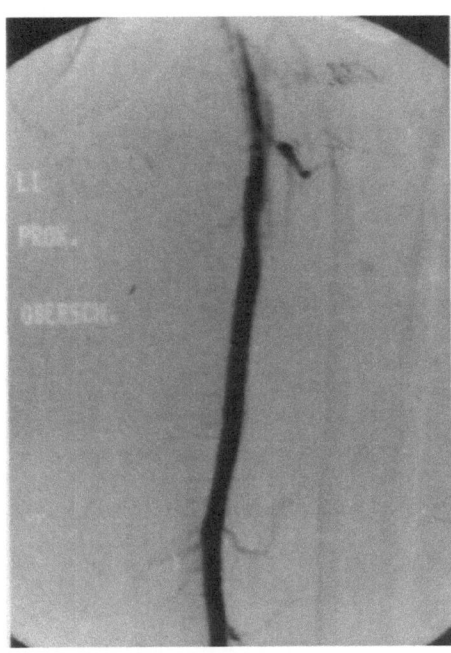

Abb. 1a und b. Angiographien **a** prä- und **b** postinterventionell bei einem 76jährigen Patienten im Stadium II b als Beispiel einer gelungenen Laserangioplastie der A. femoralis superficialis

Bei zwei Patienten trat nach wenigen Monaten eine erneute Verschlechterung auf, so daß hier lasertherapeutisch reinterveniert wurde. Dabei trat als Komplikation einmal eine Perforation der Arterie auf, im zweiten Fall vermochte auch die Implantation eines Stent das Ergebnis nicht längerfristig zu erhalten, der Patient wurde nach Reverschluß zur chirurgischen Therapie überwiesen. Im Fall des jungen Patienten mit dem M. Winiwarter-Buerger kam es bereits nach Stunden zu einem Reverschluß, der auch durch eine intraarterielle Lysetherapie nicht reversibel war. Bei den restlichen vier Patienten war primär ein Mißerfolg zu verzeichnen.

Stadium IV

Tabelle 2 stellt die Daten der Patienten im Stadium IV mit amputationsbedrohter Extremität dar, die der High-Risk-Gruppe zuzurechnen waren, so daß hier die Indikation zur Laserintervention vor allem zur Vermeidung einer Operation bei mangelnder Operabilität gestellt wurde. Eine konservative Therapie kam bei diesem klinischen Stadium nicht in

Tabelle 2. Zusammenstellung der Patienten, die im Stadium IV nach Fontaine einer Lasertherapie unterzogen wurden

1. G.K. 73 J., m.,	Diab. m., Ober- und Unterschenkeletage betroffen, Dissektion im P-III-Segment, erfolgreich chirurgisch therapiert	
2. F.K. 71 J., w.,	Diab. m., Ober- und Unterschenkeletage betroffen, Dissektion im P-III-Segment, verstorben nach femorokruralem Bypass	
3. L.T. 75 J., w.,	kein Diab. m., Risikofaktor COLD, Becken- und Oberschenkeletage betroffen, Dissektion der Aortengabel, zunächst erfolgreich chirurgisch therapiert	
4. A.E. 77 J., w.,	kein Diab. m., Ober- und Unterschenkeletage betroffen, Laser frustran, chirurgisch nicht therapierbar, konservativ therapiert	
5. K.N. 77 J., w.,	Diab. m., Unterschenkeletage betroffen, Lasererfolg ohne klinische Verbesserung	

Betracht. Die Lasertherapie dieser fünf Patienten erstreckte sich von der Becken- über die Oberschenkeletage bis in den infragenualen Abschnitt. In Anbetracht der deutlich veränderten Gefäßmorphologie war mit einer gewissen Versagerquote zu rechnen. Die teilweise deletären Verläufe mit deutlichen Verschlechterungen und nachfolgender, zum Teil notfallmäßiger chirurgischer Therapie sollen gesondert dargestellt werden.

Zwei Patienten in diesem Kollektiv hatten subtotale Verschlüsse im Bereich der A. femoralis superficialis und der A. poplitea und einen schweren Befall der Unterschenkelarterien. Bei beiden kam es im P-III-Segment zur Dissektion mit nachfolgendem Verschluß der Trifurkation. Abb. 2a und b zeigen die prä- und postinterventionellen Angiographien eines der beiden Patienten. Ein femorokruraler Bypass wurde angelegt, in dessen Folge eine Patientin verstarb, das Stadium IV des anderen Patienten kam zur Abheilung. Bei einer weiteren Patientin, die wegen einer schwersten chronisch obstruktiven Lungenerkrankung

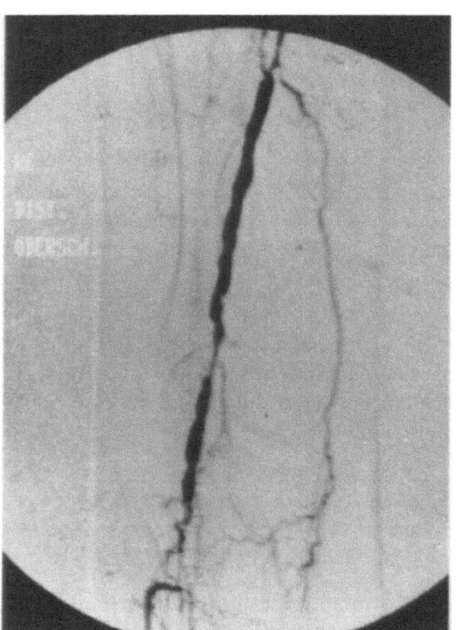 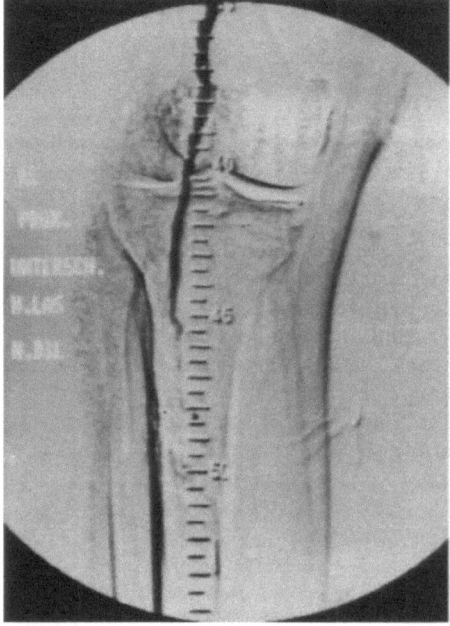

Abb. 2a und b. Angiographien **a** prä- und **b** postinterventionell bei einem 73jährigen Patienten im Stadium IV mit konsekutiver Dissektion im P-III-Segment

zunächst als nicht operabel eingestuft werden mußte, kam es zu einer Dissektion im Bereich der Aortengabel mit konsekutivem thrombotischem Verschluß der Beckenarterie. Dies machte direkt postinterventionell eine chirurgische Versorgung notwendig. Bei der Patientin hatte neben einer hochgradigen Stenose im Bereich der A. femoralis superficialis gleichzeitig eine Beckenarterienstenose ipsilateral bestanden. Die Patientin überlebte zunächst den Eingriff (Thrombektomie kontralateral und femorofemoraler Cross-over-Bypass), verstarb jedoch einige Monate später nach einem erneut aufgetretenen Verschluß der thrombektomierten Beckenstrombahn. Eine Patientin mit einem fast die gesamte Zirkumferenz des Unterschenkels umspannenden Ulkus wurde frustran einer Lasertherapie unterzogen. Eine vorgesehene femorokrurale Bypassoperation mußte in Ermangelung von autologem Material bei ausgeprägter Varikosis als Probefreilegung abgebrochen werden. Die Patientin wurde daraufhin in einem protrahierten Verlauf mit Prostaglandin E_1 therapiert. Die letzte Patientin dieser Gruppe wurde in der Unterschenkeletage röntgenmorphologisch erfolgreich therapiert, ohne daß sich ein klinisches Korrelat dieser angiomorphologischen Verbesserung hätte zeigen lassen. Bei dieser Patientin stand vermutlich die zusätzliche ausgeprägte diabetische Mikroangiopatie im Vordergrund. Die Ergebnisse sind in Tabelle 3 als Übersicht zusammengefaßt.

Tabelle 3. Ergebnisse der Laserangioplastie 1989–1990

Stadium nach Fontaine	II b	IV	Gesamt
erfolgreich	3	0	3
2 x Laserangioplastie	2	0	2
davon erfolgreich > 3 Monate	0	0	0
Stent-Implantation	1	0	1
frustrane Laserangioplastie	7	5	12
davon erfolgreich konserv. therapiert	3	1	4
erfolgreich operiert	3	3	6
keine weitere Therapie	1	1	2

Diskussion

Die vorgestellten Ergebnisse erscheinen auf den ersten Blick ernüchternd. Hinsichtlich der Patienten im Stadium II b scheint die Ausbeute an dauerhaftem Erfolg doch sehr begrenzt. Die Indikation sollte nach den bisherigen Erfahrungen auf bis zu 8 cm lange Verschlüsse unter Aussparung der Abgangsstenosen begrenzt werden. Diese Erfahrung deckt sich mit denjenigen in der Literatur (1), die in derartigen Fällen eine deutlich geringere primäre Erfolgsrate erzielten. Bedingt durch die eingangs erwähnte Negativauswahl sind die vorgestellten Ergebnisse mit denen anderer Autoren (1, 3) schlecht vergleichbar. Dennoch erscheint der hohe Anteil an erfolgreich alternativ therapierten Laserversagern bei den dargestellten Patienten bemerkenswert. Hinsichtlich der von Huppert und Mitarbeitern jüngst angegebenen Vermeidung von Dissektionen und Perforationen gegenüber anderen Arbeitsgruppen (Übersicht bei Cragg (2)) ist anzumerken, daß bei dem hier vorgestellten Krankengut unter Verwendung einer analogen Technik drei Dissektionen und eine Perforation auftraten. Bei Patienten mit einer guten A. profunda femoris mit offenem Empfängersegment und ausgeprägtem Kollateralsystem sollte stets zuvor die konservativ angiologische Therapie — inklusive Gehtraining — bei nichtaustrainierten Patienten erwogen werden. Durch die Elimination von Risikofaktoren (Nikotin!) und die Notwendigkeit des persönlichen Engagements des Patienten kann hier psychologisch eine vermehrte Krankheitseinsicht erreicht werden. Bei diabetischen Patienten, bei denen nur ein gering ausgeprägter Profundakreislauf vorliegt, scheint der Versuch einer Lasertherapie eher gerechtfertigt. Aber die Chancen einer konservativen Behandlung sollten auch hier vor jeder invasiven Maßnahme interdisziplinär diskutiert werden. Die Wiederholung der Lasertherapie bei Reverschluß innerhalb der ersten postinterventionellen Monate scheint nach unseren Erfahrungen prognostisch sehr ungünstig zu sein.

Ein weiterer, nicht zu vernachlässigender Gesichtspunkt ist die volkswirtschaftliche Dimension. Eine Lasertherapie kostet mit dem notwendigen stationären Aufenthalt derzeit etwa 7 500,- DM, eine Reintervention läßt also die reinen Krankenhauskosten bereits auf 15 000,- DM anwachsen – unter der Voraussetzung, daß keine weiteren Komplikationen auftreten. Diese Kostenrechnung läßt aufgrund der schwierigen Abschätzbarkeit bewußt die zusätzlich durch Arbeitsunfähigkeiten entstehenden volkswirtschaftlichen Schäden noch außer acht. Insbesondere auch in diesem Kontext erscheint die Alternative der konservativ angiologischen Therapie mit den in den meisten Fällen längerfristigen Erfolgen bedenkenswert. Zusätzlich ist bei dem Vergleich der Kostenrechnungen der konservativ angiologischen Therapie und der Lasertherapie herauszustellen, daß die konservativ angiologische Therapie stets bilateral durchgeführt bzw. wirksam ist. Die bisherigen Erfahrungen zeigen, daß der vielfach an die Lasertherapeuten herangetragene Wunsch von Patienten, aber auch von Hausärzten, nach Lasertherapie im Stadium II a *stets* abgelehnt werden sollte. Bei diesen Patienten stehen die Kosten, vor allem aber auch das Risiko in keinerlei Verhältnis zum gewünschten bzw. erzielten Erfolg.

Hinsichtlich der Patienten im Stadium IV ist zu vermerken, daß es sich im allgemeinen um eine Ultima-ratio-Therapie handelte. Den deletären Erfahrungen im Bereich der A. poplitea bei zwei Patienten steht eine erfolgreiche Therapie im Unterschenkelbereich gegenüber. Auch die im Bereich der Beckenetage eingetretene dramatische Verschlechterung bei einer Patientin darf bei der Risikoabschätzung nicht unberücksichtigt bleiben. Als Fazit erscheint die Indikation zur Lasertherapie als derzeit sehr begrenzt und nur nach sorgfältiger klinischer Untersuchung und standardisierter Gehstreckenbestimmung vertretbar. Unverantwortlich erscheint es, Patienten im Stadium II a mit guter Kollateralisation einer Lasertherapie zu unterziehen: dies sowohl in Anbetracht des Risikos der Verschlechterung (Verschluß von Kollateralen bei Dissektion) als auch angesichts der Kosten.

Literatur

1. Biamino G, Stefan G, Böttcher H, Flesch U, Kar H, Dörschel K, Skarabis P, Gross M, Witt H, Müller G (1990) Eximer Laser Angioplasty: Clinical results in eximer laser revascularisation. In: Biamino G, Isner, Müller, Oeff (eds) Second German Symposium on Laser Angioplasty. ecomed, Landsberg/Lech, pp 83–87
2. Cragg A, Gardiner GA, Smith TP (1989) Vascular application of laser. Radiology 172: 925
3. Huppert PE, Duda SH, Seboldt H, Karsch KR, Claussen CD (1991) Periphere Eximer-Laserangioplastie. DMW 116: 161–167
4. Largardier J (1991) Operative Zugangswege zu den Unterschenkelarterien. In: Hepp W, Palenker J (Hrsg) Krurale Arterienverschlüsse. Steinkoppf, Darmstadt (im Druck)

Anschrift des Verfassers:
Dr. Jochen Palenker
Chirurgische Klinik und Poliklinik im
UKRV – Charlottenburg
Spandauer Damm 130
1000 Berlin 19

Gibt es noch eine Indikation für eine Ringstripper-Desobliteration?

K. J. Husfeldt, R. Raschke, M. Mühe

Diakonissen-Krankenhaus Karlsruhe

In allen operativen Fächern zeigt sich ein Trend hin zur minimal invasiven Chirurgie. Wer hätte vor 2 Jahren geglaubt, daß die laparoskopische Cholezystektomie sich zum Standardverfahren in der Behandlung des Gallensteinleidens entwickeln würde?

Gleiches gilt für die sprunghafte Entwicklung der interventionellen Radiologie, speziell der PTA.

Die Gefäßchirurgen müssen umdenken! Große rekonstruktive Eingriffe unter Verwendung alloplastischen Materials schrecken ab, vor allen Dingen dann, wenn alternative Verfahren angegeben werden.

Erstaunlich ist die Tatsache, daß die Langzeitergebnisse für den Patienten gar nicht so entscheidend bei der Auswahl des Therapieverfahrens zu sein scheinen. Viel wichtiger sind die Komplikationen und die Morbidität.

Die abschreckenden Komplikationsmöglichkeiten, beispielsweise bei der Verwendung von Kunststoffprothesen im aortoiliacalen Bereich, sind neben der Letalität Infektionen, Perigraft-Reaktionen, Nahtaneursysmen, aneurysmatische Erweiterungen, Potenzstörungen und Reverschlüsse. Darüber muß der Patient aufgeklärt werden. Die Zahl und die Schwere der Komplikationen ist besonders hoch bei der Verwendung von Kunststoffmaterialien. Deshalb sollte man noch mehr als bisher darauf achten, alloplastisches Material nur dann zu verwenden, wenn es sich nich vermeiden läßt. Eine Möglichkeit auf Fremdmaterialien zu verzichten, ist die Ringstripper-Desobliteration.

Thrombendarteriektomien sind seit der Einführung durch Dos Santos (5) im Jahre 1947 gängige Operationsverfahren und werden vor allen Dingen als offene Desobliteration zur Revaskularisation der supraaortalen Äste und der Arteria profunda femoris angewendet.

Die 1959 von de Bakey, Crawford, Cooley und Morris erstmals beschriebene Eversions-TEA erlebt zur Zeit eine Renaissance in der Behandlung von Karotisstenosen (3).

Die halbgeschlossene TEA in Form der Ringstripper-Desobliteration wurde erstmals 1953 von Barker und Cannon beschrieben, später von Vollmar modifiziert und in Europa eingeführt (2, 13).

Anfang der 70iger Jahre wurde sie im femoropoplitealen Bereich vom autologen Venenbypass verdrängt.

Auf die Technik der Ringstripper-Desobliteration möchten wir hier nicht eingehen. Wichtig ist eine intraoperative Kontrolle, entweder angiographisch oder angioskopisch.

Vorteile der Desobliteration sind nach Vollmar (14):

1. Der Patient behält seine eigene Arterie, die ihre Flexibilität behält.
2. Der eigentliche thromboplastische Wandanteil, die Intima, wird entfernt. Zurück bleibt eine thrombosefeindliche Außenschicht mit hoher fibrinolytischer Aktivität (hoher Plasminogenaktivator).
3. Durch Mitentfernung der Elastika interna kommt es zu einer zusätzlichen Weitstellung des ausgeschälten Gefäßes.

4. Die Intimaregeneration vollzieht sich schneller und vollständiger als im Prothesen-Bypass, aber langsamer als in der autologen Vene.
5. Geringe Infektionsgefahr.
6. Schonung der Vene für einen ACB.

Nachteile sind:

1. Fehlende autoptische Kontrolle.
2. Gelegentlich überschießende Intimaregeneration.

Obwohl die Ringstriper-Desobliteration so viele Vortele zu haben scheint, ist es erstaunlich, daß sie nicht häufiger angewendet wird.

In einer gutachterlichen Stellungnahme eines deutschen Ordinarius für Herz-, Gefäß- und Thoraxchirurgie konnten wir kürzlich lesen, daß die Ringstripper-Desobliteration im femoropoplitealen Bereich „Medizin-Geschichte" sei.

Auch in unserer Klinik sind Bypassverfahren die Rekonstruktionen der Wahl. Von 1310 arteriellen Rekonstruktionen der letzten 3 Jahre wurden neben 184 Prothesenrekonstruktionen im aortoiliakalen Bereich, 342 femoropopliteokruralen Bypassverfahren, 351 arteriellen Thrombembolektomien und 264 Karotiseingriffen zwar 165 offene Endarterieektomien mit Patchplastiken, vor allem Dingen an der Profunda durchgeführt, aber nur 22 Ringstripper-Desobliterationen, das heißt, in nur 1,6 % aller Fälle.

Beim Studium der Literatur der letzten 15 Jahren fiel auf, daß sehr wenig über Ringstripper-Desobliteration publiziert worden ist. Eine umfassende Übersicht findet sich bei von Somoggy im soeben erschienenen Buch von Maurer und Dörler, Gefäßchirurgie im Fortschritt (15). Dabei findet sich in einer Sammelstatistik der letzten 10 Jahre bei Thrombendarteriektomien der Beckenarterien eine 5Jahresdurchgängigkeitsrate von 61 % bis 100 % im Mittel von 88 % (6, 7, 8, 9, 11, 12, 18) [Tabelle 1].

Balzer und Carstensen berichteten 1982 über 1748 femoropopliteale Thrombendarteriektomien mit einer Offenheitsrate nach 48 Monaten von 68 % (1) [Tabelle 2].

Die Ergebnisse der TEA im Beckenarterienbereich sind ähnlich gut wie die Ergebnisse nach prothetischer Rekonstruktion. Im femoropoplitealen Bereich sind die Ergebnisse

Tabelle 1. Ergebnisse der Iliakal-TEA (Modifiziert nach v. Sommoggy, 15) (Offenheitsrate in %)

Autor	Jahr	n	Monate				
			12	24	36	48	60
Inahara T. et al.	1981	105	95	89	80	75	70
Koch G. et al.	1984	111	82	82	82	82	82
Roder O. C. et al.	1985	57					61
Lerwick E. R. et al.	1985	1192	94	89	85	80	78
Taylor L. M. et al.	1986	65	100	100	100	100	100
Nevelsteen A. et al.	1988	98					93
Widdershoven R. et al.	1989	111					99

Tabelle 2. Ergebnisse der femoro.-popl. TEO (Modifiziert nach v. Sommoggy, 15) (Offenheitsrate in %)

Autor	Jahr	n	Monate		
			36	48	60
Donders H. P. C. et al.	1980	142			44
Wagemann W. et al.	1981	218	73 (30 Monate)		
Balzer K. et al.	1982	1748		68	
Wagner W. et al.	1989	330	83	80	73

besser als nach femoropoplitealen Prothesenrekonstruktionen (1, 4 10, 16, 17). Nur der autologe Venenbypass hat nach Wagner (17) eine bessere Offenheitsrate nach 5 Jahren mit 84,6% gegenüber 73,4% bei der TEA. Eine Verbesserung der Ergebnisse bei der Ringstripper-Desobliteration kann nur erzielt werden, durch konsequente intraoperative Kontrollen, entweder angioskopisch oder durch Angiographie und mit einer konsequenten Behandlung mit Aggregationshemmern.

Wir alle kennen die Arbeiten von Bollinger und Brunner aus dem Jahre 1985 (3 b), wo in einer prospektiven Studie an 140 Patienten mit Thrombendarteriektomien im poplitealen Bereich die Offenheitsrate nach Gabe von Aspirin, Asasantin und Marcumar untersucht wurde.

Es fand sich eine 2-Jahresoffenheitsrate von 84% bei Aspiringabe, von 76% bei Asasantingabe und von 58% in der Marcumargruppe. Aus unseren Erfahrungen und dem Studium der Literatur halten wir folgende Indikation für eine Ringstripper-Desobliteration für gerechtfertigt:

Stenosen und Verschlüsse der Arteria iliaca, vor allen Dingen externa. Diese Region ist zwar heute die Domäne der PTA; es gibt aber langstreckige Verschlüsse und Stenosen, die nicht aufdilatierbar sind. Hier bietet sich als Alternative zum rekonstruktiven Verfahren mit alloplastischem Material die retrograde Ringstripper-Desobliterion an. Vor allen Dingen ist sie indiziert bei Risikopatienten, aber auch bei jüngeren Patienten, um Potenzstörungen zu vermeiden. Stenosen der Arteria femoralis-superficialis werden heute auch überwiegend durch PTA behandelt. Langstreckige Verschlüsse sind eigentlich die Domäne des Venenbypasses. Der femoropopliteale Prothesebypass hat deutlich schlechtere Ergebnisse als der Venenbypass mit einer 5-Jahres-Patency-Rate bei P-I-Rekonstruktionen von 50% und P-III-Rekonstruktionen von 31% (10). Daher halten wir hierbei eine Ringstripper-Desobliteration als alternatives Verfahren für indiziert. Hochgradige Stenosen der A. carotis communis in Kombination mit Internastenosen sind eine Indikation zur Ringstripper-Desobliteration. Neben der arteriellen Embolie und Thrombose, wobei der Ringstripper in Kombination mit dem Fogarty-Katheter relativ häufig eingesetzt wird, sind auch ältere Thrombosen der Vena iliaca eine Indikation zur Ringstripper-Desobliteration.

Dazu ein interessantes Beispiel:

Es handelt sich um einen 25jährigen Patienten, der vor 6 Jahren mit einer akuten isolierten Beckenvenenthrombose rechts zu uns kam. Er wurde venös thrombektomiert; dabei wurde unter Verwendung eines Ringstrippers älteres thrombotisches Material entfernt. Danach kam es zu einem guten Rückstrom. Unmittelbar postoperativ trat ein Rezidivverschluß auf. Die pathologisch-histologische Untersuchung des gewonnenen Thrombenmaterials ergab pleomorphe Zellen und den Verdacht auf ein Sarkom.

Ein draufhin durchgeführtes Computertomogramm zeigte einen 5 x 5 cm großen, in die rechten Beckenvene infiltrierenden Tumor. Daraufhin wurde eine Tumorexstirpation unter Mitnahme der Vena iliaca communis und externa sowie interna rechts durchgeführt, sowie eine nochmalige Trhombektomie. Eine venöse Rekonstruktion haben wir nicht durchgeführt.

Die histologische Untersuchung des Resektates ergab ein mittelgradig differenziertes Leiomyosarkom Grad II. Es erfolgten eine Radiotherapie und eine zytostatische Nachbehandlung. Vor 2 Jahren erfolgte die Entfernung zweier Lungenmetastasen, der Patient ist seither beschwerde- und rezidivfrei.

Die Frage, ob eine Ringstripper-Desobliteration heute noch gerechtfertigt ist, kann man mit ja beantworten. Auch wenn die PTA bei Stenosen der Beckenarterien zur Zeit die Methode der Wahl ist, gibt es doch nichtdilatierbare Stenosen und vor allen Dingen langstreckige Verschlüsse, vor allen Dingen in der Arteria iliaca externa, für deren Revaskularisierung die Ringstripper-Desobliteration eine echte Alternative zur prothetischen Rekonstruktion darstellt. Besonders wichtg ist diese Methode für Risikopatienten, aber auch für jüngere Patienten zur Vermeidung von Potenzstörungen.

Stenosen der Arterie femoralis-superficialis werden ebenfalls durch Dilatation behandelt. Langstreckige Verschlüsse sind die Domäne des autologen Venenbypasses. Bei Untauglichkeit oder nicht Vorhandensein der autologen Vena saphena magna stellt die Ringstripper-Desobliteraton eine echte Alternative mit wahrscheinlich besseren Ergebnissen zum Prothesenbypass dar. Ebenso sind Stenosen der Arteria carotis communis sowie ältere Thrombosen der Beckenvene eine Indikation für eine Ringstripper-Desobliteration.

Die Ergebnisse können durch intraoperative angioskopische oder angiographische Kontrollen und eine konsequente Nachbehandlung mit Aggregationshemmern wesentlich verbessert werden.

Literatur

1. Balzer K, Carstensen G (1982) Für und wider die Desobliteration der A. femoralis. Zbl. Chirurgie 107/16: 1028–1040
2. Barker WF, Cannon JA (1953) An evaluatioon of endarterectomy. Arch Surg 66: 488
3. De Bakey ME, Crawford ES, Colley DA, Morris GC (1959) Surgical considerations of occlusive disease of innominate, carotid, subclavianand vertebral arteries. Ann Surg 149: 1960
3b. Bollinger A, Brunner U (1985) Antiplatelet drugs improve the patency rates after femoro – popliteal endarterectomy. Vasa 14: 272–279
4. Donders HPC, Wijffels CCSM, Lobach HJC (1980) Semiclosed thrombendarterectomy of the femoro – popliteal artery J Cardiovasc Surg 21: 59–66
5. Dos Santos JC (1947) Sur la désobstruction des thromboses artérielles anciennes. Mém Acad Chir 73: 409
6. Inahara T, Scott CM (1981) Endarterectomy for segmental occlusive disease of the superficial femoral artery. Arch Surgery 116: 1547–1553
7. Koch G, Gutschi S, Pascher O et al (1988) Die dem Risiko angepaßte Beckenarterienrekonstruktion – Taktik und Technik. Angio archiv 16: 73–74
8. Lerwick ER (1985) Oscillating loop endarterectomy for peripheral vascular reconstruction. Surgery 97: 574–584
9. Nevelsteen A, Boeckxstaens C, Smet G et al (1988) Extensive aorto-ilio-femoral endarterectomy with Le Veen plaque cracker J Cardiovasc. Surg 29: 441–448
10. Raithel D (1990) Alloplastischer infragenualer Gefäßersatz – gegenwärtiger Stand. Z Herz-, Thorax-, Gefäßchir 4: 223–226

11. Roder OC, Eickhoff J, Jorgensen SJ (1985) Thromboendarterectomy vs aortic bifurcation graft for unilateral iliac artery atherosclerosis. Acta Chir Scand 151: 345–348
12. Taylor LM, Freimanis JE, Edwards JM et al (1986) Extraperitoneal iliac endarterectomy in the treatment of multilevel lower extremity arterial occlusive disease. Am J Surg 152: 34–39
13. Vollmar J, (1966) Ausschälplastik (Thromendarteriektomie) bei chronischen Arterienverschlüssen. actuelle chir 1: 91
14. Vollmar J (1982) Intramurale Desobliteration. In: Vollmar J (Hrsg) Rekonstruktive Chirurgie der Arterien Thieme, Stuttgart New York, S. 23–37
15. v. Sommoggy St, Thaller E, Dörrler I, Maurer PC (1991) Die halbgeschlossene Thrombendarteriektomie: Eine traditionelle Methode mit neuem Potential? In: Maurer PC, Dörrler J, v. Sommoggy St (Hrsg) Gefäßchirurgie im Fortschritt. Thieme, Stuttgart New York, S. 54–63
16. Wagemann W, Heinrich P, Hoffmann P (1981) Was kann die Thrombendarteriektomie bei der operativen Behandlung der chronischen arteriellen Verschlußkrankheit des femoro-poplitealen Gefäßabschnittes leisten? Zbl Chirurge 20: 1360–1368
17. Wagner W, Bartel M, Glausner G et al (1989) Langzeitergebnisse nach femoro-poplitealen Gefäßrekonstruktionen. Zbl Chirugie 114: 157–168
18. Widdershoven RMH, Le Veen HH (1989) Closed entarterectomy. Preferred operation for aortoiliac occlusive disease. Arch Surgery 124: 986–990

Anschrift des Verfassers:
Herrn P. D. Dr. med. K. J. Husfeldt
Diakonissen-Krankenhaus
Akadem. Lehrkrankenhaus der Univ. Freiburg
Chirurg. Abteilung
Postfach 510 140
7500 Karlsruhe 51

Intraoperative transluminale Katheterdilatation (ITA) unter DSA-Kontrolle

H. J. Schmid, D. Rühland, U. Augenstein

Chirurgische Klinik, Städtisches Krankenhaus Singen

Einleitung

Seit der Einführung der Katheterdilatation durch C. T. Dotter und M. P. Judkins in die Therapie arteriosklerotischer Gefäßveränderungen sind nahezu drei Jahrzehnte vergangen (4, 5). Modifiziert wurde diese Technik zehn Jahre später von A. Grüntzig und H. Hopff (9). In den letzten Jahren haben weitere interventionelle Techniken dazu geführt, daß die invasive Therapie arterieller Gefäßwandveränderungen nicht mehr alleine von Gefäßchirurgen, sondern von Ärzten unterschiedlicher Fachgebiete durchgeführt wird. Das heute etablierteste Verfahren stellt die perkutane transluminale Angioplastie (PTA) dar. Diese Methode wird von Radiologen, Angiologen und Kardiologen in erster Linie angewandt, oft in Kombination mit dem Lyseverfahren (2, 23). Dem gemeinsamen Ziel, die arterielle Gefäßstrombahn wieder zu eröffnen bzw. den arteriellen Blutfluß zu verbessern, dienen auch die neueren Verfahren wie Laserangioplastie, Gefäßfräse, Gefäßbohrer und Gefäßhobel (6, 11, 16–18, 20). Ungeachtet dieser Entwicklung arbeiteten die Gefäßchirurgen in Deutschland bis vor wenigen Jahren nahezu ausschließlich invasiv rekonstruktiv mit: Patchplastik, Endarteriektomie und Bypassverfahren. – Durch diese Fixierung an die eigenen Techniken resultiert allzu oft eine fachgebietsbezogene Überbewertung der eigenen Methoden und Therapieergebnisse mit der Folge einer nicht immer zu verantwortenden Indikationserweiterung.

Gerade die PTA wurde jedoch noch am häufigsten in Zusammenarbeit mit anderen Fachkollegen durchgeführt, ist es doch sinnvoll, prä- und postrekonstruktive Stenosen zu beseitigen, um so den gefäßchirurgischen Erfolg im Rahmen einer rekonstruktiven Maßnahme zu verbessern. Strukturbedingt war dies jedoch an vielen Kliniken nicht ohne weiteres möglich, außerdem war es zeitaufwendig. Darüber hinaus sind gewisse Bedenken bezüglich des Infektionsrisikos auch angebracht, wenn z. B. von der Femoralregion „perkutan" Beckenstenosen dilatiert und anschließend rekonstruktive Bypassverfahren durchgeführt werden. – Die Möglichkeit der intraoperativen transluminalen Angioplastie stellt eine wichtige Voraussetzung zur Optimierung gefäßchirurgischer Maßnahmen dar (13, 14, 21, 22). Bislang wurde die ITA durch unzureichende intraoperative röntgenapparative Möglichkeiten erschwert. So sind beispielsweise Übertischröhren mit Filmkassetten oder C-Bögen mit Standbildspeichern wegen des langwierigen Filmkassettenwechsels zur Dokumentation, aufgrund des hohen Kontrastmitteleinsatzes und wegen der Überlagerung knöcherner Strukturen für die röntgeninvasive Technik der intraoperativen Angioplastie nicht optimal geeignet (19).

Die Indikation zur intraoperativen transluminalen Katheterdilatation (ITA) unterscheidet sich naturgemäß kaum von der der PTA; möglicherweise kann die Indikation im ein oder anderen speziellen Falle noch erweitert werden, wenn z. B. bei Durchführung einer TEA der Karotisgabel zugleich eine Abgangsstenose der Arteria carotis communis links einer ITA zugeführt wird. Wie bei der PTA ist die ideale Gefäßläsion (Stenose) segmentär, konzentrisch und nicht zu hart verkalkt. Wir dilatieren in erster Linie kombinierte Stenosen der Becken- und Oberschenkeletage. Hierdurch wird nach Beseitigung der Beckenstenose durch ITA eine femoropopliteale oder femorokrurale Rekonstruktion erst sinnvoll, andererseits wird durch ITA der Arteria femoralis superficialis bei Durchführung einer Beckenrekonstruktion die eventuell sonst verbleibende Restklaudikation des Patienten gebessert bzw. beseitigt (13–15). Es ist sicher vom Einzelfall abhängig zu machen, ob auch periphere Stenosen der Arteria profunda femoris bei Rekonstruktion der Beckenetage und gleichzeitigem Verschluß der Arteria femoralis superficialis oder Stenosen im Unterschenkelbereich einer ITA zugeführt werden sollen (12). Sicher wird auch das Operationsergebnis einer Thrombektomie verbessert (siehe Abbildungen), wenn eine verbleibende Stenose einer ITA zugeführt wird; oft genug wird die Stenose erst durch eine intraoperative Kontrollangiographie nach durchgeführter Thrombektomie sichtbar (1, 3).

Methode

Die oben aufgeführten Probleme bezüglich einer ITA konnten durch die Entwicklung eines C-Bogens mit integrierter DSA-Technik gelöst werden (19). Wir verfügen im Operationssaal seit der zweiten Hälfte des Jahres 1989 über eine DSA-Anlage, integriert in einen C-Bogen (Typ Ziehm Exposcop CB 7D). Bezüglich der verwendeten Materialien verweisen wir auf die Standardliteratur über PTA, da sich diese für die ITA kaum unterscheiden (7, 10). Das Wirkungsprinzip der Katheterdilatation ist in der Arbeit von A. Glasmacher und M. Crone (8) übersichtlich dargestellt.

Vorteilhaft bei der ITA ist, daß sie am freigelegten Gefäß durchgeführt wird und somit die Traumatisierung durch „blinde" Perforationsversuche verringert wird. Die Erfordernisse an eine intraoperative Angiographie zeigt Tabelle 1, das Anforderungsprofil an eine mobile DSA-Anlage mit C-Bogen Tabelle 2.

Tabelle 1. Erfordernisse an eine intraoperative Angiographie

1. Schnelle Verfügbarkeit,
2. beliebig wiederholbar,
3. einfache Handhabung,
4. wenig Kontrastmittel,
5. ausreichende Bildqualität,
6. in allen Gefäßbereichen nutzbar,
7. Beurteilung morphologischer Aspekte,
8. Beurteilung funktioneller Aspekte.

Tabelle 2. Anforderungsprofil an eine mobile DSA mit C-Bogen

1. Vollwertige DSA-Funktion mit „windowing",
2. einfachste Bedienbarkeit („Einknopfbedienung"),
3. Echtzeitenverarbeitung,
4. großer BV-Durchmesser,
5. keine zusätzlichen Fahrwagen oder Installationen,
6. völlige Mobilität der Anlage mit Anschluß an 220 V,
7. Preisgestaltung im Rahmen eines C-Bogens.

Die Funktionen der DSA-Anlage zeigt Tabelle 3. Mit der „Maximum of Sequence"-Funktion (MSA) oder „Max − opacification" kann ein kleiner Kontrastmittelbolus von z. B. 2 bis 5 ml vom Computer so gespeichert werden, daß anschließend ein über Bildverstärker dargestellter Gefäßabschnitt mit optimalem Kontrast dargestellt und als Bild festgehalten werden kann. Optimale Voraussetzung für die ITA ist jedoch die „Roadmapping"-Funktion des Gerätes. Durch diese Technik wird es möglich, ein statisches DSA-Bild mit einem dynamischen Angiographiebild zu überlagern, also zur Deckung zu bringen; hierdurch kann der Dilatationskatheter sicher plaziert werden. Der Patient sollte hierfür kooperativ sein und das Bein bzw. den zu dilatierenden Körperabschnitt möglichst nicht bewegen, damit die Korrelation zur Matrize erhalten bleibt; gegebenenfalls empfiehlt sich für das „Roadmapping"-Verfahren eine entsprechende Sedierung. Der Dilatationserfolg wird durch erneute Kontrastmittelgabe kontrolliert. Möglich ist ferner eine Bildspeicherung (ca. 140 Speicherplätze) und somit eine Dokumentation einzelner Arbeitsschritte und des Operationsergebnisses. Weitere Funktionen der DSA-Anlage zeigt Tabelle 3.

Tabelle 3: Funktionen der DSA-Anlage

1. Normaler Durchleuchtungsbetrieb,
2. normaler DSA-Betrieb,
3. „Maximum of Sequence"-Funktion,
4. „Roadmapping" für Katheterverfahren,
5. „Zoom"
6. „windowing"
7. Wahl des Rauschunterdrückungsfaktors,
8. Speichern und Lesen gespeicherter Bilder,
9. Eingabe von Text.

Fallbeschreibung

Ein 50jähriger Diabetiker hat im Stadium IIb nach Fontaine links bereits wegen zusätzlicher Atheromatose der großen Gefäße einen femoropoplitealen Venenbypass erhalten. Der Blutzucker ist schwer einstellbar; der Patient kommt schließlich erneut stationär wegen Ruheschmerzen und einer beginnenden Gangrän der rechten Großzehe. Neben der Mikroangiopathie findet sich in der Arteria femoralis superficialis ein thromboembolischer/thrombotischer Verschluß, dessen Alter nicht genau festzustellen ist (Abb. 1) − Wir führen eine Thrombektomie durch, bei der wir nicht mehr eindeutig frisches „Material" entfernen können. Die intraoperative Kontrollangiographie zeigt zwei atheromatöse Engstellen (Abb. 2), die einer ITA zugeführt werden (Abb. 3, 4, 5). Abbildung 6 zeigt die intraoperative Kontrollangiographie nach durchgeführter Katheterdilatation. − Die Ruheschmerzen verschwinden, die Großzehe bleibt erhalten.

Nach erfolgter Thrombektomie wird das Gefäß idealerweise wieder verschlossen, um am blutdurchströmten Gefäß die Kontrollangiographie bzw. die ITA durchführen zu können. Das Gefäß wird je nach Lokalisation der Stenose ortograd oder retrograd punktiert, der Führungsdraht und der Dilatationskatheter werden unter Röntgenkontrolle mit dem „Roadmapping"-Verfahren plaziert. Die Dilatation führen wir mit einem verdünnten Kontrastmittel durch, da durch die hierdurch geringere Viskosität das Entleeren des Dilatationsballons erleichtert wird. Es empfiehlt sich eine systematische Heparinisierung mit z. B. 5 000 I. E. Liquemin. Die ITA kann vor oder nach der Rekonstruktion vorgenommen werden. Es empfiehlt sich jedoch, sie z. B. bei Beckenstenosen vor einer femoropoplitealen

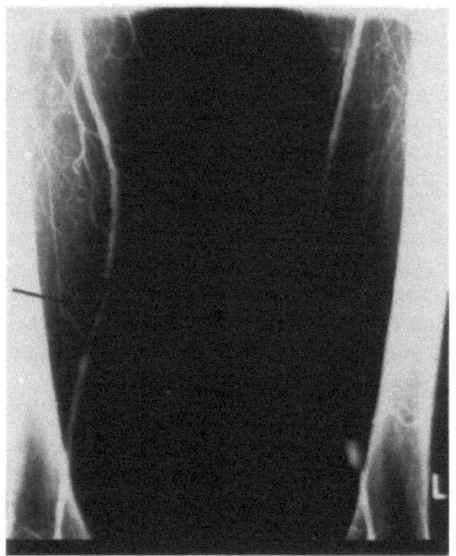

Abb. 1. Nicht mehr ganz frische Thrombose (Thrombembolie?) der Arteria femoralis superficialis rechts

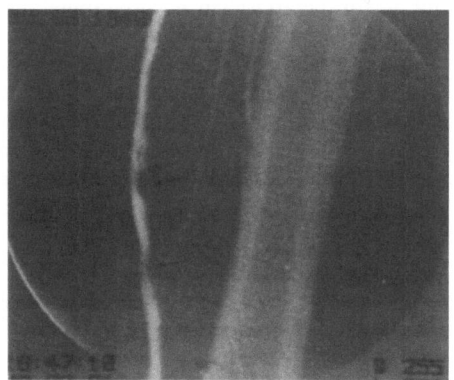

Abb. 2. Intraoperative Kontrolle nach Thrombektomie – verbleibende Stenosen der Arteria femoralis superficialis

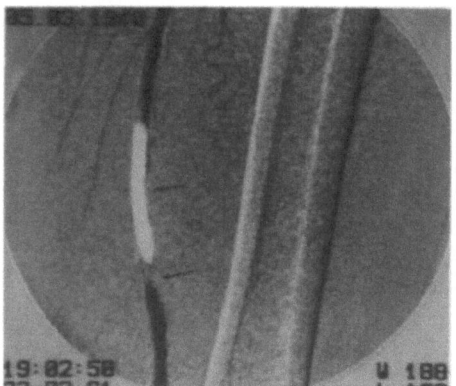

Abb. 3. ITA der oberen Stenose

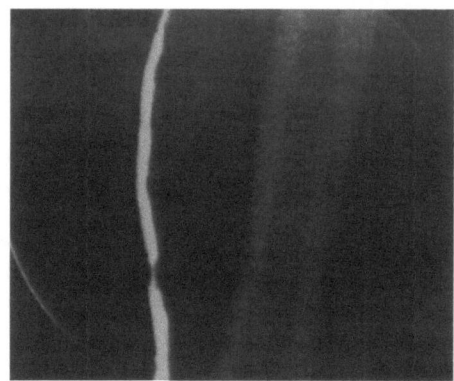

Abb. 4. Kontrolle

Rekonstruktion oder einer Patchplastik der Arteria profunda femoris durchzuführen. Die ITA nachgeschalteter Stenosen kann auch vom eröffneten Gefäß aus erfolgen. Hierbei muß dann aber eingebrachtes Kontrastmittel wegen des fehlenden Blutflusses mit Kochsalzlösung ausgespült werden, da sonst das „Roadmapping"Verfahren aufgrund der Kontrastmittelüberlagerung nicht mehr durchführbar ist, ebenso wie auch jede weitere kurzfristige Kontrollangiographie. Zu beachten ist ferner, daß nach erfolgter ITA dilatierte, für eine rekonstruktive Maßnahme auszuklemmende Gefäßabschnitte zur Vermeidung lokaler, wandhaftender Thrombosen mit heparinisiertem Kochsalz oder heparinisiertem Blut aufgefüllt werden.

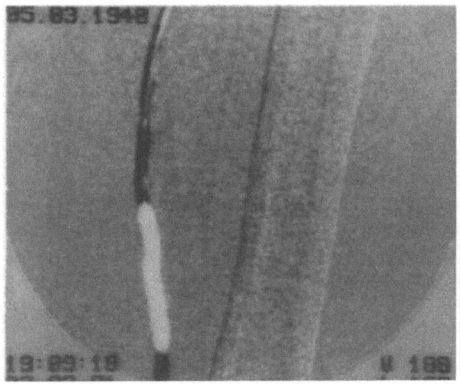 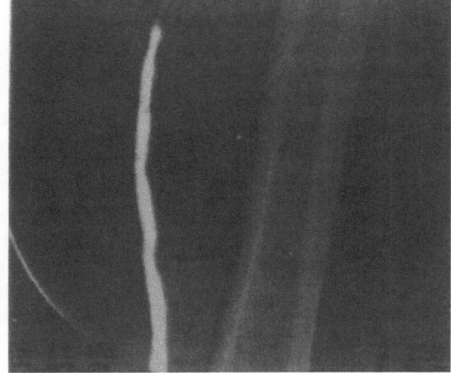

Abb. 5. ITA der unteren Stenose   Abb. 6. Intraoperative Abschlußkontrolle

Tabelle 4: Therapieerweiterung durch intraoperative DSA

1. Dilatation prä- und postrekonstruktiver Stenosen, (Roadmapping)
2. gezielte arterielle Embolektomie,
3. gezielte venöse Thrombektomie,
4. intraoperative Lyse,
5. halbgeschlossene Atherektomie (Gefäßfräse, Laser).

Zusammenfassung

Es wird das Funktionsprinzip einer mobilen DSA-Anlage – integriert mit einem C-Bogen – beschrieben, mit deren Hilfe die intraoperative transluminale Angioplastie (ITA) erleichtert wird. Hervorzuhebende Merkmale sind die „Maximum of Sequence"-Funktion (MSA) und die „Roadmapping"-Technik (RSA). Hierdurch wird das Therapiespektrum nicht nur erweitert (Tabelle 4), sondern auch optimiert.

Literatur

1. Ammar AD, Hutchinson SA (1987) Management of acute infrainguinal arterial thrombosis: Combined intraoperative balloon thrombectomy with balloon angioplasty: A preliminary report. Surgery 2: 176–180
2. Beck AH, Muhe A, Ostheim W, Weiss W, Hasler K (1989) Long-term Results of Percutaneous Transluminal Angioplasty: A Study of 4750 Dilatations and Local Lyses. Eur J Vasc Surg 3: 245–252
3. Chin AK, Tawes RL jr, Shannahan J, Zimmermann JJ, Shoor PM, Fogarty TJ (1989) Long-term results of intraoperative balloon dilatation. J Cardiovasc Surg 3: 454–458
4. Dotter CT, Judkins MP (1964) Transluminal treatment of arteriosclerotic obstruction. Description of a new technic and a preliminary report of its application. Circulation 30: 654–670
5. Dotter CT, Judkins MP (1965) Percutaneous transluminal treatment of arteriosclerotic obstruction. Radiology 84: 631–643
6. Duda SH, Wehrmann M, Haase KK, Huppert PE, Karsch KR, Claussen CD (1990) Excimer – Laser Angioplastie, Teil 1: Gewebeeffekte eines Ringkathetersystems an peripheren arteriellen Gefäßen. Rö Fo 152: 2
7. Friedmann G, Steinbrich W, Gross-Fengels W (1989) Angioplastie, Embolisation, Punktion, Drainagen – Interventionelle Methoden der Radiologie. Schnetztor, Konstanz

8. Glasmacher A, Crone M (1989) Perkutane transluminale Angioplastie. Zur Therapie des peripheren arteriellen Verschlußleidens. Chir Praxis 40: 499–511
9. Grüntzig A, Hopff H (1974) Perkutane Rekanalisation chronischer arterieller Verschlüsse mit einem neuen Dilatationskatheter. Modifikation der Dotter-Technik. Dt med Wschr 99: 2502–2505
10. Günther RW, Thelen M (1988) Interventionelle Radiologie. Georg Thieme, Stuttgart
11. Huppert PE, Duda SH, Haase KK, Karsch KR, Claussen CD (1990) Excimer – Laser Angioplastie, Teil 2: Erste klinische Erfahrungen bei peripherer arterieller Verschlußkrankheit. Rö Fo 152: 3
12. Kugel RD, Pereyra R (1986) Combined femorotibial bypass and distal intraoperative transluminal angioplasty. J Vasc Surg 5: 533–535
13. McMillan PJ, Collin J, Fletcher EWL (1988) Intraoperative transluminal balloon dilatation permits simpler safer reconstructive sugery. Clin Radiol 39: 91–93
14. Meijenhorst GCH, Linnebank F, Smit FW, Elk van PJ, Driessen LP (1986) Percutaneous Transluminal Angioplasty during Operation. Diagn Imag Clin Med 55: 266–269
15. Menges HW, Jaschke W, Trede M (1988) Percutaneous Transluminal Angioplasty: The Surgeon's Role: World J Surg 12: 788–797
16. Michaels JA (1990) Percutaneous arterial recanalization. Br J Surg 77: 373–379
17. Palmaz JC, Garcia OJ, Schatz RA, Rees CR, Roeren T, Richter GM, Noeldge G, Gardiner GA jr., Becker GJ, Walker C, Stagg J, Katzen BT, Dake MD, Paolini RM, McLean GK, Lammer J, Schwarten DE, Tio FO, Root HD, Rogers W (1990) Placement of Balloon – expandable Intraluminal Stents in Iliac Arteries: First 171 Procedures. Radiology 174: Part 2
18. Richter GM, Nöldge G, Frädrich G, Palmaz JC, Wenz W (1989) Die Behandlung eines akuten Beckenarterienverschlusses durch Katheterlyse, Katheterdilatation und Implantation einer neuartigen metallischen Gefäßendoprothese. Chirurg 60: 346–351
19. Stelzer G, Helmig L, Ehresmann U (1989) Die intraoperative DSA mit einem chirurgischen Bildverstärker. Grebenhainer Konzepte 2, Klinik Oberwald
20. Vorwerk D, Günther RW (1990) Mechanical Revascularization of Occluded Iliac Arteries with Use of Self-expandable Endoprostheses. Radiology
21. Weber G, Kiss T (1989) Intraoperative Balloon Angioplasty. Eur J Vasc Surg 3: 153–157
22. Wilms G, Nevelsteen A, Baert A, Suy R (1987) Intraoperative Angioplasty. Cardiovasc Intervent Radiol 10: 8–12
23. Zeitler E, Afeng G, Oldendorf M, Richter EI, Ritter W, Seyferth S (1989) Ergebnisse der perkutanen transluminalen Angioplastie. Herz 14: 22–28 (Nr. 1)

Anschrift des Verfassers:
Dr. H. J. Schmid
Städt. Krankenhaus Singen
Chir. Klinik
Virchowstraße 10
7700 Singen/Htwl.

Endovaskuläre Operationskontrolle mit Hilfe der Endoskopie

H. Weber, H. Loeprecht

I. Chirurgische Klinik, Zentralklinikum Augsburg

Einleitung

Unter den verschiedenen Möglichkeiten der intraoperativen Kontrolle nach gefäßrekonstruktiven Eingriffen nimmt die endoskopische, endovaskuläre Untersuchung noch eine Sonderstellung ein. Das am meisten praktizierte Kontrollverfahren ist die intraoperative Angiographie, neuerdings auch in DSA-Technik mit fahrbarer C-Bogeneinheit verfügbar. Sie erlaubt eine Beurteilung der Ausstrombahn, bei Bypasses auch die der Anastomosen und mit Einschränkungen auch der Einstrombahn. Durch die DSA-Technik ist weiterhin eine Bildnachbearbeitung mit Phasenoptimierungen möglich. Dem Vorteil der umfassenden statischen und dynamischen Dokumentation stehen als einzige Nachteile die Strahlenbelastung, die möglichen Nebenwirkungen des Kontrastmittels und der apparative Aufwand gegenüber. Weitere intraoperative Kontrollmöglichkeiten stellen die Ultraschalldopplersonographie, die elektromagnetische Fluß- und Druckmessung zur Widerstandsbestimmung und neuerdings die endovaskuläre Ultraschallsonde dar.

Methodik

Die technischen Aspekte der Gefäßendoskopie, von Vollmar 1969 entwickelt, sind von unserer Arbeitsgruppe bereits mehrfach dargestellt und veröffentlicht worden (7–9). Voraussetzung ist die Verfügbarkeit sterilisierbarer, geeignet kalibrierter Fiberskope, eine Lichtquelle und die Schaffung eines optisch durchsichtigen Mediums im zu untersuchenden Gefäßabschnitt. Dies gelingt durch temporäre Blutstromunterbrechung, entweder durch externe Gefäßabklemmung oder durch endoluminäre Ballonokklusion und die Infusion einer isotonischen, sterilen Elektrolytlösung. Die optische Befunderhebung geschieht entweder direkt durch das Okular des Gerätes oder unter Zwischenschaltung einer Video-Übertragungseinheit auf Monitor. Ein wesentlicher Bestandteil der Gefäßendoskopie ist die Spülvorrichtung. Die Spüllösung sollte unter definiertem Druck ohne Gefahr einer Luftembolie ins Untersuchungsfeld gebracht werden. Dabei lassen sich drei technische Varianten unterscheiden:
– intern (durch den Arbeits-/Spülkanal des Endoskops),
– koaxial (durch den „sideport" einer Schleuse),
– parallel (durch separaten Spülkatheter).

Die Insufflation geschieht dabei am kostengünstigsten mit einem Druckinfusionsset um einen Plastikinfusionsbeutel. In Entwicklung ist eine elektrische Rollerpumpe mit stufenlos über Fußschalter regulierbaren Flußmengen und gleichzeitiger Volumenanzeige. Die Menge der Spüllösung muß bei der Flüssigkeitsbilanz berücksichtigt werden.

Anwendungsbereiche

Was die Anwendungsmöglichkeiten betrifft, so sind zur endovaskulären Kontrolle im Rahmen gefäßchirurgischer Eingriffe alle operativ zugänglichen Gefäßregionen nach sämtlichen chirurgischen Techniken vorstellbar. Derzeit findet die Gefäßendoskopie in unserer Klinik vor allem bei
— aortoiliakalen TEAs,
— Prothesendesobliterationen,
— In-situ-Bypasses und der
— venösen Thrombektomie
Verwendung. Darüber hinaus ist sie jedoch bei der antegraden TEA der A. carotis interna, der Nierenarterie, zur Anastomosenkontrolle jedweder Lokalisation und zur Überprüfung interventioneller Techniken wie Ballondesobliteration, Dilatation und ablativer Techniken geeignet.

1. Gefäßendoskopie bei aortoiliakaler TEA

Von 1982 bis 1990 erfolgte bei 114 aortoiliakalen TEAs eine endoskopische Untersuchung. Dabei handelte es sich um 42 halbgeschlossene, transperitoneale Ausschälungen der Arteria iliaca communis sowie um 72 Desobliterationen der Arteria iliaca externa. Letztere erfolgten bei 45 Patienten ebenfalls in halbgeschlossener Technik über einen retroperitonealen Zugang sowie bei 27 Patienten retrograd von einer Leisteninzision aus. Die Qualität der Darstellung wurde bei allen Untersuchungen als zumindest zufriedenstellend klassifiziert. In 23 von 114 Fällen mußte das Operationskonzept wegen nicht entfernbarer Plaqueanteile im Sinne einer Bypassrekonstruktion abgewandelt werden, so daß nur 91 Eingriffe wie geplant als TEA beendet werden konnten. Bei den technisch mißlungenen Ausschälungen waren in 22 Fällen Desobliterationen der A. iliaca externa und nur in einem Fall die A. iliaca communis betroffen. Die 30-Tage-Verschlußrate nach endoskopisch kontrollierter TEA belief sich in unserer Serie auf 3,3 %.

2. Gefäßendoskopie bei femorokruralen Bypässen

Seit 1984 erfolgte mit der Verfügbarkeit kleinkalibriger Endoskope die Anwendung auch bei infrainguinalen Bypassrekonstruktionen. Dabei wurden zunächst in einer retrospektiven Untersuchung die Auswirkungen einer endoskopischen Lumenkontrolle auf die Durchgängigkeitsraten nach konventionellen Bypasses analysiert. Mit Übernahme der In-situ-Technik ab Mitte 1986 wurde die Endoskopie auch zur Kontrolle dieses Verfahrens eingesetzt.

Von den 220 Bypasses in konventioneller Technik wurden 155 intraoperativ nur angiographisch und 65 sowohl angiographisch als auch endoskopisch überprüft. Der distale Anschluß dieser Bypasses lag überwiegend im Bereich der proximalen Unterschenkelhälfte. Bezüglich Alter, klinischem Stadium, Risikoprofil, Art der Rekonstruktion sowie Lokalisation der distalen Anastomose fanden sich unter Anwendung statistischer Vergleichstests keine signifikanten Unterschiede zwischen beiden Gruppen. Nach Fertigstellung des distalen Bypassanschlusses wurde eine endoskopische Kontrolle des Transplantates und, wenn möglich, der Anastomose vorgenommen. Die angioskopische Untersuchung war unter 65 Bypasses zweimal wegen schlechter Sicht bei insuffizienter Spülung nicht beurteilbar und einmal wegen technischer Probleme nicht durchführbar. In den restlichen Fällen konnte der gesamte Bypass wie auch die distale Anastomose eingesehen werden. In 8 von 62 Untersuchungen ergaben sich korrekturbedürftige Befunde, dabei handelte es sich in drei Fällen um Plaquestenosen im Anastomosenbereich und fünfmal um Gerinnselansammlungen im Bypassverlauf. Trotz intraoperativer Korrektur ergab sich hinsichtlich des wichtigen frühpostoperativen Kurvenverlaufs der Life-table-Funktionsrate innerhalb der ersten sechs Monate ein zwar etwas günstigerer, jedoch nicht signifikant unterschiedlicher Befund. Eine prospektiv randomisierte Untersuchungsreihe mit größeren Zahlen, die sich nur über einen langen Zeitraum erbringen ließe, könnte eindeutigere Aussagen erlauben.

3. Endoskopie bei In-situ-Rekonstruktionen

Vom 1. 6. 1986 bis zum 31. 12. 1990 wurden von 110 In-situ-Bypasses 75 endoskopiert, wobei die Technik der Vollständigkeitsüberprüfung der Valvulotomie und die Seitenastortung mit der Kontrolle der distalen Anastomose, wenn möglich, kombiniert wurde. Beide Gruppen waren wiederum hinsichtlich ihrer Zusammensetzung vergleichbar. Insgesamt konnten 63 Bypasses in ganzer Länge eingesehen werden, wobei die Sicht bei sämtlichen Untersuchungen nicht zu beanstanden war. Von den ersten 20 derart kontrollierten In-situ-Bypasses wurde bei acht Patienten eine inkomplette Valvulotomie gefunden, bei den nachfolgenden 55 Eingriffen ergab sich nur mehr in sieben Fällen eine unzureichende Klappenzerstörung. Auffällige Befunde an der distalen Anastomose, die bei 20 Patienten inspiziert werden konnte, fanden sich nicht. Hinsichtlich der endoskopischen Seitenastlokalisation war bei acht von 63 Bypasses eine Nachbesserung nach röntgenologisch dargestellter AV-Fistel erforderlich. Beim Vergleich zwischen den beiden Gruppen zeigten sich in der endoskopierten Gruppe (n = 75) in den ersten sechs Monaten 20 Bypassverschlüsse, in der nichtendoskopierten Gruppe (n = 35) 15. Diese Unterschiede sind nicht statistisch signifikant (Chi-Quadrat Test: p = 2,89).

4. Endoskopie bei venöser Thrombektomie

Von insgesamt 189 endoskopisch überprüften venösen Thrombektomien wurden retrospektiv die Angioskopiebefunde von 120 Operationen der Jahre 1986–1990 ausgewertet. Bei 101 Patienten waren die Angaben vollständig. Die Thromboseausdehnung betraf in 50 Fällen drei Etagen, bei 24 Patienten lag ein Befall der Becken-Oberschenkeletage und bei 13 Patienten der Ober- und Unterschenkelvenen vor. In 14 Fällen war die Beckenvene isoliert verschlossen. Die endoskopischen Befunde beziehen sich bei Befall der Beckenachse (n = 88) nur auf die Kontrolle dieses Gefäßabschnittes, da die Vena femoralis bei dieser Konstellation nur bei möglicher kranio-kaudaler Passage des Gerätes von der Leistenincision aus ohne wesentliche Klappendestruktion untersucht wurde. Die Bildqualität wurde fünfmal im Bereich der Becken- und zweimal im Bereich der Oberschenkeletage als mangelhaft beschrieben oder war wegen technischer Probleme nicht durchführbar. Von 83 auswertbaren Thrombektomien der Beckenvene wurden bei der endoskopischen Überprüfung lediglich 42 als primär vollständig ausgeräumt eingestuft. Bei 41 wurden relevante Restgerinnsel nachgewiesen, die bei 32 Patienten durch weitere Manöver ganz (n = 12) oder weitgehend (n = 20) entfernt werden konnten. In neun Fällen mußten wesentliche Thrombenreste zurückgelassen werden, die wegen beginnender Organisation nicht mehr abstreifbar waren. Bei sechs Patienten konnte als Ursache der Thrombose ein venöser Sporn nachgewiesen werden. Von elf beurteilbaren Ballonthrombektomien der Vena femoralis waren sechs primär komplett. Verbliebene Gerinnsel konnten bei vier Patienten partiell entfernt werden, und nur in einem Fall waren die weiteren Desobliterationsversuche frustran.

Diskussion

Seit 1982 ist die Gefäßendoskopie nach arteriellen und venösen Eingriffen in unserer Klinik zu einem wertvollen Kontrollverfahren geworden. Bezüglich der Anwendbarkeit konnte mit der von uns beschriebenen Technik bei aortoiliakalen Thrombendarteriektomien immer und bei venösen Thrombektomien zu 94% eine klare Sicht erreicht werden, wobei in allen diesen Fällen die gesamte desobliterierte Gefäßstrecke eingesehen werden konnte. Von 140 ausgewerteten Endoskopien im infrainguinalen Bereich war lediglich bei zwei Patienten keine ausreichende Bildqualität zu erreichen. Allerdings konnte trotz guter Sicht von 75 In-situ-Bypasses nur in 63 Fällen die gesamte Bypasslänge überprüft werden. Ursache hierfür war, daß uns in der Anfangsphase wegen fehlender kleinkalibriger Endoskope die Möglichkeit der Passage durch dünnkalibrige Venen nicht möglich war. Gefäßschäden, die direkt mit der Endoskopie zusammenhingen, haben wir nur in einem Fall beobachtet. Eine subtile, gefühlvolle Manipulation ist unbedingte Voraussetzung zur Prophylaxe von Endothelschäden. Das Gerät darf nur unter ausreichender Spülung im Zentrum des Lumens unter Sicht und vorsichtigen rotierenden Bewegungen vorgeschoben werden. Bei Wandkontakt bzw. Kaliberdiskrepanz muß die Untersuchung abgebrochen werden. Auch der Spüldruck muß, um Distensionen vorzubeugen, auf 200 mm HG begrenzt werden. Hashizume hat die durch die Angioskopie verursachte Intimaläsion an einem Modell studiert und als passager eingestuft (4).

Obwohl wir keine Vergleichszahlen vorlegen können, ergibt sich durch den intraoperativen Einsatz der Gefäßendoskopie nach unserem Eindruck kein vermehrtes Infektrisiko. Zwar stellen die Anschlüsse an den Schnittstellen zum Sterilbereich ebenso wie der mögliche Kontakt mit dem Okular aus hygienischer Sicht eine Schwachstelle dar, dies ist bei disziplinärtem Arbeiten jedoch zu vernachlässigen.

Die Korrekturkonsequenzen durch die angioskopischen Zusatzinformationen sind dagegen von entscheidender Bedeutung. Von 72 Thrombendarteriektomien, die vorwiegend die Arteria iliaca externa betrafen, erfolgte bei 22 wegen inkompletter Desobliteration die Abänderung der Operationstaktik in ein Bypassverfahren. Somit war dieses Gefäß problematischer zu endarteriektomieren als die Arteria iliaca communis, bei der die Ringausschälung nur in einem Fall unzureichend verlief.

Insgesamt korrelieren unsere Erfahrungen bei der TEA mit denen der Arbeitsgruppe von Vollmar, die ebenfalls in etwa 20% eine inkomplette Desobliteration fanden. Sicher ist die TEA in Verbindung mit der angioskopischen Vollständigkeitskontrolle und mit der konsequenten, befundbezogenen Indikation zum Bypass.

Die Befunde, die bei der Angioskopie femorokruraler Bypasses erhoben wurden, sind derzeit noch nicht abschließend zu beurteilen. Obwohl bei 65 konventionellen infrainguinalen Rekonstruktionen in acht Fällen eine Korrektur erfolgte, zeigte sich im Vergleich mit der nichtendoskopierten Kontrollgruppe keine Verbesserung der Funktionsrate. Möglicherweise wurden Befunde durch die Vergrößerung der endoskopischen Abbildung überschätzt, was auch von anderen Autoren beobachtet wurde (6). Aus diesen Gründen haben wir die generelle angioskopische Überprüfung von Bypasses mit Vene in konventioneller Technik oder aus alloplastischem Material aufgegeben, weil wir mit zunehmender Erfahrung keine Verbesserung der Resultate mehr erwarten. Grundsätzlich muß aber festgestellt werden, daß die Gefäßendoskopie der Angiographie bei der Erkennung von endoluminären Details überlegen ist, da nur vier der diagnostizierten, korrigierten Veränderungen auch angiographisch dokumentiert worden waren. Dagegen war die Angiographie prinzipiell in der Beurteilung der Ausstrombahn überlegen, da mit den derzeit zur Verfügung stehenden Geräten eine Intubation kruraler Arterien nicht möglich ist und distal der Anastomose gelegene Wandschäden, wie z. B. ein Klemmschaden, nicht sicher zu beurteilen sind. Die Wertigkeit beider Verfahren ist somit additiv anzusetzen.

Bei der In-situ-Technik fanden wir in einer ersten Serie wie Grundfest (3) zu 40% eine inkomplette Valvulotomie, wobei wir diese hohe Rate auf unsere anfänglich mangelnde Erfahrung mit der Technik zurückführen. Im weiteren Verlauf konnte die Quote auf 12,5% gesenkt werden, eine Rate, die auch in mehreren Studien bei unauffälliger Angiographie vorkommen dürfte (5). Diese relevanten Klappenreste können somit nur endoskopisch sicher erkannt und beseitigt werden und helfen dadurch Revisionen vermeiden, die in einer Untersuchung von Bandyk (1) für 26% der Früh- und 27% der Spätrevisionen verantwortlich waren. Dessen ungeachtet errreichten wir aber durch die endoskopische Kontrolle der In-situ-Bypasses keine signifikante Senkung der Verschlußrate in den ersten sechs Monaten im Vergleich zu einer nichtendoskopierten Kontrollgruppe. Trotzdem setzen wir im Moment die endoskopische Kontrolle im Rahmen der In-situ-Technik fort, weil wir wie andere Autoren die Kontrolle der Valvulotomie sowie die Ortung der Seitenäste als nützlich erachten. Wie auch bei der konventionellen Bypasstechnik verzichten wir jedoch nicht auf die gleichzeitige Angiographie, die in 10% der Fälle noch übersehene AV-Fisteln aufzeigt und die Ausstrombahn darstellt.

Nach venöser Thrombektomie der iliofemoralen Phlebothrombose erwies sich trotz freier Ballonkatheterpassage und guter Rückblutung bei der ersten endoskopischen Kontrolle nur knapp die Hälfte aller Fälle als vollständig desobliteriert. Erst durch zusätzliche Manöver, gelegentlich unter Einsatz des Ringstrippers mit dem besseren Abstreifeffekt, konnte bei weiteren 36 Patienten eine akzeptable Ausräumung der Gerinnsel erreicht werden. Wir sind der Meinung, daß nur mit Hilfe der Angioskopie bei der venösen Thrombektomie bei etwa 80% der Patienten eine effiziente Desobliteration zu erzielen ist. Weitere Vorteile liegen in der sicheren Plazierung und Kontrolle des zentralen Okklusionsballons und der Diagnose eines Venensporns bzw. chronischer Obliterationen, die eine Indikation zum Cross-over-Bypass ergeben können.

Zusammenfassung

Zusammenfassend ergibt sich aus unserer Erfahrung mit der Gefäßendoskopie folgende Bewertung:
1. Die Angioskopie stellt ein gut anwendbares diagnostisches Kontrollverfahren bei Gefäßrekonstruktionen dar.
2. Eine durch die Angioskopie erkennbare Morbidität ist nicht gegeben.
3. Aufgrund der mit dieser Methode erreichbaren Information wird sie zur Standard-Qualitätskontrolle bei Ausschälplastiken und venösen Thrombektomien.
4. Auch wenn die endoskopische Überprüfung konventioneller femoropoplitealer und -kruraler Rekonstruktionen nach unseren Erfahrungen keine Verbesserung der Ergebnisse bringt, kann sie zu Schulungszwecken empfohlen werden.
5. Dem fehlenden Nutzen bei konventionellen Bypassoperationen steht im Zusammenhang mit der In-situ-Technik der Vorteil der Minimalfreilegung der Vene gegenüber.

6. Als intraoperatives Verfahren ist die Gefäßendoskopie ein zusätzliches, wertvolles Hilfsmittel neben anderen Qualitätskontrollen.

Literatur

1. Bandyk DF, Kaebnick HW, Stewart GW, Towne JB (1987) Durability of the in situ saphenous vein arterial bypass: a comparison of primary and secondary patency. J Vasc Surg 5: 256–68
2. Fleisher HL, Thompson BW, McCowan TC (1986) Angioscopillay monitored saphenous vein valvulotomy. J Vasc Surg 4: 360–64
3. Grundfest WS, Litvack F, Glick D (1988) Intraoperative decisions based on angioscopy in peripheral vascular surgery. Circulation 78 (Suppl I): 13–17
4. Hashizume M, Yang Y, Galt S (1987) Intimal response of saphenous vein to intraluminal trauma by simulated angioscopic insertion. J. Vasc Surg 5: 862–68
5. Levine AW, Bandyk DF, Bonier PH, Towne JB (1987) Lessions learned in adopting the in situ saphenous vein bypass. J Vasc Surg 2: 145–53
6. Olcott C (1989) Angioscopic inspection of an anastomosis: Indications and technique. In: Moore WS, Ahn SS (eds) Endovascular Surgery. Saunders, Philadelphia, pp 50–54
7. Weber H, Loeprecht H, Woelfle KD, Zinkl K, Jakob R (1991) Praktischer Wert der Gefäßendoskopie – lohnt sich der Aufwand? In: Maurer PC (ed) Gefäßchirurgie im Fortschritt. Thieme, Stuttgart, S 34–44
8. Woelfle KD, Loeprecht H, Weber H, Zinkl K (1988) Intraoperative assessmentof in situ saphenous vein bypass grafts by vascular endoscopy. Eur J Vasc Surg 2: 257–262
9. Woelfle KD, Bruijnen H, Ziegel N, Weber H, Jakob R, Tcantilas D, Loeprecht H (1991) Technique and results of vascular endoscopy in arterial and venous reconstructions. Ann Vasc Surg in print

Anschrift des Verfassers:
Dr. med. H. Weber
I. Chir. Klinik
Zentralklinikum
Stenglinstr. 2
8900 Augsburg

Perspektiven in der Gefäßendoskopie

Chirurgische Klinik, Klinikum Mannheim der Universität Heidelberg

L. W. Storz, D. Lorenz, J. Winter

Einführung

Die technischen Entwicklungen der letzten Jahre,
- die Fiberskope mit hoher Auflösung und
- die miniaturisierten Videosysteme mit Dokumentation (Tabelle 1)

einerseits und das gesamte „Waffenarsenal" dessen, was Wesley Moore (2) als „endovaskuläre Chirurgie" bezeichnet, andererseits:
- die Ballonangioplastie,
- die mechanische Atherektomie und
- die thermische Abtragung mit Laser oder Hot-wire

lassen die Frage nach Perspektiven für die Angioskopie aufkommen.

Tabelle 1. Derzeitiger Entwicklungsstand der Angioskopie

- Dünne Fiberskope mit hoher Auflösung
  - steuerbar: 4 mm
  - nicht steuerbar: 2,5 bis 3 mm
  - ohne Arbeits-/Spülkanal: 0,7 bis 1 mm
- Miniaturisierte CCD-Kamera mit Dokumentation
  - 1-Chip-Systeme
  - 3-Chip-Systeme

Dieser haftete bislang der Mangel an, daß sie auf den rein diagnostischen Einsatz begrenzt war: Wurde eine Dissektion gesichert, so konnte endoskopisch nicht interveniert werden. Die perkutan oder von einer Arteriotomie aus applizierten Angioplastiesonden werden bislang fast „blind" in Position gebracht. Auch ein „smarter" Laser kann „vom rechten Weg" abweichen.

Die Idee des endoskopischen Operierens im Herz-Kreislaufsystem ist nicht neu: Ein mit einem Valvulotom armiertes Kardioskop wurde von Rhea und Walker bereits 1913 – allerdings ohne Erfolg – eingesetzt (Abb. 1).

In der rekonstruktiven Gefäßchirurgie unter Einbeziehung der Koronarien wurden die ersten erfolgreichen Versuche erst in den 60er Jahren dieses Jahrhunderts unternommen. Die Therapieversager der Ringdesobliteration und der Bypasschirurgie führten zu der von Vollmar standardisierten Gefäßendoskopie (3, 4). Die Tatsache, daß sich dieses Verfahren in den nachfolgenden Jahren nur zögern ausgebreitet hat, muß den technischen Mängeln zugeschrieben werden: Starre Geräte brachten zwar Bilder von hoher Qualität hervor, waren jedoch unhandlich und damit in ihrem Einsatz begrenzt. Flexible Endoskope liefer-

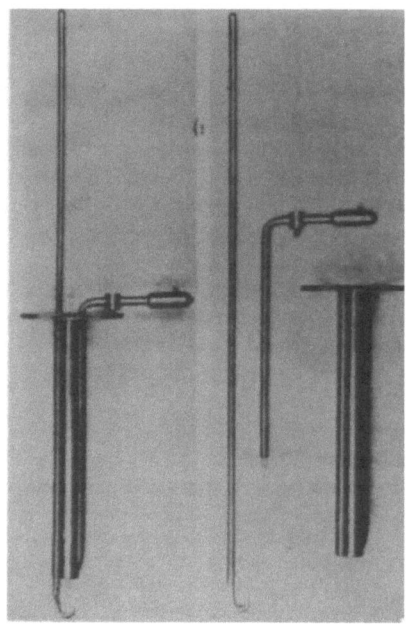

Abb. 1. Rhea-Walker-Kardioskop aus dem Jahr 1913

ten auch bei einem Durchmesser von 6 bis 7 mm unbefriedigende Bilder. Außerdem waren Untersucher und Kamerasysteme – ebenso wie die initial verwendeten offenen Spülsysteme – eine gefährliche Lücke in der „Sterilitätskette".

„Operative" Angioskopie

An ein „operatives" Angioskop sind heute eine Reihe von technischen Anforderungen zu stellen, die industriell bis dato nur zum Teil erfüllt sind (Tabelle 2):
- hohe Auflösung bei einem Durchmesser des Gerätes von nicht mehr als 3 bis 4 mm;
- Steuerbarkeit in einer Ebene;
- neben einem Spülkanal müssen ein oder zwei Arbeitskanäle vorhanden sein, durch die wahlweise instrumentiert oder abgesaugt werden kann;
- der Blickwinkel der Optik könnte den jeweiligen Arbeitsbedingungen angepaßt sein.

Was die Ausrüstung betrifft, so sind farbtreue und hochauflösende CCD-Systeme bereits vorhanden. Die Leistung dieser Kameras wurde durch die 3-Chip-Technik gestei-

Tabelle 2. „Operative" Angioskopie: Anforderungen an das Endoskop

- Steuerbarkeit bei kleinem Durchmesser
- Mehrkanal-Angioskop
  - Spülkanal
  - Arbeitskanal
  - Absaugung
- Optik mit verschiedenen Blickwinkeln

gert, so daß mit geringerer Lichtleistung und damit geringerer Wärmeentwicklung im Endoskop gearbeitet werden kann. Das Dokumentationssystem kann vom voluminösen U-matic-Band auf das kleinformatige S-VHS-System umgestellt werden.

Druck- und flußsteuerbare Perfusionspumpen stellen eine wertvolle Ergänzung dar, sind jedoch bislang noch nicht zwingend.

Die digitale Angioskopie nach Chin, d. h. die Speicherung und Verarbeitung der bei wiederholten kurzen Perfusionsschüben gewonnenen Bilder, erlaubt eine Reduktion der Kochsalzperfusion und auch der für die Endoskopie nötigen Zeit der Blutstromunterbrechung. Dies scheint bei der Koronaroskopie ebenso wie bei der Venoskopie wertvoll zu sein.

Welche Möglichkeiten einer operativen Angioskopie gibt es, welche sind wünschenswert?

1. Die von White 1988 vorgestellte Thromboembolektomie unter angioskopischer Kontrolle stellt im Arteriensystem das Äquivalent zur 1969 von Vollmar beschriebenen Venoskopie nach Thrombektomie dar. Im Gegensatz zu dieser kann jedoch heute mit kleinkalibrigen Instrumenten der Weg des Ballons und die Qualität der Desobliteration fortlaufend überprüft werden.
Gerade bei der Spätembolektomie und der Korrektur von Bypassverschlüssen bietet dieses Verfahren entscheidende Vorteile. Mit Geräten von unter 1 mm Durchmesser gelangt man weit in die Peripherie.
2. Die offene transluminale Angioplastie birgt ebenso wie die PTA die Gefahr der Dissektion in sich. Der Röntgenmonitor zeigt dies nicht immer bei der uniplanen Durchleuchtung. Ein parallel eingeführtes Angioskop erlaubt die korrekte Plazierung des Ballons. Die abschließende dreidimensionale Kontrolle durch das Endoskop führt nicht selten zur offenen Nachkorrektur.
3. Mechanische und thermische Rekanalisierungsverfahren wie
   – Rotationsangioplastie und
   – Laserangioplastie
   konnten sich nicht zuletzt auch wegen der immer drohenden Perforation und dem mitunter unsicheren Resultat nicht voll durchsetzen. Es wäre denkbar, daß unter angioskopischer Sicht Verschlüsse und Stenosen kleinkalibriger Arterien gefahrlos zu beseitigen sind. Hierfür speziell konfektionierte Instrumente gibt es bislang leider nur für die Laserangioplastie (Tabelle 3).

Tabelle 3. „Operative" Angioskopie: Anwendungsmöglichkeiten

– Angioskopisch kontrollierte Thromboembolektomie
– Offene Ballonangioplastie unter optischer Kontrolle
– Mechanische/thermische Atherektomie unter endoskopischer Steuerung

4. Die seit drei Jahren klinisch einsetzbare intravaskuläre Rotationssonographie wäre dann eine wertvolle Ergänzung, wenn der Schallkopf in einen Angioplastiekatheter integriert wäre und die Position des Ballons und das Ergebnis der Dilatation überprüft werden könnte. Die Kombination Sonographie – Angioskopie bietet keine erkennbaren Vorteile.

5. Eine wertvolle Hilfe ist das Angioskop beim In-situ-Bypass. Die Qualität der Valvulotomie kann direkt überprüft werden, afferente und efferente Seitenäste sind sicher zu lokalisieren. Ob man das Endoskop mit einem Valvolotom komibiniert, wie beim Fogarty-Chin-Gerät, oder ob lediglich die Klappenpassage eines Einmalstrippers beobachtet wird, ist ohne Bedeutung.
6. Wünschenswert wäre die Möglichkeit des endovaskulären Operierens mit Zangen, Scheren oder mechanischen Atherektomiesystemen. Abgeprengte Intimalefzen nach TEA oder Bypass lassen sich dann ohne Eröffnung des Gefäßes entfernen, postphlebitische Veränderungen im Transplantat können durchtrennt werden (Abb. 2).

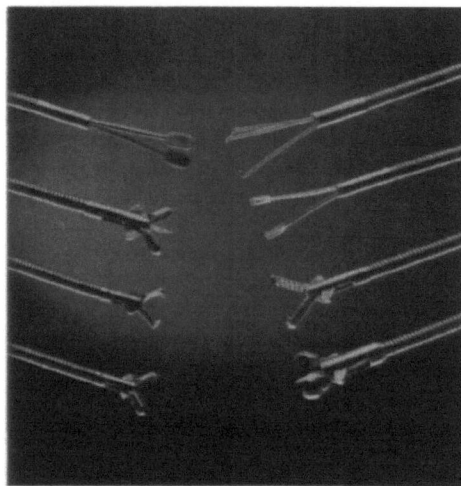

Abb. 2. Mikroinstrumentarium für endoskopisches Operieren (Herst. Fa. Karl Storz)

Fazit

Das Angioskop als rein diagnostisches Instrument läßt die Frage „toy od tool?" nicht unberechtigt erscheinen. Das Potential eines solchen Gerätes ist damit jedoch nicht erschöpft. Mehrkanalige, steuerbare Geräte sind sicher geeignet, auch im Gefäßsystem minimal invasives Operieren zu ermöglichen. Die Frage „Ersatz für den Gefäßchirurgen?" – etwa in Analogie zur interventionellen Radiologie – stellt sich nicht. Der Zugangsweg und auch mögliche Gefahren dieser Methode zwingen zum Einsatz im Operationssaal. Der Schlüssel zum Erfolg liegt einmal mehr in der richtigen Indikation und in der Fähigkeit, auftretende Probleme nötigenfalls mit den Mitteln der rekonstruktiven Gefäßchirurgie zu meistern.

Literatur

1. Cutler EC, Levine SA, Bech CS (1924): The surgical treatment of mitral stenosis: Experimental and clinical studies. Arch Surg 9: 689–821
2. Moore WS, Ahn SS (1988): Endovascular Surgery. Saunders, Philadelphia

3. Vollmar JF (1989): Die Gefäßendoskopie – ein neuer Weg der intraoperativen Gefäßdiagnostik. Endoscopy 1: 141
4. Vollmar JF, Storz LW (1974): Vascular endoscopy: Possibilities and limits of its clinical application. Surg Clin North Am 54: 111–122

Anschrift des Verfassers:
Priv.-Doz. Dr. med. L. W. Storz
Oberarzt der Chirurgischen Klinik
Klinikum Mannheim der Universität Heidelberg
Theodor-Kutzer-Ufer
6800 Mannheim 1

Viszerale und renale Rekonstruktionen

Viszeralarterien-Aneurysmen

H. Erasmi, M. Walter, R. Schmidt

Chirurgische Universitäts-Klinik und Poliklinik Köln-Lindenthal
(Direktor: Prof. Dr. Dr. H. Pichlmaier)

Einleitung

Aneurysmen der Viszeralarterien sind selten. Bis 1950 lagen fast nur Fallberichte von perforierten Aneurysmen vor. Der häufig katastrophale Ausgang des Rupturereignisses bestimmte die Meinung über die Gefährlichkeit dieser Aneurysmen; zunehmend werden nun jedoch auch Aneurysmen im asymptomatischen Stadium als Zufallsbefund bei nichtinvasiven diagnostischen Verfahren entdeckt, und es hat sich gezeigt, daß die Rupturgefahr — je nach Lokalisation — offensichtlich unterschiedlich ist. Unterschiedlich ist aber auch die Ätiologie der Aneurysmen. Sie können auf dem Boden der fibromuskulären Dysplasie, hormoneller Einflüsse, mykotischer Embolisationen und lokaler Entzündungsprozesse, bei Periarteriitis nodosa, aber auch bei Arteriosklerose entstehen. Der ursächliche Entstehungsmechanismus ist jedoch immer noch nicht geklärt. Gemeinsam ist ihnen, daß sie meist keine oder nur sehr unbestimmte abdominelle Symptome bieten, bis sie plötzlich rupturieren können.

Die Inzidenz der Viszeralarterien-Aneurysmen

Wie sollen nun diese Viszeralarterien-Aneurysmen behandelt werden? Während die chirurgische Therapie der Aneurysmen anderer Lokalisation weitgehend standardisiert ist, existieren für die viszeralen Aneurysmen solche allgemein akzeptierten Richtlinien nicht. Dies überrascht nicht, da große klinische Serien fehlen (Tabelle 1). Aneurysmen der Arteria lienalis werden zwar am häufigsten gefunden, Aneurysmen der Arteria mesenterica inferior jedoch waren bis 1970 völlig unbekannt (10). Erst 1982 berichtete McNamara über vier publizierte Fälle (23). Bei einer so geringen Inzidenz von Viszeralarterien-Aneurysmen ist auch die Erfahrung der einzelnen Autoren mit solchen Veränderungen zwangsläufig

Tabelle 1. Lokalisation und Anzahl von Viszeralarterien-Aneurysmen (Literatur-Übersicht)

	Autor		n
A. gastrica sinistra	Deterling	1971 (10)	25
A. gastroduodenalis	Seithi	1978 (29)	10
A. pancreaticoduodenalis	Ho	1979 (17)	25
A. gastroepiploica	Hatano	1980 (15)	9
A. mesenterica inferior	McNamara	1982 (23)	4
A. lienalis	Mayefsky	1982 (22)	900
A. hepatica	Iseki	1983 (18)	300
Truncus coeliacus	Herzler	1987 (16)	80
A. mesenterica superior	Hans	1977 (14)	100

Tabelle 2. Anzahl von Viszeralarterien-Aneurysmen pro Autor

Autor	n	Zeitraum (Jahre)
v. Berge Henegouwen 1980 (38)	28	20
Busutill 1980 (6)	21	22
Brown 1983 (5)	18	9
Smith 1989 (30)	32	13
Eig. Pat.-gut 1991	14	10

beschränkt (Tabelle 2). Alle aufgeführten Zahlen beziehen sich auf klinisch manifest gewordene Aneurysmen. Die wirkliche Inzidenz jedoch ist ungewiß und kann letztlich nur geschätzt werden. Am Beispiel der Aneurysmen der Arteria lienalis läßt sich zeigen, welche Bedeutung die Selektion für das Einschätzen der Inzidenzhäufigkeit hat. So betrug die Inzidenz in einem unselektionierten Sektionsgut 0,098 %. Betraf das Sektionsgut aber nur ältere Verstorbene, so stieg die Inzidenz auf 10,4 % (4, 26). Bei unselektionierten Angiographien dagegen erreichte die Inzidenzhäufigkeit 0,78 % (32). Ähnliches läßt sich für die Aneurysmen der Arteria renalis aufzeigen: Bei 100 000 unselektionierten Autopsien fanden sich nur 0,012 % Aneurysmen der Arteria renalis (1). Dagegen zeigten nach unterschiedlichen Krankheiten selektionierte Angiographien eine Aneurysmahäufigkeit von 0,7 bis 9,7 % (11, 35, 36, 39). Diese Zahlenbeispiele machen recht deutlich, daß die wirkliche Inzidenz der viszeralen Aneurysmen unbekannt ist und damit auch ihre Rupturgefahr nur annähernd geschätzt werden kann.

Die Rupturfrequenz der Milzarterien-Aneurysmen wird mit 2 bis 10 % als nicht allzu hoch beurteilt, steigt aber in der Schwangerschaft auf 25 bis 45 % (24, 28, 32, 37). Die auch heute noch große Gefährdung von Aneurysmaträgerinnen in der Schwangerschaft wird durch die Untersuchung von Richardson (27) unterstrichen, der im Zeitraum von 1967 bis 1982 in Wales und England 24 Todesfälle von Schwangeren durch Ruptur intraabdomineller Aneurysmen verzeichnete; darunter fanden sich 10 Milzarterien-Aneurysmen.

Da die Rupturfrequenz letztlich nicht bekannt ist, neigen einige Autoren zu der Empfehlung, alle Viszeralarterien-Aneurysmen, also auch asymptomatische, zu operieren (38).

Genese, Symptome und Behandlung der Viszeralarterien-Aneurysmen sind unterschiedlich; daher scheint es sinnvoll, die Aneurysmen entsprechend ihrer Lokalisation einzeln zu besprechen.

Das Aneurysma der Arteria lienalis

Aneurysmen der Arteria lienalis sind mit einer angenommenen Inzidenz von 0,78 % die häufigsten (32). Ätiologisch werden hormonelle Einflüsse in der Schwangerschaft, Mediadegeneration, portale Hypertonie, Arteriosklerose, chronisch entzündliche Prozesse — wie etwa die Pankreatitis — und auch Traumen angeschuldigt. Welche Rolle die Schwangerschaft für die Aneurysmabildung und die Ruptur spielt, ist nicht geklärt (27, 41). Lokale

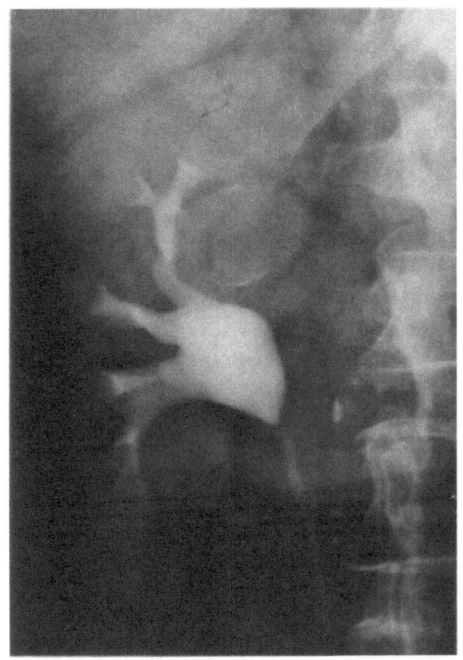

Abb. 1. Milzarterien-Aneurysma: Zufallsbefund bei i. v.-Pyelogramm

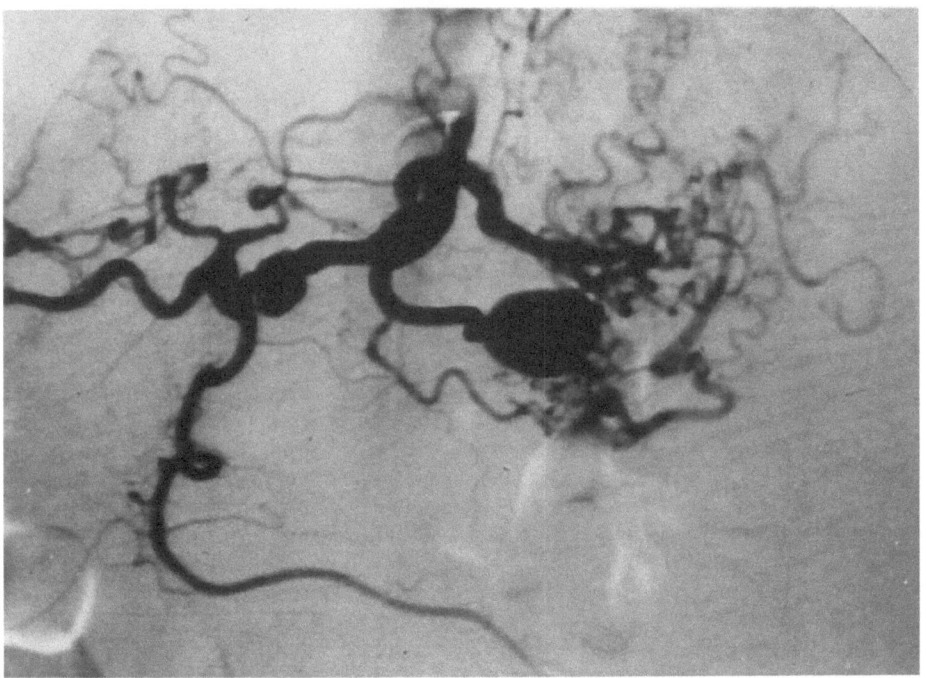

Abb. 2. Truncus coeliacus mit Aneurysma der A. lienalis und der A. hepatica

Auflockerungen der Gefäßwand durch Östrogen und Änderungen der Hämodynamik, die insbesondere nach wiederholten Schwangerschaften nicht mehr rückbildungsfähig sind, werden jedoch angenommen (6, 27). Unterstrichen wird diese Vermutung dadurch, daß zwischen 1960 und 1970 45 % aller in der englischen Literatur beschriebenen Milzarterien-Aneurysmen bei Multipara auftraten (34). Frauen sind daher 4mal so häufig von Milzarterien-Aneurysmen betroffen wie Männer (41).

Die Rupturgefahr wird heute insgesamt nicht mehr allzu hoch eingeschätzt; es sei denn, es handelt sich um Frauen im gebärfähigen Alter. Klinisch werden die meist kleinen Aneurysmen fast nie entdeckt; sie sind Zufallsbefunde bei Röntgenuntersuchungen des Abdomens. Ein Kalkring im linken Oberbauch legt den Verdacht auf ein Milzarterien-Aneurysma dar (Abb. 1). Eine Angiographie zur Sicherung der Diagnose und Überprüfung der Gefäßsituation muß sich jedoch unbedingt anschließen. Wir haben dies auch bei unserer 62jährigen Patientin veranlaßt, bei der im Rahmen eines i. v.-Pyelogramms ein Kalkring zur Darstellung kam. Neben dem erwarteten Milzarterien-Aneurysma stellte sich dann überraschend ein zusätzliches Aneurysma der Arteria hepatica dar (Abb. 2).

Aneurysmen der Milzarterie sollten sicher bei Frauen im gebärfähigen Alter, bei Größenzunahme und Auftreten von Symptomen operiert werden. Als Operationsverfahren bietet sich — bei distal gelegenen Aneurysmen — die Resektion mit Splenektomie an; bei proximaler Lokalisation die Ligatur vor und hinter dem Aneurysma. Die Resektion des Aneurysmas muß nicht notwendigerweise erfolgen; insbesondere dann nicht, wenn benachbarte Strukturen, wie etwa das Pankreas, dadurch gefährdet werden. Die arterielle Versorgung über die Arteriae gastricae breves wird allgemein als ausreichend beurteilt.

Das Aneurysma der Arteria renalis

Die Häufigkeit dieser Aneurysmen wird — bezogen auf die Normalbevölkerung — auf 0,1 % geschätzt (36). Ätiologisch bedeutsamste Faktoren sind die Arteriosklerose und die fibromuskuläre Dysplasie. Auffallend häufig werden sie bei Hypertonus beobachtet (36), und man kann sich vorstellen, daß ein vorgeschaltetes Aneurysma die Hämodynamik der Niere verändert; insbesondere dann, wenn es aus dem Aneurysma zu Embolien kommt. Nach den Untersuchungen von Cummings (9) kommt es postoperativ jedoch nur bei solchen Patienten zur Blutdrucksenkung, bei denen das Aneurysma mit einer hämodynamisch wirksamen Stenose kombiniert ist. Die Rupturgefahr der Nierenarterien-Aneurysmen wird mit 1–3 % niedrig eingeschätzt (13, 36); aber auch hier steigt die Rupturrate in der Schwangerschaft auf 20–40 % an; insbesondere bei intrarenaler Lage des Aneurysmas (33). Eine Operationsindikation ergibt sich damit sicher für Frauen im gebärfähigen Alter, bei symptomatischen Aneurysmen, bei Aneurysmen, die durch Thromben Emboliequelle sein können, bei Aneurysmen, die mit Stenosen kombiniert sind, bei bereits eingeschränkter Nierenfunktion und bei Vorliegen einer Einzelniere. Als Operationsverfahren kommen alle Methoden der rekonstruktiven Gefäßchirurgie, bis hin zur Ex-situ-Rekonstruktion, in Betracht. Das Vorgehen muß sich an der unterschiedlichen Lokalisation der Aneurysmen hinsichtlich Kollateralisation und Bedeutung des betroffenen Gefäßabschnittes für das Zielorgan orientieren. Bei der 54jährigen Patientin, deren Angiographie Abb. 3 zeigt, wurde das Nierenarterien-Aneurysma im Rahmen einer Hypertonusabklärung entdeckt. Das sacciforme Aneurysma konnte abgetragen und der Defekt durch einen Venenpatch gedeckt werden.

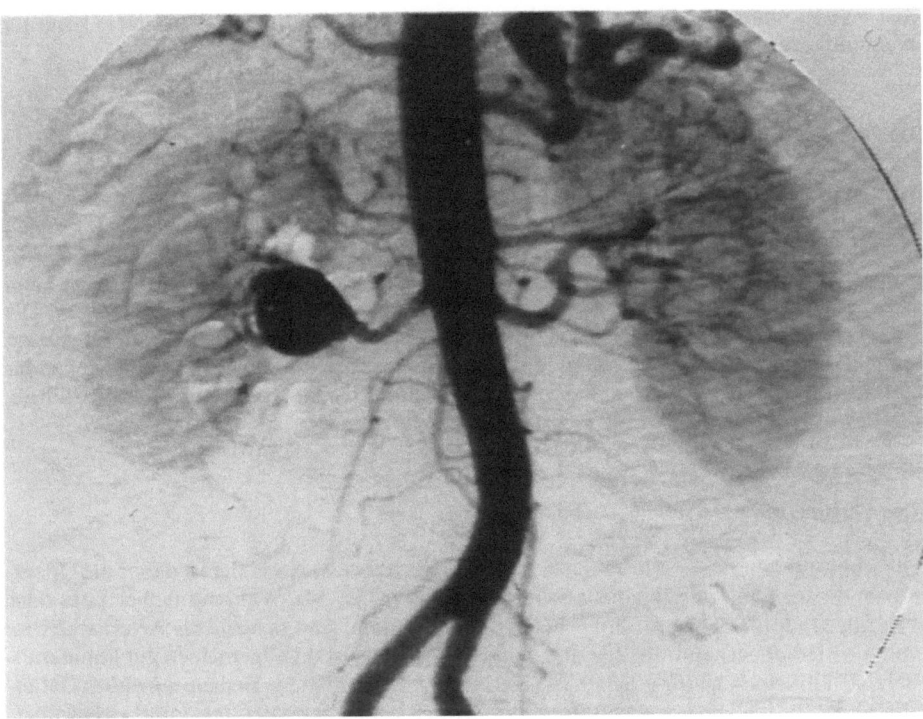

Abb. 3. Aneurysma der A. renalis rechts

Das Aneurysma der Arteria hepatica

Aneurysmen der Arteria hepatica machen nur 19% aller intestinalen Aneurysmen aus (18, 31). Im Gegensatz zu den vorgenannten Aneurysmen wird die Rupturgefahr mit bis zu 44% angegeben (34). Während bis 1960 Infektionen mit Staphylococcus aureus führender ätiologischer Faktor waren, ist hier ein Wandel zu verzeichnen; denn heute gelten Arteriosklerose, Mediadegeneration und -trauma als wichtigste Ursachen (25). Etwa 80% dieser Aneurysmen sind extrahepatisch lokalisiert; 20% intrahepatisch. Von den extrahepatischen betreffen 28% die rechte Arteria hepatica und nur 5% die linke (34), ohne daß der Grund der rechtsseitigen Dominanz bekannt wäre. Auch die Aneurysmen der Arteria hepatica bieten keine charakteristischen Symptome. Schmerzen im rechten Oberbauch oder im Epigastrium werden oft als Cholecystitis fehlgedeutet. Die Ruptur dieser Aneurysmen erfolgt überwiegend in die freie Bauchhöhle oder in das Gallenwegssystem (8). Wegen der hohen Rupturgefahr besteht Einigkeit darüber, daß die Operationsindikation bei Diagnosestellung gegeben ist. In Ausnahmefällen bietet die Katheterembolisation eine mögliche Behandlungsalternative (3). Das Operationsverfahren richtet sich wiederum nach der Lokalisation des Aneurysmas. So können Aneurysmen der Arteria hepatica communis proximal des Abgangs der Arteria gastroduodenalis ligiert und reseziert werden (6, 19), da die Durchblutung der Leber über die Kollateralen der Arteria gastroduodenalis gegeben ist. Dagegen kann die Ligatur der Arteria hepatica propria eine Leberinsuffizienz oder Lebernekrose zur Folge haben. Da nicht erkannte oder erkennbare anatomische Anomalien jedoch immer denkbar sind, neigen viele Autoren dazu, auch die Arteria hepatica communis zu rekonstruieren, wenn immer es möglich ist (7, 19, 40).

Das Aneurysma der Arteria mesenterica superior

Aneurysmen des Mesentericastammes, also etwa der ersten 6 cm, finden sich in einem Fall von 12 000 Sektionen (12). Im Gegensatz zu den Bauchaortenaneurysmen sind sie zu etwa zwei Drittel mykotischen Ursprungs; ein Viertel ist durch Arteriosklerose bedingt (20, 34). Andere Ursachen, wie Trauma oder Dissektion, sind selten (2). Der Infektionsweg kann einerseits direkt oder über septische Embolien bei bakterieller Endokarditis erfolgen. Die Rupturgefahr dieser Aneurysmen wird als hoch eingeschätzt; die frühzeitige Operation sollte daher das Ziel sein. Wenn auch die Arteria mesenterica superior bei ausreichender Kollateralisation ligiert werden kann, zeichnet sich doch eine Tendenz in der Literatur ab, die Rekonstruktion der Arterie anzustreben (21).

Das Aneurysma des Truncus coeliacus

Die Rupturgefahr dieser sehr seltenen Aneurysmen ist hoch. Auch hier ist daher die Operationsindikation mit der Diagnosestellung gegeben (5, 31, 34). Während früher Lues oder TBC die Hauptursachen für ihre Entstehung darstellten, sind es heute die Arteriosklerose und die Mediadegeneration (41). Der Truncus coeliacus ist im allgemeinen gut kollateralisiert, so daß seine Ligatur möglich ist. Wegen der entscheidenden Bedeutung dieses Gefäßabschnitts für die Leberdurchblutung muß jedoch bei nicht eindeutigem und sicher überprüften Kollateralfluß dennoch die Rekonstruktion empfohlen werden (31).

Die Aneurysmen der kleinen viszeralen Seitenäste

Aneurysmen der übrigen kleinen und kleinsten viszeralen Arterien sind immer wieder beschrieben worden, insgesamt jedoch extrem selten (siehe Tabelle 1). Sie zeigen in ihrer Ätiologie eine bunte Vielfalt. Wenn sie im asymptomatischen Stadium entdeckt werden, bieten sie im allgemeinen kein operationstechnisches Problem, da sie praktisch immer durch Ligatur behandelt werden können. Ihre Schwierigkeit liegt eher darin, daß im Stadium der Ruptur die intraabdominelle Blutung häufig nur schlecht zugeordnet werden kann. Der Begriff „abdominal apolexy" wurde daher für diese Situation geprägt (23). Bei völlig unbekannter Rupturinzidenz sollten diese Aneurysmen zügig operiert werden.

Schlußfolgerung

Aneurysmen der intestinalen Arterien sind selten. Da sie kaum pathognomonische Symptome aufweisen und meistens klein sind, werden sie klinisch selten erkannt, zunehmend jedoch als Zufallsbefund bei radiologischen Untersuchungen aus anderer Ursache entdeckt. Eine Operationsindikation besteht einerseits wegen ihrer Rupturgefahr und andererseits wegen möglicher Komplikationen durch das Aneurysma selbst. Als Ausnahme darf das kleine verkalkte Milzarterien-Aneurysma bei älteren Patienten beobachtet werden.

Literatur

1. Abeshouse BS (1951) Aneurysm of the renal artery. Report of two cases and review of the literatur. Urol Cut Rev 55: 451–463
2. Bak ML, Neiman BH (1971) Dissecting aneurysm of superior mesenteric artery. Ill Med J 139: 589
3. Baumann UA, Tillmann U, Frei J, Fehr HF (1984) Arterielles Aneurysma der Leber mit arterio-portaler Fistel: Behandlung mittels Embolisation. Schweiz med Wschr 114: 451–453
4. Bedford PD, Lodge B (1960) Aneurysm of the splenic artery. Gut 1: 321–320
5. Brown OW, Hollier LH, Pairolero PC, McCready RA (1983) Uncommon visceral artery aneurysms. South Med J 76(8): 1000–1001
6. Busuttil RW, Brin BJ (1980) The diagnosis and management of visceral artery aneurysms. Surgery 88: 619–624
7. Cappeller WA, Jauch KW, Lauterjung L, Schildberg FW (1991) Differenzierte operative Therapie von Viszeralarterienaneurysmen. Angio Archiv 20: 201–204
8. Countryman D, Norwood S, Register D, Torma M, Andrassy R (1983) Hepatic aneurysm. Report of an usual case and review of literature. Am Surgeo 49: 51–54
9. Cummings KB, Lecky JW, Kaufman JJ (1973) Renal artery aneurysms and hypertension. J Urol 109: 144–148
10. Deterling RA (1971) Aneurysm of the visceral arteries. J Cardiovasc Surg 12: 309–322
11. Edsman G (1965) Angiography and suprarenal angiography. Acta Radiol (Stockholm) 155 (Suppl): 104–116
12. Garland HG (1932) Pathology of aneurysms: Review of 167 autopsies. J Pathol Bacteriol 35: 333
13. Hageman JH, Smith RF, Szilagyi E, Elliott JP (1978) Aneurysms of the renal artery: Problems of prognosis and surgical management. Surgery 84: 563–572
14. Hans SS, Gordon M, Lee PT (1977) Saccular atherosclerotic aneurysm of the superior mesenteric artery. Arch Surg 112:854.
15. Hatano R, Iwai T, Goseki N, Kudo G, Hiranuma S, Kojima S, Murakami T, Suzuki S, Aoki N (1980) Multiple aneurysms of the visceral arteries with migrating vascula bruit on postural charge: A case report. Jpn J Surg 10(1): 48–54
16. Herzler GM, Silver TM, Graham LM, Stanley JC (1981) Celiac artery aneurysm: Ultrasonic diagnosis. J Clin Ultrasound 9: 141–143
17. Ho KL (1979) Aneurysm of pancreaticoduodenal artery: Report of a case in review of the literature. Internat Surg 64: 35–39
18. Iseki J, Tada Y, Wada T, Nobori M (1983) Hepatic artery aneurysm. Report of a case and review of the literature. Gastroenterol Jap 18(2): 84–92.
19. Jørgensen BA (1985) Visceral artery aneurysms. A review. Dan Med Bull 32: 237–242
20. Maloney RD, Nealon TF, Roberts EAB (1976) Massive bleeding from a ruptured superior mesenteric artery aneurysm into duodenum. Arch Surg 11: 286
21. Mangialardi N, Serrao E, Occhigrossi G, Schivo F, Tatta C, Aglietti L (1989) Large aneurysm of the superior mesenteric artery. Int Angiol 8: 154–156
22. Mayefsky E, Kayman A, Waxman J, Kim U (1982) Acute intraabdominal hemmorrhage from ruptured aneurysms of the splenic artery. The Mount Sinai J Med 49: 487–491
23. McNamara MF, Bakshi KR (1982) Mesenteric artery aneurysms. In: Bergan JJ, Yao JST (eds) Aneurysms. Diagnosis and Treatment. Grune & Stratton Inc., New York London Paris, pp 385–403
24. Mehrotra D, DiBenedetto R, Theriot E, Moreland J, Mehta P (1983) Spontaneous rupture of splenic artery aneurysms. Sixth instance of both material and fetal survival. Surg Gynecol Obstetr 62: 665–666
25. Moore SW, Lewis RJ (1961) Splenic artery aneurysm. Ann Surg 153: 1033–1046
26. Moore SW, Guida PM, Schumacher HW (1970) Splenic artery aneurysms. Bull Soc Int Chir 29: 210 218
27. Richardson AJ, Liddington, Jaskowski A, Murie JA, Gillmer M, Morris PJ (1990) Pregnancy in a real transplant recipient complicated by rupture of a transplant renal artery aneurysm. Br J Surg 77: 228–229
28. Rogers DM, Thompson JE, Garrett WV, Talkington CM, Patman RD (1982) Mesenteric vascular problems. A 26-years experience. Ann Surg 195: 554–556
29. Seithi GK, Nelson RM (1978) Gastroduodenal artery aneurysm: Report of a case and review of the literature. Surg 79: 233–235
30. Smith JA, Macleish DG, Collier NA (1989) Aneurysms of the visceral arteries. Austr N ZJ Surg 59: 329–334

31. Stanley JC (1977) Splanchnic artery aneurysms. In: Rutherford RB (ed) Vascular Surgery. WB Saunders, Philadelphia, pp 673–685
32. Stanley JC, Fry WJ (1974) Pathogenesis and clinical significance of splenic artery aneurysms. Surgery 76: 898–909
33. Stanley JC, Whitehouse WM, jr (1982) Renal artery macroaneurysms. In: Bergan JJ, Yao JST (eds) Aneurysms. Diagnosis and Treatment. Grune & Stratton Inc., New York London Paris, pp 417–431
34. Stanley JC, Thompson NW, Fry WJ (1970) Splanchnic artery aneurysms. Arch Surg 101: 689–697
35. Stanley JC, Gewertz BL, Bove EL, Sottiurai WS, Fry WJ (1975) Arterial fibrodysplasia: Histopathologic character and current ethiologic concepts. Arch Surg 110: 561–566
36. Stanley JC, Rhodes EL, Gewertz BL, Chang CY, Walter JF, Fry WJ (1975) Renal artery aneurysms: Significance of macroaneurysms exclusive of dissection and fibrodysplastic mural dilatations. Arch Surg 110: 1327–1333
37. Trastek VF, Pairolero PC, Joeyce JW, Hollier LH, Bernatz PE (1982) Splenic artery aneurysms. Surgery 91: 695–699
38. Van Berge Henegouwen DP, Koning J, Padmos M, Barwegen MGMH, Schwilden ED (1980) Aneurysmen der intestinalen Arterien. Angio 4: 259–268
39. Von Ronnen JR (1953) The roentgen diagnosis of calcified aneurysms of splenic and renal arteries. Acta Radiol (Diag) (Stockholm) 39: 385–400
40. Walter P, Büchels H, Becker HM (1983) Fallberichte zur Behandlung von Aneurysmen der Arteria hepatica. Angio 5: 293–297
41. Whitehouse WM jr, Walter M, Graham LM, Stanley JC (1982) Aneurysms of Celiac, Hepatic an Splenic Arteries. In: Bergan JJ, Yao JST (eds) Aneurysms. Diagnosis and Treatment. Grune & Stratton Inc., New York London Paris, pp 405–415

Anschrift der Verfasserin:
Frau Prof. Dr. med. H. Erasmi
Chiurgische Universitätsklinik Köln
Kreislauflabor
Joseph-Stelzmann-Str. 9
5000 Köln 41

Problematik der Aneurysmaversorgung im Hepatikabereich

G. Langkau, H. Müller-Wiefel

St. Johannes-Hospital. Gefäßchirurgische Klinik, Duisburg-Hamborn

Aneurysmen der A. hepatica stehen unter jenen im Splanchnikusbereich mit bis zu 20%
an zweithäufigster Stelle.

Rupturgefahr

Die Rupturgefahr wird mit 44–80% angegeben, wobei im Falle der Ruptur mit einer
Mortalität über 35% auch unter gefäßchirurgischen Therapiebedingungen zu rechnen ist.
In knapp der Hälfte der Fälle erfolgt die Ruptur in die freie Bauchhöhle, zu 40% in das
Gallengangsystem, zu 11% in den Gastrointestinaltrakt. Eine Perforation in die Pfortader
wird nach Guida und Moore mit 5%iger Häufigkeit angegeben (2) (Abb. 1).

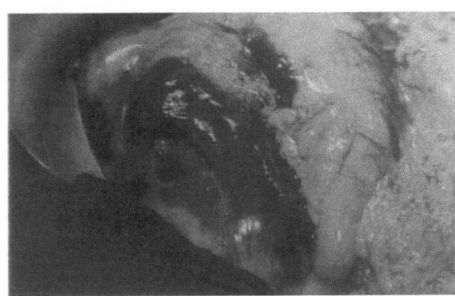

Abb. 1 Oberbauchsitus einer 71jährigen Patientin mit blutig imbiertem Omentum minus bei perforiertem Hepatikaaneurysma

Klinik

Die Klinik des perforierten Hepatikaaneurysmas ist charakterisiert durch die Perforationsrichtung in benachbarte Organstrukturen; sie äußert sich als Hämobilie, gastrointestinale Blutung oder portale Hypertension und erstreckt sich vom chronischen Krankheitsbild bis hin zum akuten hämorrhagischen Schock, während sich das *unkomplizierte* Hepatikaaneurysma nur selten durch charakteristische Leitsymptome verrät.

Diagnostik

Das Streben nach informativer Diagnostik wird nicht selten durch die prekäre Notfallsituation vereitelt. Nach Diagnosestellung durch Ultraschall oder Computertomographie ist
eine angiographische Abklärung der speziellen Leberversorgung und der Lage des Aneurysmas innerhalb potentieller Kollateralen hilfreich. Bei großen Aneurysmen der Leberar-

terienachse, wie in Abb. 2 rechts dargestellt, kann jedoch die Aussagekraft der Angiographie wegen Überlagerungen eingeschränkt sein.

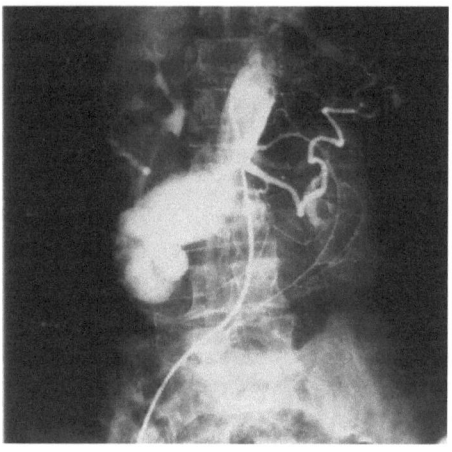

Abb. 2 Große Anenrysmen der Leberarterienachse können in der Angiographie diagnostisch interessierende Gefäßstrukturen überlagern.

Therapie

In zwei Drittel der Fälle ist das Aneurysma zentral des A.-gastroduodenalis-Abganges (Abb. 3) und in einem Drittel peripher lokalisiert. Die theoretische Erwägung, Aneurysmen der A. hepatica communis könnten aufgrund der Kollateralversorgung über die A. gastroduodenalis ohne Gefäßrekonstruktion reseziert werden, birgt Unsicherheiten. So ist in der Notfallsituation der ohnehin nur in 55 % der Fälle lehrbuchmäßige Gefäßverlauf der Leberversorgung oft nicht in ausreichendem Maße bekannt (3). Aus diesem Grund ziehen wir ein Interponat zur Wiederherstellung der Strombahn auch im A.-hepatica-communis-Abschnitt vor, wie in Abb. 4 dargestellt. In diesem Fall konnte durch ein 1½ cm langes Veneninterponat Ein- und Ausfluß des relativ großen perforierten Aneurysmas in Inlay-Technik überbrückt und somit die Revaskularisation der Leber sichergestellt werden.

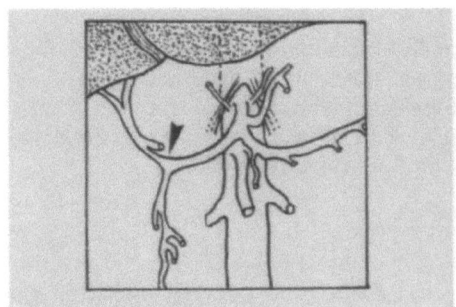

Abb. 3 In zwei Drittel der Fälle ist das Hepatilaaneurysma zentral des A. gastroduodenalis-Abanges (Pfeil) u. in einem Drittel peripher lokalisiert.

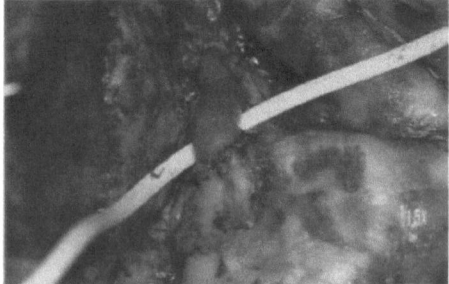

Abb. 4 Interponat zur Wiederherstellung der Strombahn im A. hepatica-communis-Abschnitt

Das Therapiekonzept (Abb. 5) unter dem Gesichtspunkt der Elektivoperation einerseits und Notfalloperation andererseits besteht in beiden Fällen darin, die Aneurysmaausschaltung mit Strombahnwiederherstellung anzustreben. Bei Elektivoperationen ist die Aneurysmorrhaphie zu erwähnen, die nach Stanley in ausgewählten Fällen bei posttraumatischen Hepatikaaneurysmen zur Anwendung kommen kann (4). Die Katheterembolisation stellt eine Möglichkeit der Therapie für Patienten mit deutlich erhöhtem Operationsrisiko und mit einer auf die A. hepatica communis beschränkten Aneurysmaausdehnung bei nicht komplizierten Aneurysmen dar (1).

Da bei perforierten Hepatikaaneurysmen in über 50% der Fälle mit einem Einbruch in ein Hohlorgansystem gerechnet werden muß, sind in diesen Fällen ergänzende Rekonstruktionen von Nachbarorganen erforderlich. Bei der 79jährigen Patientin in Abb. 6 war

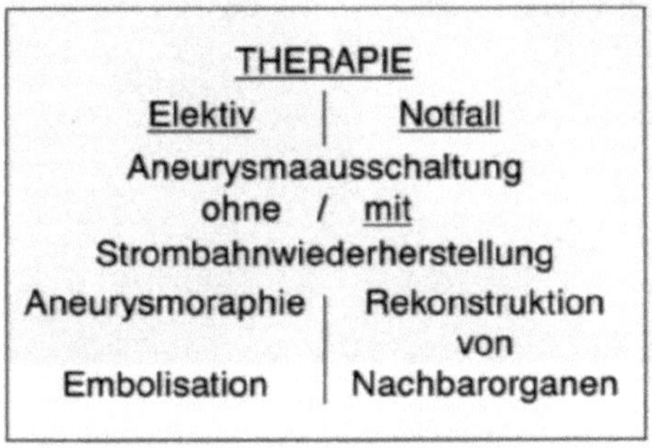

Abb. 5 Therapiekonzept für das Hepatikaaneurysma

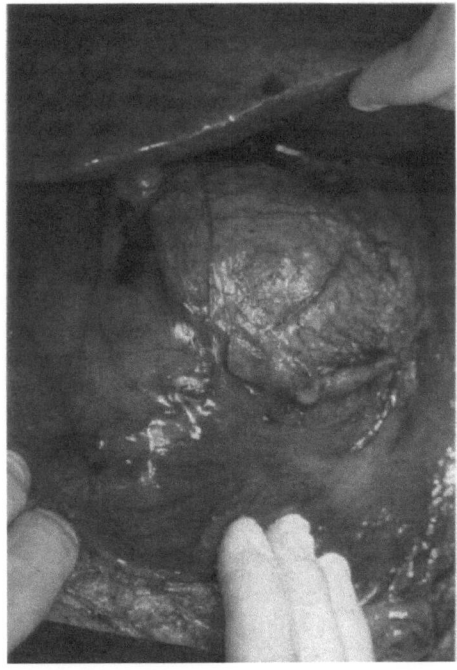

Abb. 6 In die Pfortader perfoniertes Hepatikaaneurysma — Oberbauchsitus mit vorgewölbtem Omentum minus u. Hyperämisierung des venösen Systems

das Hepatikaaneurysma in die Pfortader perforiert. Sie wurde auffällig durch rezidivierende Ösophagusvarizenblutungen. Der Situs ist gekennzeichnet durch eine Hyperämisierung des venösen Systems, Hepatomegalie und den das Omentum minus vorwölbenden pulsierenden Tumor.

Die Angiographie des Truncus coeliacus (Abb. 7a, b) (1) bestätigt die Verdachtsdiagnose durch direkte Kontrastierung der Pfortader (2) vom Hepatica-Aneurysma ausgehend (3) über die Fistel (4).

Nach Eröffnung des Aneurysmas (Abb. 8a, b) werden die zentralen und peripheren Gefäßlumina sichtbar sowie die hepatikoportale Fistel; Blutungskontrolle der Fistel mit Fogarty-Ballonkatheter (1).

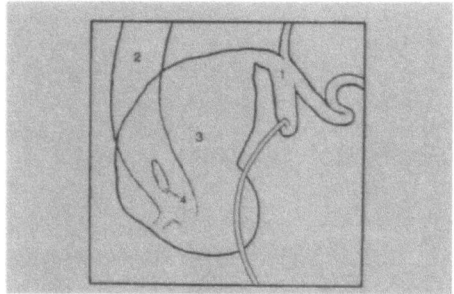
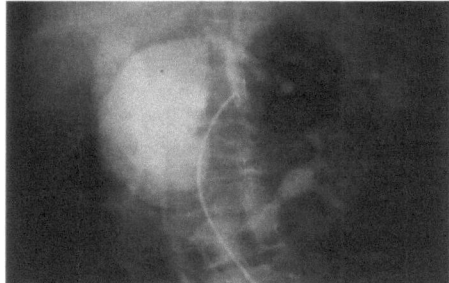

Abb. 7a, b Angiographie des Truncus coeliacus

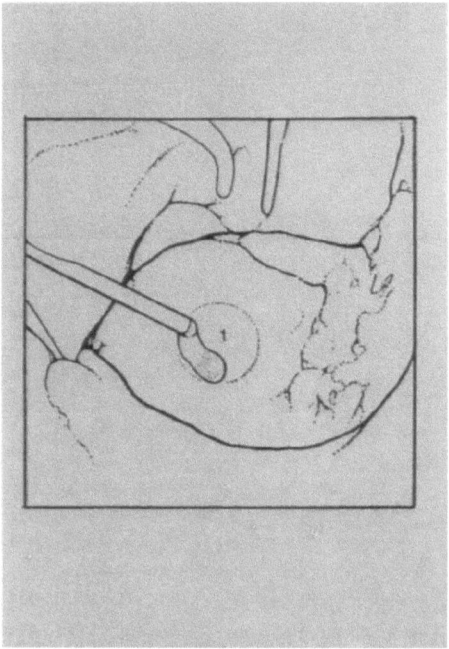
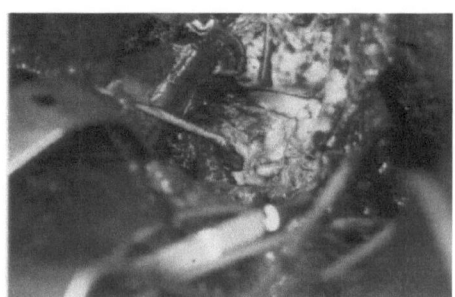

Abb. 8a, b Sichtbarwerden der hepatikoportalen Fistel nach Eröffnung des Aneurysmas. Blutungskontrolle durch Fogarty-Ballonkatheter (1)

Das Aneurysma bezog die gesamte Leberarterienachse ein, so daß die Revaskularisation mittels Veneninterponat vom Truncus coeliacus auf ein Common ostium der rechten und linken Leberarterie erfolgen mußte (Abb. 9a, b).

Die mit Pfeilen markierten Anastomosen zeigen in der späteren Kontrollangiographie regelrechte Verhältnisse (Abb. 10a, b). Die klinischen Zeichen der portalen Hypertonie bildeten sich bei der 79jährigen Patientin komplett zurück.

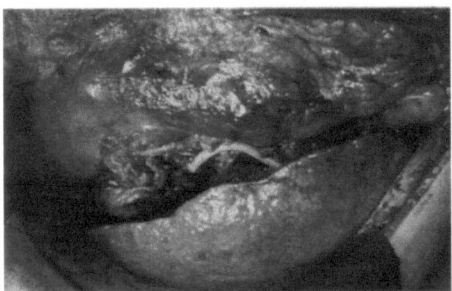 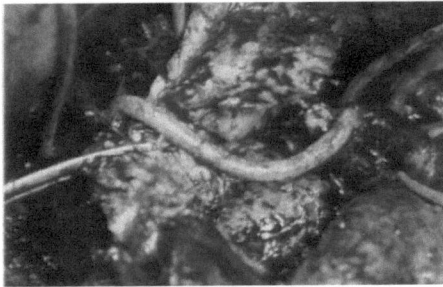

Abb. 9a, b Revaskularisation mittels Veneninterponat vom Truncus coeliacus auf ein Common ostium der rechten und linken Leberarterie

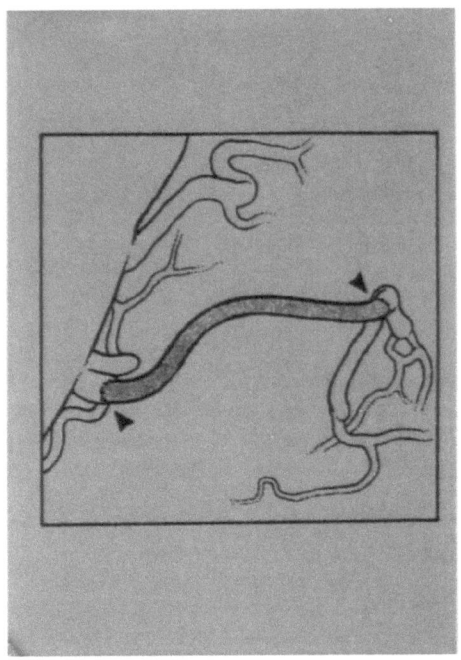 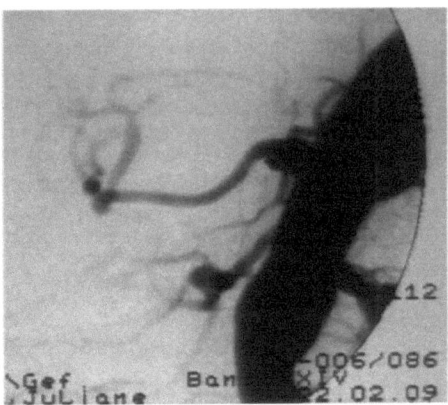

Abb. 10 Konktrollangiographie: Regelrechte Lage des Interponates mit unauffälligen Anastomosenverhältnissen

Schlußfolgerungen

Aus unseren Beobachtungen und Mitteilungen der Literatur geht hervor, daß
1. der Gefäßchirurg mit dem Hepatikaaneurysma in der weitaus überwiegenden Zahl der Fälle in Form einer klinischen Notfallsituation konfrontiert wird. Eine alle Fragen klärende Gefäßdiagnostik läßt die Situation oft nicht zu. Aus diesem Grunde streben wir stets eine komplette Strombahnwiederherstellung an.
2. Im Falle der Perforation muß in über 50 % der Fälle mit einem Einbruch in eine benachbarte Organstruktur gerechnet werden.
3. Ist ein unkompliziertes Hepatikaaneurysma diagnostiziert, stellt dies regelmäßig eine Indikation zur Operation dar.

Literatur

1. Goldblatt M, Goldin AR, Shaff MJ (1977) Percutaneous embolisation for the management of hepatic artery aneurysms. Gastroenterology 73:1142
2. Guida PM, Moore SW (1966) Anenrysm of the hepatic artery: Report of five cases with a brief review of the previously reported cases. Swegvey 60:229
3. Michels NA (1953) Collateral arterial pathways to the liver after Ligation of the hepatic artery and removal of the celiac axis. Cancer 6:708
4. Stanley, JC, Zelenoch, GB (1989) Splanchnic artery aneurysms. In: RB Rutherford Vascular surgery. Saunders, Philadelphia, P 79.

Anschrift des Verfassers:
Dr. G. Langkau
St.-Johannes-Hospital
Gefäßchirurgische Klinik
An der Abtei 7–11
4100 Duisburg

Die einzeitige Operation bei Nierenarterien- und aortoiliakaler Gefäßläsion

J. R. Allenberg, T. Hupp

Chirurgische Universitätsklinik, Heidelberg (Dir.: Prof. Dr. Ch. Herfarth),
Sektion Gefäßchirurgie (Leiter: Prof. Dr. J. R. Allenberg)

Einleitung

Bei rekonstruktiven Eingriffen in der aortoiliakalen Achse wird die Morbidität und Letalität auch durch eine vorbestehende Niereninsuffizienz bestimmt (1, 3, 5, 18). Die Diagnose einer gleichzeitig bestehenden Gefäßerkrankung an der Nierenarterie und der Aorta/Beckenarterie wirft die Frage nach dem zwei- oder einzeitigen Vorgehen auf (28). Behandelt man die aortoiliakale Achse zuerst, besteht das Risiko einer postoperativen Niereninsuffizienz, insbesondere bei Patienten mit beidseitiger Nierenarterienläsion. Andererseits werden in der Literatur der 80iger Jahre Letalitätszahlen simultaner rekonstruktiver Eingriffe von 3 bis 12% angegeben (7, 10, 18, 21, 23, 24, 27).

Mit Verbesserung des perioperativen Managements und der präoperativen Nierendiagnostik erschien es uns gerechtfertigt, in einem prospektiv erfaßten Krankengut die Ergebnisse bei der simultanen Rekonstruktion zu überprüfen. Hierbei wurde insbesondere der Einfluß der Nierenarterienrekonstruktion auf eine vorbestehende Insuffizienz, die Verlängerung der Operationszeit und auf die Letalität untersucht.

Krankengut

Aus einer Patientenzahl von insgesamt 171 Patienten mit 219 Nierenarterienrekonstruktionen wurde im Zeitraum 1/80–12/90 bei 92 Patienten (54%) eine simultane Rekonstruktion renal und aortoiliakal vorgenommen. Andererseits wurden in diesem Zeitraum 1568 Aorten- und Beckenarterieneingriffe durchgeführt (Abb. 1).

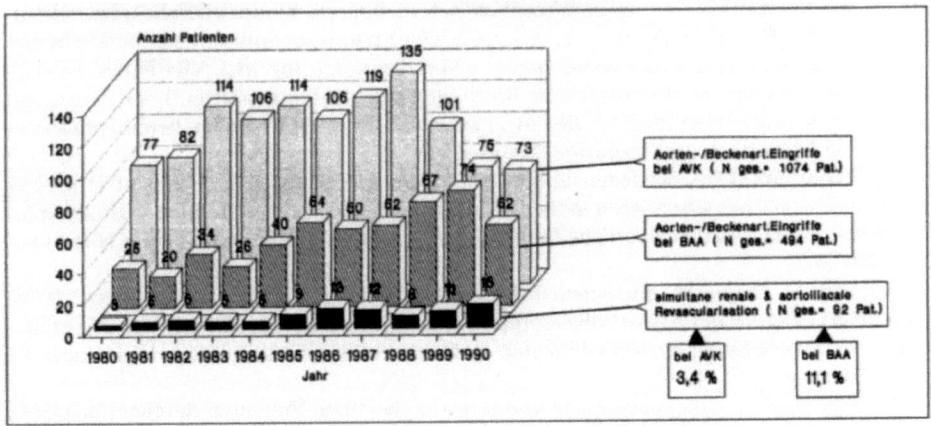

Abb. 1 Gesamtkrankengut: Patienten mit infrarenalem Bauchaortenaneurysma, mit aortoiliakaler obliterierender Arteriopathie, mit simultaner renaler und aortoiliakaler Revaskularisation von 1/80–12/90 an der Chirurgischen Universitätsklinik Heidelberg

Das Durchschnittsalter der 92 Patienten war 61 Jahre (25–79); 14 Frauen, 78 Männer (Verhältnis 1:6). Bei 55 Patienten (60%) lag ein infrarenales Bauchaortenaneurysma (BAA) vor, bei 37 (40%) eine aortoiliakale Verschlußkrankheit. Bei 21 der 92 Patienten wurde neben der aortoiliakalen eine beidseitige Nierenarterienrekonstruktion durchgeführt (N = 113 Nierenarterienrekonstruktionen), (Tab. 1). Alle Eingriffe wurden als Elektiveingriffe durchgeführt.

Tabelle 1. Krankengut simultane renale und aortoiliakale Revaskularisationen 1/80–12/90

• Aortenaneurysma (BAA)	N = 55 (60%)
• Aortoiliakale Obstruktion (AVK)	N = 37 (40%)
N gesamt = 92 Patienten 113 simultane renale Revaskularisationen	

Bei nur zwei der 92 Patienten war die Ätiologie der begleitenden Nierenarterienerkrankungen nicht arteriosklerotisch bedingt. Ein 25jähriger Mann zeigte eine Takayasu-Arteriitis vom Typ II mit einer abdominellen Aortendissektion und Nierenarterienstenosen beidseits, eine 31jährige Frau hatte eine abdominelle Aortendissektion mit Dissektion und Verschluß der linken Nierenarterie bei einem Marfan-Syndrom als Grundleiden. Alle anderen Nierenarterienveränderungen (97%) waren arteriosklerotischer Genese.

Für die Indikation zur Operation lassen sich vier Gruppen von Patienten unterscheiden, wobei bei 14 Patienten (15%) die renovaskuläre Hypertonie die Hauptindikation zur simultanen Nierenarterienrevaskularisation darstellte, bei sieben Patienten (8%) ein begleitendes Nierenarterienaneurysma. Bei 19 Patienten (21%) war die simultane Nierenarterienrekonstruktion technisch bedingt, entweder war der Nierenarterienabgang in das Aneurysma bzw. den Verschlußprozeß miteinbezogen, oder eine Polarterie mußte zur Erhaltung der Perfusion des Nierenpols reimplantiert werden. Den größten Anteil nimmt die Patientengruppe mit einer renalen Insuffizienz ein, es handelt sich um 52 Patienten (56%). Bei der Indikationsgruppe ‚renale Insuffizienz' wurden die Patienten in zwei Gruppen eingeteilt:

A) 21 Patienten (23%) mit einer laborchemisch meßbaren, kompensierten oder dekompensierten Retention (Krea > 1,5 mg/dL). Der Serumkreatininwert schwankte in dieser Gruppe zwischen 1,5 und 6,3 mg/dL (Mittelwert 2,51 mg/dL). Vier Patienten zeigten eine schwere Funktionsstörung im Sinne einer dekompensierten Insuffizienz mit einem Kreatininwert über 3,5 mg/dL, zwei Patienten davon mußten bereits präoperativ zur Erlangung der Operationsfähigkeit dialysiert werden.

B) 31 Patienten (34%), bei denen laborchemisch eine Kreatinin- oder Harnstofferhöhung nicht feststellbar war, wiesen jedoch präoperativ bei der seitengetrennten szintigraphischen Abklärung eine deutliche Funktionseinschränkung einer oder beider Nieren auf (Tab. 2).

Von den 55 Patienten mit einem infrarenalen Bauchaortenaneurysma waren sieben Patienten bezüglich des Aneurysmas symptomatisch (Stad. II), die 37 Patienten mit obliterierender Arteriopathie im aortoiliakalen Gefäßabschnitt waren im Stad. II, III oder IV nach Fontaine.

Als präoperative Untersuchungsmethode wurde bei allen Patienten durchgeführt: eine retrograde transfemorale Aortographie mit z. T. selektiver Nierenarterienangiographie. Bei allen Patienten, bei denen eine simultane Nierenarterienrevaskularisation durchgeführt wurde, lag eine angiographisch dokumentierte Nierenarterienstenose von > 75%

vor. Zwölf Patienten hatten zum Zeitpunkt der Diagnostik/Operation eine funktionelle Solitärniere. Als weitere Untersuchungsmethode ist obligat die seitengetrennte Nierenfunktions- und Clearance-Untersuchung. Eine Renin-Bestimmung wurde routinemäßig nicht durchgeführt. Anhand der Klinik des Patienten, der Befunde der Aorten- und Nierenarterienangiographie, der Nierenszintigraphie und der Lungenfunktionsmessung wird das Risiko des Simultaneingriffes präoperativ eingeschätzt. Eine Prädiktion des Operationsrisikos mittels eines Scores wurde nicht routinemäßig durchgeführt. Seit fünf Jahren wird mit einer szintigraphischen Spezialuntersuchung unter fahrradergometrischer Belastung eine Prädiktion des Therapieerfolges bei renovaskulärer Hypertonie mit hoher Spezifität und hoher Sensitivität vorhergesagt (13).

Bei fünf von sieben Patienten mit simultanem Nierenarterienaneurysma handelte es sich um ein Aneurysma vom fusiformen Typ. Die Größe der Nierenarterienaneurysmen reichte von 1,5 bis 3,7 cm im Durchmesser. Bei allen Patienten mit einem Nierenarterienaneurysma lag auch gleichzeitig eine behandlungsbedürftige renovaskuläre Hypertonie vor.

Jeder Patient erhält perioperativ ein Monitoring mit blutiger Druckmessung, ZVK und/oder Swan-Ganz-Katheter. Zur Autotransfusion wird ein Cell-Saver bei intraoperativem Blutverlust verwandt. Seit drei Jahren wird routinemäßig bei allen Patienten vor geplantem Aorteneingriff Eigenblut präoperativ abgenommen und am Operationstag retransfundiert.

Die Daten der Patienten wurden im Rahmen einer Studie prospektiv erfaßt. Eine routinemäßige Nachuntersuchung erfolgte 1, 4 und 12 Monate nach Krankenhausentlassung, danach im jährlichen Intervall. Neben der rein klinischen Untersuchung erfolgte die Erfassung der Laborwerte, die szintigraphische Untersuchung und bei klinischer Auffälligkeit, wie z. B. Rezidivhypertonie oder Anstieg der Retentionswerte fakultativ eine Kontrollangiographie.

Der Nachbeobachtungszeitraum als mittleres Follow-up betrug $43{,}4 \pm 35{,}3$ Monate (2–136 Monate). Von den 92 Patienten konnten 85 Patienten (93 %) nachuntersucht werden. Bei 44,5 % wurde im Follow-up eine Kontrollangiographie, bei 87 % eine szintigraphische Nachuntersuchung durchgeführt. Die Ergebnisse bezüglich Nachbeobachtungszeitraum, Kreatinin- und Blutdruckwerten werden als Mittelwert ± Standardabweichung angegeben. Als Test zur Signifikanzberechnung wurde der Students't-Test für vergleichende Daten angewandt.

Ergebnisse

Die simultanen Operationen aortoiliakaler und Nierenarterienläsionen stellen ein inhomogenes Krankengut dar, so daß im folgenden die Kombinationseingriffe mit Bauchaortenaneurysma und Nierenarterienläsion zum einen (A), und die Kombinationseingriffe bei aortoiliakaler Obliteration und Nierenarterienläsion zum anderen (B) getrennt betrachtet werden.

A: Bauchaortenaneurysma und simultane Nierenarterienläsion (n = 55)

Die Indikationsgruppe der simultanen, renalen und aortalen Rekonstruktion bei BAA sind der Tabelle 2 zu entnehmen. Ein Bifurkationsbypass wurde nach der Aneurysmaresektion bei 39 Patienten, ein aortales Tube-Interponat bei 16 Patienten angewandt. Alle Dacron-

Tabelle 2. Indikation zur simultanen renalen und aortoiliakalen Revaskularisation bei Bauchaortenaneurysma (BAA) und bei obliterierender aortoiliakaler Verschlußkrankheit (AVK). NA = Nierenarterie. 92 Patienten (1/80–12/90)

	BAA	AVK	gesamt	(%)
Niereninsuffizienz	26	26	52	(56)
A. klinisch manifest	15	6	21	(23)
B. klinisch kompensiert	11	20	31	(33)
Technisch	17	2	19	(21)
Hypertonie	6	8	14	(15)
NA-Aneurysma	6	1	7	(8)
	55	37	92	(100)

Bypässe wurden proximal end-zu-end an die infrarenale Aorta angeschlossen, die distale Anastomose fakultativ iliakal oder femoral end-zu-end oder end-zu-seit. Eine simultane Nierenarterienrevaskularisation wurde bei den 55 Patienten 66 mal (11 mal bilateral) durchgeführt. Am häufigsten kam der aorto/prothetorenale Dacron-Bypass zur Anwendung (29 mal), gefolgt von der Nierenarterienreimplantation nach Resektion des stenosetragenden Segments oder einer Eversions-Thrombendarteriektomie (24 mal). Ein aortorenaler Venenbypass wurde 7 mal, eine transaortale Nierenarterien-TEA 5 mal, ein splenorenaler Arterienbypass 1 mal angelegt (Tab. 3). Die distale Anastomose des Nierenarterien-Interponates/Bypass wurde in jedem Fall als End-zu-End-Anastomose auf die distale Hauptstammarterie oder die Trifurkation angelegt. Die proximale Anastomose wurde als end-zu-seit-Anastomose am Dacron-Bypass angefertigt, bei bilateralem prothetorenalem Dacron-Bypass wurde die aortale Anastomose als ‚Ostium commune' angelegt (Abb. 2). Bei der Reimplantation erfolgte die aortale Anastomose entweder im Bereich des ursprünglichen Nierenarterien-Ostiums oder der Dacron-Prothese.
Postoperative Frühkomplikationen:
Postoperative Komplikationen traten bei 7 der 55 Patienten (13 %) auf. Eine Reoperation war 4 mal erforderlich; 1 mal wegen einer Nachblutung, 1 mal wegen eines Prothesenschenkelfrühverschlusses, 1 mal wegen eines Ileus, 1 mal wegen einer Sigmaperforation nach endoskopischer Kolonabsaugung. Ein Stammhirninfarkt, 3 Wochen postoperativ, endete letal. Eine Langzeitbeatmung war bei 5 Patienten erforderlich, 2 von diesen Patienten mußten postoperativ passager dialysiert werden. Bei beiden Patienten trat eine Rekompensation der Nierenfunktion nach 2 Monaten ein. Der aktuelle Kreatininwert liegt bei beiden Patienten jetzt bei 1,7 mg/dL. Die Patienten mit einer postoperativen Komplikation oder erforderlichem Sekundäreingriff überlebten alle bis auf den Patienten mit Stammhirninfarkt. Ein Frühverschluß der renalen Rekonstruktion trat nicht ein.

B: AVK aortoiliakal und simultane Nierenarterienläsion (N = 37):

Die Indikationsgruppe der simultanen aortoiliakalen und renalen Rekonstruktionen bei obliterierender Arteriopathie sind der Tabelle 2 zu entnehmen. Ein Bifurkations-Bypass zur aortoiliakalen Verschlußüberbrückung wurde bei 30 Patienten implantiert, bei 4 Patienten wurde eine Aorten- oder Beckenarterien-TEA durchgeführt, bei 2 Patienten ein unilateraler aortofemoraler und bei einem Patienten ein iliako-iliakaler Cross-over-Bypass angewandt. Der Bifurkations-Bypass wurde proximal als End-zu-seit-Anastomose

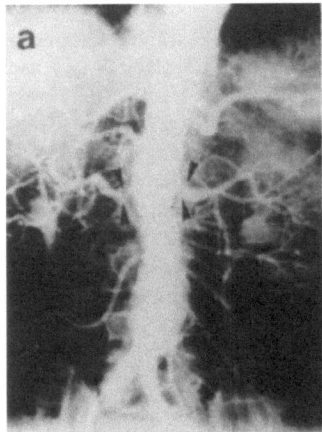 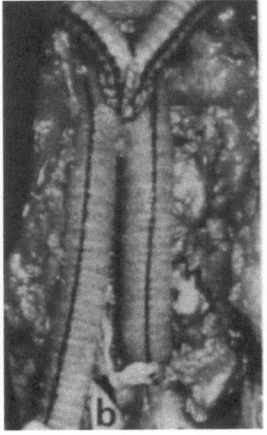 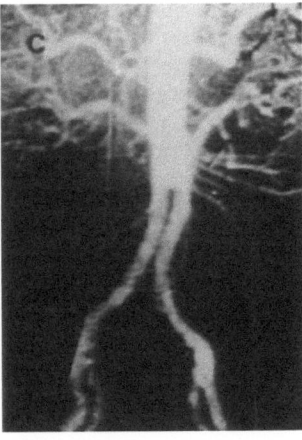

Abb. 2. 69jähriger Mann mit einem Bauchaortenaneurysma Stad. I und bilateralen Nierenarterienstenosen. Medikamentös eingestellter Hypertonus, kompensierte Niereninsuffizienz (Kreatinin 1,7 mg/dl, Harnstoff 72 mg/dl).
a. präop. Angiographie: infrarenales Bauchaortenaneurysma, hochgradige Nierenarterienabgangsstenose beidseits (→ Pfeile).
b. intraop. Situs nach Anlage eines aortobiliakalen Dacron-Bypass (16/9 mm) und Anlage eines prothetobirenalen Dacron-Bypass (6 mm) mit einem aorto/prothetalen Ostium commune (aortal ES, renal EE).
c. postop. Angiographie (iv-DSA nach 27 Monaten): regelrechter Bifurkationsbypass und prothetorenaler Bypass bds. Keine Anastomosenstenosen. Klinisch medikamentös gut eingestellter Hypertonus, laborchemisch normale Nierenfunktion mit einem Kreatinin von 1,1 mg/dl und einem Harnstoff von 39 mg/dl

implantiert. Eine simultane Nierenarterienrekonstruktion wurde bei den 37 Patienten 47mal (10 mal bilateral) durchgeführt. Am häufigsten kam zur Anwendung der aorto/ prothetorenale Dacron-Bypass (22 mal), gefolgt von der transaortalen Nierenarterien-Ostium-TEA (16 mal). Ein aortorenaler Venenbypass wurde 2mal, eine Reimplantation 7mal durchgeführt (Tab. 3). Anastomosentechnik siehe unter A.

Tabelle 3. Operationstechnik bei simultaner Nierenarterienrekonstruktion im aortoiliakalen Gefäßabschnitt wegen infrarenalem Aortenaneurysma (BAA) und aortoiliakaler Verschlußkrankheit (AVK). TEA = Thrombendarteriektomie. N = 92 Patienten/113 renale Revaskularisationen (1/80–12/90)

	BAA	AVK	gesamt	(%)
Dacron-Bypass (aorto/prothetorenal)	29	22	51	(45)
Reimplantation (in Aorta/Prothese)	24	7	31	(27)
TEA (transaortal)	5	16	21	(19)
Venen-Bypass (aorto/prothetorenal)	7	2	9	(8)
Splenorenaler Bypass	1	—	1	(1)
	66	47	113	(100)

Postoperative Frühkomplikation:
Postoperative Komplikationen traten bei 7 Patienten (19 %) auf. Bei 2 Patienten kam es zu einem Frühverschluß der renalen Revaskularisation, in beiden Fällen handelte es sich um einen prothetorenalen Dacron-Bypass. Da die Revaskularisation der Nieren bei diesen zwei Patienten aufgrund einer Schrumpfniere und eines schlechten peripheren Abstromes schon intraoperativ als grenzwertig eingestuft wurde, erfolgte nach dem Bypassverschluß bei ausreichend perfundierter kontralateraler Niere keine Revision. Eine Reoperation war bei 4 Patienten erforderlich, 1 mal um eine Bypassverlängerung bei fortbestehender Beinischämie durchzuführen, 1 mal wegen einer erforderlichen Poplitea-Thrombektomie, 2 mal wegen eines Protheseninfektes. In diesen zwei Fällen erfolgte nach der Implantation eines axillo-bifemoralen Bypasses der Y-Prothesenausbau. Alle Patienten mit einer postoperativen Komplikation oder einem erforderlichen Sekundäreingriff überlebten.

Früh- und Spätergebnisse Gesamtkrankengut

Operations-/Hospitalletalität

Bei den 92 Patienten mit 113 simultanen Nierenarterienrekonstruktionen trat eine Hospitalletalität auf. Dieser Patient verstarb 3 Wochen nach der simultanen Rekonstruktion. Dies bedeutet eine *operative Mortalität* von 0 und eine *Hospitalletalität* von 1,1 %. Im Rahmen einer hypotensiven Phase am 10. postoperativen Tag kam es bei dem einzigen, perioperativ verstorbenen, 79 Jahre alten Patienten zu einem massiven Stammhirninfarkt, welcher nach 2 Wochen letal ausging. Bei diesem Patienten wurde wegen eines asymptomatischen BAA die Indikation zur Operation gestellt. Bei renovaskulärer Hypertonie und beidseitiger Nierenarterienstenose wurde simultan bilateral ein prothetorenaler Dacron-Bypass angelegt. Die Abklemmzeit für die linke Nierenarterie betrug 14, für die rechte 13 Minuten, entsprechend einer OP-Zeitverlängerung durch den simultanen Eingriff von maximal 45 Minuten. Das bei dem simultanen Vorgehen erzielte Früh- und Spätergebnis ist der Tabelle 4 zu entnehmen.

Tabelle 4. Früh- und Spätergebnisse nach simultaner renaler und aortoiliakaler Revaskularisation. N = 92 Patienten mit 113 Nierenarterienrevaskularisationen (1/80 – 12/90). Mittleres Follow-up: 43 ± 35 Monate (2–136 Monate)

OP-Letalität	—	
Krankenhausletalität	1/92 Pat. (1,1 %)	
Spätletalität	21/92 Pat. (23 %)	6 × Karzinom
		5 × Herzinfarkt
		3 × Apoplex
		1 × Mesenterialinfarkt
		1 × Multiorganversagen
		1 × Aortenruptur
		1 × Status asthmaticus
		3 × unbekannt
Frühverschluß	2/113 Revaskularisationen (keine Revision)	(1,8 %)
Spätverschluß	2/113 Revaskularisationen (1 × Nephrektomie)	(1,8 %)
Rezidivstenose	3/113 Revascularisationen (1 × Re-OP)	(2,7 %)

Patency

Die *primäre Durchgängigkeit* lag mit 2 Frühverschlüssen von 113 renalen Revaskularisationen bei 1,8 %. Bei beiden Frühverschlüssen handelte es sich um einen prothetorenalen Dacron-Bypass, beide angelegt auf eine deutlich funktionsgeminderte Niere (siehe unter B). Spätverschlüsse wurden im Nachuntersuchungszeitraum von durchschnittlich 43,4 Monaten bei 2 Patienten registriert. Einer dieser zwei Patienten wurde bei Schrumpfniere und schwer einstellbarer Hypertonie 4 Monate postoperativ nephrektomiert. Bei 3 Patienten (2,7 %) konnte bei Abklärung einer Rezidivhypertonie angiographisch eine Rezidivstenose festgestellt werden. 1 Patient wurde wegen zunehmender Niereninsuffizienz und schlecht einstellbarer Hypertonie nach 8 Monaten erfolgreich reoperiert. Zu einem späten Prothesenschenkelverschluß der Bifurkationsprothese mit erforderlicher Reoperation ist es bei 3 Patienten im Follow-up gekommen (Tab. 4).

Todesfälle im Follow-up

Im Nachuntersuchungszeitraum sind 21 der 92 Patienten (23 %) verstorben. Der Todeszeitpunkt lag postoperativ im Mittel bei 33,9 ± 28,1 Monaten (2–84 Monate). 6 Patienten verstarben an einem Tumorleiden, 10 Patienten an einer generalisierten Arteriosklerose (5 mal Herzinfarkt, 3 mal Apoplex, 1 mal Mesenterialinfarkt, 1 mal fortgeschrittene Arteriosklerose mit Multiorganversagen bei Dialyse), 1 Patient 3 Monate nach BAA-Operation mit suprarenaler Aortenruptur, 1 Patient im Status asthmaticus, bei 3 Patienten war die Todesursache nicht bekannt (Tab. 4).

Nierenfunktion (Spätergebnis)

Als Indikation zur Simultanoperation steht an 1. Stelle die renale Insuffizienz (52/92 Patienten). Von den 21 Patienten mit einem präoperativ pathologischem Serumkreatinin waren bei 10 Pat. (48 %) im späten Follow-up die Kreatininwerte im Normbereich. Zu einer deutlichen Besserung, jedoch zu keiner Normalisierung der Retentionswerte ist es bei 3 Patienten postoperativ gekommen, einer dieser Patienten war präoperativ dialysepflichtig. Bei 5 Patienten ist es zu keiner Veränderung der Kreatininwerte durch die Revaskularisation gekommen, bei einem dieser Patienten mußte die bereits präoperativ erforderliche Dialyse postoperativ als Dauerdialyse fortgesetzt werden. Zu einer Verschlechterung der Nierenfunktion im Follow-up kam es bei 3 Patienten, jedoch war bei ausreichend kompensierter Insuffizienz keine Dialysebehandlung erforderlich.

Bei diesen 21 Patienten mit präoperativ erhöhten Kreatininwerten betrug der mittlere Kreatininwert 2,51 ± 1,34 mg/dl und postoperativ 1,91 ± 1,03 mg/dl (t = 2,54; p = 0,019), (Tab. 6, Grp. D). Die Abbildung 3 zeigt die Serumkreatininwerte prä- und postoperativ im Vergleich für die einzelnen Patientengruppen mit unterschiedlichem Schweregrad der renalen Insuffizienz. Von den 4 Patienten mit präoperativ schwerer renaler Insuffizienz (Serumkreatinin > 3,5 mg/dl) waren 2 Patienten präoperativ dialysepflichtig, das mittlere Serumkreatinin betrug bei diesen Patienten präoperativ 4,93 ± 1,16 mg/dl und postoperativ 3,30 ± 2,0 mg/dl (Abb. 3, Grp. C).

Betrachtet man die 31 Patienten mit präoperativ laborchemisch nicht meßbarer, jedoch szintigraphisch nachgewiesener Einschränkung der Nierenfunktion, ist es im Follow-up nur bei 4 Patienten zu einem Anstieg des Kreatinins gekommen, bei allen 4 Patienten lag

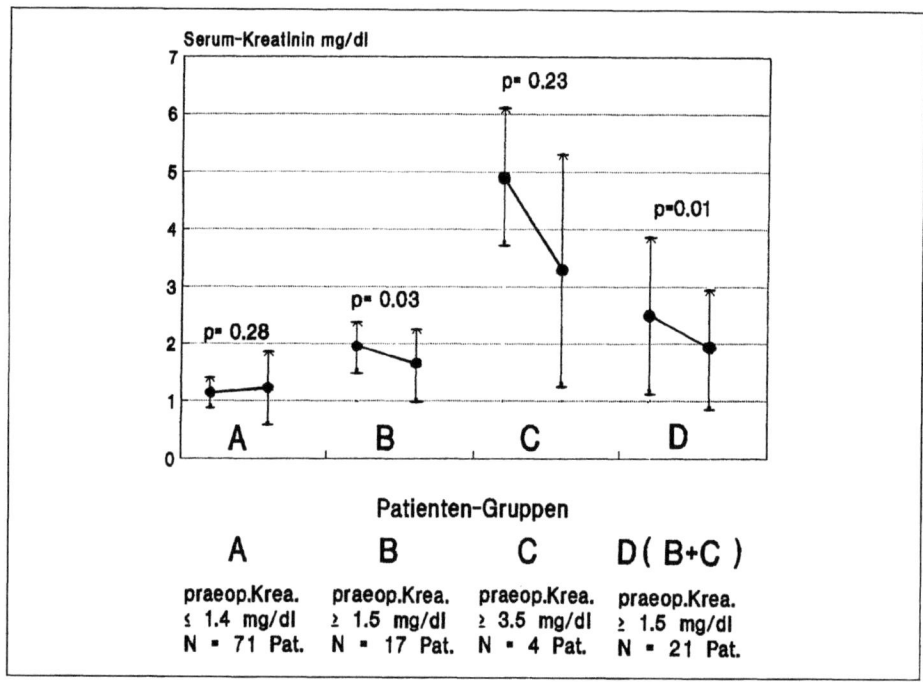

Abb. 3. Nierenfunktion prä- und postoperativ (Spätergebnis): mittlere Kreatininwerte ± Standardabweichung für einzelne Patientengruppen mit unterschiedlicher Nierenfunktion prä- und postoperativ, Signifikanzberechnung mit Students'-t-Test, Krea. = Serumkreatinin.

eine milde, kompensierte Niereninsuffizienz vor. Von den insgesamt 71 Patienten mit präoperativ normalen Kreatininwerten hatten 65 Patienten im Follow-up eine unverändert normale Nierenfunktion. Zu einer Verschlechterung der Retentionswerte ist es bei 6 Patienten gekommen. Der mittlere Serumkreatininwert dieser 71 Patienten lag präoperativ bei 1,15 ± 0,25 mg/dl und im späten Follow-up bei 1,23 ± 0,63 mg/dl (Abb. 3, Grp. A).

Blutdruckverhalten (Spätergebnis)

Von den nur 14 Patienten, bei denen die renovaskuläre Hypertonie die Hauptindikation zur simultanen Nierenarterienoperation darstellte, war die Hypertonie im späten Follow-up bei 5 Patienten (36%) geheilt (diastolischer Blutdruck < 90 mmHg, keine antihypertensive Medikation) (15). Bei 6 Patienten hatten sich die Blutdruckwerte unter medikamentöser Therapie deutlich gebessert, bei 3 Patienten war das Blutdruckverhalten postoperativ unverändert.

Diskussion

Seit 1980 wurden am Heidelberger Krankengut bei 11% der Patienten mit elektiver Aneurysmachirurgie im infrarenalen Gefäßabschnitt und bei 3% der Patienten mit aortoiliakaler Rekonstruktion bei obliterierender Arteriopathie simultan eine Revaskularisation einer uni- oder bilateralen Nierenarterienstenose durchgeführt. Der relativ hohe Anteil an Simultanoperationen weist darauf hin, daß das Krankengut im Vergleich zu den 60iger und 70iger Jahren ein verändertes Risikoprofil aufzeigt (1, 2, 4).

Die perioperative Letalitätsrate für kombinierte aortoiliakale und renale Revaskularisationen werden in der Literatur zwischen 3 und 25 % angegeben (1, 3, 5, 7, 10, 18, 21, 23, 24). Tatsache ist, daß trotz Veränderung des Risikoprofils hin zum Problempatienten in neueren Arbeiten für die Simultaneingriffe eine immer niedrigere Hospitalletalität (3–8,5 %) angegeben wird (1, 18, 21, 23, 24).

Die Frage bleibt offen, ob es gerade die simultane Nierenarterienrevaskularisation ist, die bei den Risikopatienten das Risiko der postoperativen Niereninsuffizienz beherrscht. Ein Teilaspekt des Mißerfolges nach elektiver Aortenchirurgie stellt zum Beispiel das postoperative Nierenversagen bei Patienten mit bereits präoperativ eingeschränkter Nierenfunktion dar (1, 4, 5). Die Hospitalletalität von 1,1 % bei den Simultaneingriffen in unserem Krankengut entspricht einer akzeptierten Letalität wie bei elektiver infrarenaler Aneurysmachirurgie oder wie bei der alleinigen Nierenarterienchirurgie (8, 12, 16, 22, 26). Ähnliche Ergebnisse bei Kombinationseingriffen werden von O'Mara et al. (18) mit 3 % Letalität, von Stewart et al. (24) mit 3 % Letalität und von Kessler et al. (14) mit 4 % Letalität angegeben. Im zahlenmäßig umfangreichsten Krankengut gibt Torsello und Sandmann (27) eine Letalität von 8,5 % bei Simultaneingriffen an. Sogar in einem selektionierten Krankengut mit chronisch Niereninsuffizienten und erforderlicher aortoiliakaler Revaskularisation wird von Hallett et al. (10) nur eine Letalitätsrate von 7 % angegeben. Es ist von Bedeutung, die präoperative Diagnostik auf die prä- und intrarenale Funktionsstörung auszudehnen (1, 3, 17). Bei einer höhergradigen, hämodynamisch wirksamen Nierenarterienstenose sollte bei anstehendem Aorten- oder Beckenarterieneingriff unseres Erachtens die Bedeutung einer Nierenarterienstenose hinsichtlich einer Funktionsminderung einer oder beider Nieren mit einer seitengetrennten Funktionsuntersuchung der Nieren (Szintigraphie, Clearence) überprüft werden. Immerhin lag bei 3 % der obliterierenden Verschlußprozesse der aotoiliakalen Achse und bei 11 % der Bauchaortenaneurysmen eine ein- oder beidseitige, über 70 %ige Nierenarterienstenose vor; 56 % dieser Patienten wiesen eine Funktionseinschränkung der betroffenen Niere auf, ein Viertel dieser Patienten zeigte bereits erhöhte Retentionswerte. Analysiert man die Spätergebnisse hinsichtlich der Nierenfunktion, ist keine signifikante Verbesserung der Serumkreatininwerte zu errechnen (Abb. 3). Das heißt, eine bereits präoperativ gestörte Nierenfunktion wird durch die simultane Revaskularisation der Niere nicht unbedingt verbessert. Jedoch kann man davon ausgehen, daß eine Verschlechterung der renalen Insuffizienz durch die Operation bei ansonsten natürlicher Progredienz einer Nierenarterienstenose durch die Operation günstig beeinflußt bzw. aufgehalten wird. Immerhin ist es bei allen Patienten mit nachweisbarer präoperativer Niereninsuffizienz im Follow-up von durchschnittlich 4 Jahren zu keiner Verschlechterung, sondern eher zu einer Verbesserung der Nierenfunktion gekommen. Untersuchungen über den natürlichen Verlauf von Nierenarterienstenosen haben gezeigt, daß im Follow-up von rund 4 Jahren eine Progredienz der Nierenarterienstenose in 30–45 % der Fälle nachzuweisen war. Bei über 75 %iger Stenose resultierte sogar eine Verschlußrate von 16 % (9, 19, 20). Da die Operationsindikation bei über 70 %iger Nierenarterienstenose gestellt wird, resultiert bei operativem Vorgehen ein wesentlich günstigeres Ergebnis im 4-Jahres-Follow-up als der Spontanverlauf es aufzeigt. Daraus ergibt sich die Indikation zur simultanen Operation zur Vermeidung einer Progredienz der Stenose, zur Verminderung einer Niereninsuffizienz und zur Verhinderung eines Nierenarterienverschlusses mit der Folge des Organverlustes (1). Als Nebeneffekt ist auch in dieser Patientengruppe eine begleitende Hypertonie postoperativ medikamentös besser einstellbar.

Die Indikationsgruppe „technisch" stellt in unserem Krankengut 21 % dar. Am häufigsten handelt es sich um eine kaliberstarke Polarterie, die aus dem Aneurysmasack oder unmittelbar infrarenal im Anastomosenbereich der aotalen Rekonstruktion entsprang und einer gedoppelten Nierenarterie gleichzusetzen war. Die Bedeutung einer kaliberstarken Polarterie darf nicht unterschätzt werden. Bei Ligatur kann ein Teilinfarkt des Organes mit konsekutiver renovaskulärer Hypertonie oder Funktionsverschlechterung eintreten (6, 11, 25, 26). Dieser Umstand spricht dafür, daß die Angiographie in der präoperativen Diagnostik bei Aneurysmaträgern als sinnvolle Untersuchung beizubehalten ist.

Operationstechnisch unterscheidet sich das Verfahren der Nierenarterienrekonstruktion bei Simultaneingriffen deutlich von den sonst bevorzugten Verfahren durch Veneninterposition bei den elektiven Nierenarterieneingriffen. Der Dacron-Bypass als prothetorenaler Bypass kam in 45 % der Fälle bei einer Simultanoperation zur Anwendung, während der Venen-Bypass nur bei 8 % der Patienten angelegt wurde. Gründe für die Anlage eines Dacron-Bypass ist die einfache Handhabung und somit die Verkürzung der Operationszeit bei den zumeist alten Patienten. Gründe für die Anlage des seltener angewandten Venen-Bypass waren ein schlechter Abstrom bei kleiner, in der Funktion stark eingeschränkter Niere. Um jedoch eine Restfunktion bei progredienter Niereninsuffizienz zu erhalten, wurden auch diese, zumeist bilateral deutlich funktionseingeschränkten Nieren im Rahmen einer simultanen Rekonstruktion revaskularisiert. Eine Wiederherstellung der Normalfunktion war bei diesen Patienten nicht das therapeutische Ziel, sondern der alleinige Organerhalt im „steady state" der kompensierten Retention stellt das Behandlungsziel dar.

Die NA-Reimplantation in die Prothese/Aorta wurde zwar, wenn immer möglich, bevorzugt, kam jedoch nur in 27 % der Fälle zur Anwendung. Bei einer Hauptstammstenose erweist sich die Absetzung der Nierenarterie im Ostium mit nachfolgender Eversions-TEA und Reimplantation als besonders günstig. Die transaortale Thrombendarteriektomie der Nierenarterien (18 %) wurde nur dann für indiziert gehalten, wenn es sich um eine reine Ostiumstenose handelte.

Das in den 70iger Jahren diskutierte zweizeitige Operationsverfahren aus Gründen einer zu hohen Belastung des Patienten haben wir verlassen. Ebenso lehnen wir eine prä- oder auch postoperative endovaskuläre flankierende Maßnahme wegen der hohen Redzidivrate bei arteriosklerotischer Nierenarterienstenose ab. Die Ergebnisse nach simultaner Revaskularisation rechtfertigen unser Vorgehen.

Literatur

1. Allenberg JR, Hupp T (1991) Indikationsstellung zur operativen Nierenarterienrekonstruktion und Ergebnisse. In: Maurer PC, Dörrler J, Sommoggy v.S (Hrsg) Gefäßchirurgie im Fortschritt. Vol 1. Thieme, Stuttgart New York, S. 229–241
2. Allenberg JR, Hupp T (1985) Die percutane transluminale Angioplastie selektioniert das chirurgische Krankengut für renovasculäre Rekonstruktionen: Indikation, Operationstechnik und Ergebnisse heute. Angioarchiv 7: 69–72
3. Ammundsen S, Skjaerven R, Trippestad A, Soreide O (1989) Abdominal aortic aneurysms – A study of factors influencing postoperative mortality. Eur J Vasc Surg 3: 405–409
4. Bergentz SE, Bergquist H, Weibull H (1989) Changing concepts in renovascular surgery. Br J Surg 76: 429–430
5. Bickerstaff LK, Hollier LH, van Peenen HJ, et al. (1984) Abdominal aortic aneurysm repair combined with a second surgical procedure – Morbidity and mortality. Surgery 95: 487–491
6. Brewster DC, Buth J, Darling RC Austen WG (1976) Combined aortic and renal artery reconstruction. Am J Surg 131: 457–463

7. Cooper GG, Atkinson, AB, Barros D'Sa AAB (1990) Simultaneous aortic and renal artery reconstruction. Br J Surg 77: 194–198
8. Dean RH, Keyser JE, Dupont WD, Nadeau JH, Meacham PW (1984) Aortic and renal vascular disease: factors affecting the value of combined procedures. Ann Surg 200: 336–344
9. Dean RH, Kieffer RW, Smith BM, et al. (1981) Renovascular hypertension: anatomic and renal function changes during drug therapy. Arch Surg 116: 1408–1415
10. Hallett JW Jr, Fowl R, O'Brien PC (1987) Renovascular operations in patients with chronic renal insufficiency: do the benefits justify the risks. J Vasc Surg 5: 622–627
11. Hardy JD (1966) Preservation of accessory artery supply in abdominal aneurysm resection. Surg Gynecol Obstet 123: 1317–1319
12. Heberer G, VanDongen RJAM (1987) Gefäßchirurgie. Springer, Berlin Heidelberg New York
13. Hupp T, Clorius JH, Allenberg JR (1991) Renovascular hypertension: Predicting surgical cure with exercise renography. J Vasc Surg 14: 200–207
14. Kessler AR, Mulherin JL Jr, Edwarde WH (1984) Combined aortic and renal artery reconstruction. South Med J 77: 155–158
15. Maxwell MH, Bleifer KH, Franklin SS, Varady PD, Deegan C (1972) Cooperative study of renovascular hypertension: demographic analysis of the study. JAMA 220: 1195–1204
16. Novick AC, Straffon R, Stewart B, et al. (1981) Diminished operative morbidity and mortality in renal revascularization. JAMA 246: 749–753
17. Novick AC, Ziegelbaum M, Vidt DG (1987) Trends in surgical revascularization for renal artery disease: Ten years experience. JAMA 257: 498–501
18. O'Mara CS, Maples MD, Kilgore TL, et al. (1988) Simultaneous aortic reconstruction and bilateral renal revascularization. Is this a safe and effective procedure. J Vasc Surg 8: 357–366
19. Pohl MA, Novick AC (1985) Natural history of atherosclerotic and fibrous renal artery disease: clinical implications. Am J Kidney Dis 5: A120–130
20. Schreiber MJ, Novick AC, Pohl MA (1989) The natural history of atherosclerotic and fibrous renal artery disease. Vortrag bei Jahrestagung American Society of Nephrology in Washington DC, 23-25. 11. 1980
21. Stanley JC, Whitehouse WM JR, Graham LM (1980) Complications of renal revascularization. In: Bernhard VM Towne JB (eds) Complications in vascular surgery. Grune & Stratton, New York, S 189–210
22. Stanley JC, Whitehouse WM, Graham LM, Cronenwett JL, Zelenock GB, Lindenauer SM (1982) Operative therapy of renovascular hypertension. Br J Surg 69 (suppl): 63–66
23. Sterpetti AV, Schultz RD, Feldhaus RJ, et al. (1986) Aortic and renal atherosclerotic disease. Surg Gynecol Obstt 163: 54–59
24. Steward MT, Robert B, Smith II, Fulenwider JT, Perdue GD, Wells JO (1985) Concomittant renal revascularization in patients undergoing aortic surgery. J Vasc Surg 2: 400–405
25. Sykes D (1963) The arterial supply of the human kidney with special reference to accessory renal arteries. Br J Surg 50: 368–373
26. Torsello G, Sandmann W, Kniemeyer H (1986) Revaskularisation der Nierenarterie in der Chirurgie des Bauchaortenaneurysma. Angio 8: 95–100
27. Torsello G, Sachs M, Kniemeyer H, Grabitz K, Godehardt E, Sandmann W (1990) Results of surgical treatment for atherosclerotic renovascular occlusive disease. Eur J Vasc Surg 4: 477–482
28. Vollmar J (1982) Chronisjche Verschlußprozesse der Nierenarterie. In: Vollmar J (Hrsg) Rekonstruktive Chirurgie der Arterien. Thieme, Stuttgart New York, S 445–489

Anschrift des Verfassers:
Prof. Dr. J. Allenberg
Ruprecht-Karls-Universität
Heidelberg
Chir. Universitätsklinik
Im Neuenheimer Feld 110
6900 Heidelberg

Therapeutische Aspekte bei Claudicatio abdominalis und renalem Hochdruck

B. Glücklich

Gefäßchirurgische Klinik, Kreiskrankenhaus Rendsburg

Die Claudicatio intestinalis, ein Begriff entlehnt von dem klassischen Symptom der arteriellen Verschlußkrankheit der unteren Extremitäten, Claudicatio intermittens, ist das typische Krankheitszeichen der um ein Vielfaches seltener auftretenden chronischen mesenterialen Ischämie. Kennzeichnend dabei sind starke, häufig krampfartig auftretende Schmerzen postprandial, die etwa 30 bis 40 min nach Nahrungsaufnahme beginnen und manchmal auch mit Übelkeit und Erbrechen einhergehen. Im Laufe von Monaten, manchmal auch Jahren, kommt es bei den Patienten zu einer derartigen Angst vor den Schmerzen, daß seltener und vor allem weniger gegessen wird. Daraus resultiert die bei den meisten Personen auftretende extreme Gewichtsabnahme. Viele dieser Patienten werden dem Gefäßchirurgen nach häufig wochenlanger, ergebnisloser Tumorsuche vorgestellt. Zu diesem Zeitpunkt sind bereits alle laborchemischen und endoskopischen Tests sowie die meisten radiologischen Untersuchungen des Magen-Darm-Trakts durchgeführt worden. Manchmal liegt ebenfalls die Mesenterialarteriendarstellung vor, die zur Sicherung der Diagnose und zur Planung des operativen Vorgehens notwendig ist. Einige Patienten haben auch das Glück, aufgrund ihrer allgemeinen Arteriosklerose bei ebenfalls vorliegender Claudicatio intermittens der unteren Extremitäten dem Gefäßchirurgen schon früher „über den Weg zu laufen".

Die Seltenheit der chronischen mesenterialen Ischämie ergibt sich aus der ausgezeichneten Kollateralbildung zwischen den drei großen Arterien, die die intraabdominalen Organe versorgen: Tr. coeliacus, A mesenterica superior und A. mesenteria inferior (Abb. 1).

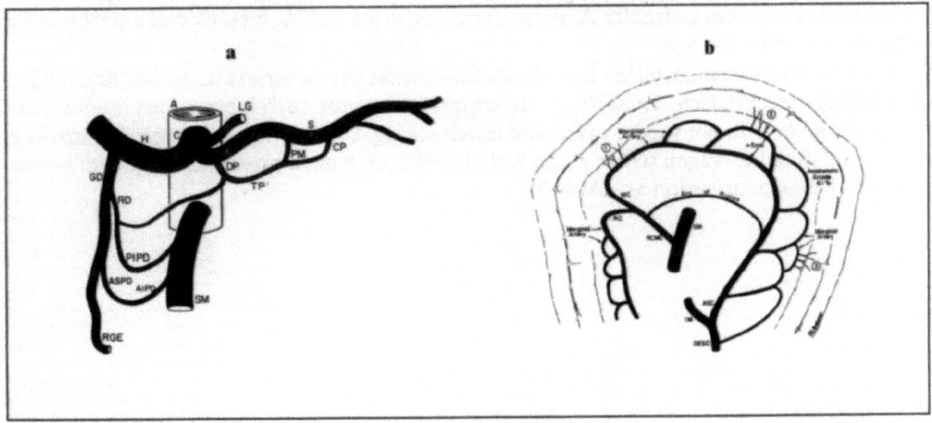

Abb. 1. a Kollateralversorgung der oberen beiden Viszeralarterien; **b** Kollateralversorgung der oberen und unteren Mesenterialarterien (*A* Aorta, *H* A. hepatica, *S* A. lienalis, *SM* A. mesenterica/superior, *GD* A. gastroduodenalis, *PIPD* A. pancreatico duodenalis, *IM* A. mesenterica/inferior)

Erst bei subtotalen Stenosen von 80 und mehr Prozent sowie Verschlüssen von zwei der drei genannten Arterien kommt es zum Auftreten der Claudicatio intestinalis (Abb. 2). In meiner persönlichen Erfahrung waren bei den Patienten meist die oberen beiden Arterien betroffen, so daß dann der gesamte Dünn- und Dickdarm durch den Umgehungskreislauf aus dem Bereich der A. mesenterica inferior versorgt wurde.

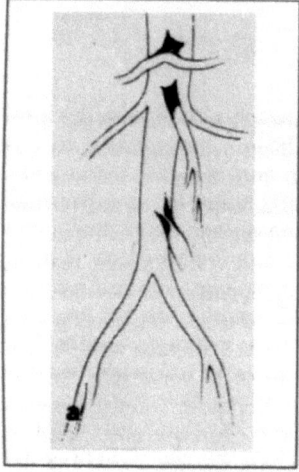

Abb. 2. Verschluß des Tr. coeliacus und der A. mesenterica superior. Stenose der A. mesenterica inferior

Entscheidend wichtig ist es daher, nicht die 20jährige Patientin mit Anorexia nervosa und lautem Strömungsgeräusch im Epigastrum einer operativen Behandlung zuzuführen, sondern nur diejenigen Arteriosklerotiker zu operieren, bei denen Claudicatio abdominalis, deutlicher Gewichtsverlust aus früheren normalen Gewichtsverhältnissen heraus sowie arteriographisch nachgewiesener Verschluß von zwei der drei Mesenterialgefäße vorherrscht. Nach Dafürhalten des Autors liegt bei einer — selbst wenn z. T. hochgradigen — Stenosierung des Abgangs des Tr. coeliacus (z. B. bei Einengung durch das Ligamentum arcuatum), sonst aber normaler A. mesenterica superior und A. mesenterica inferior keine Operationsindikation vor.

Auch bei Mesenterialarterien liegt der Schwerpunkt der Arteriosklerose im Bereich der Abgänge dieser Arterien. So ist die A. mesenterica superior nach ihren ersten drei bis fünf Zentimetern fast immer wieder offen und durchgängig. Unserer Erfahrung nach bietet sich dieses Gefäß daher wegen seiner guten Kollateralbildung nach proximal und distal besonders zur Revaskularisation an (Abb. 3).

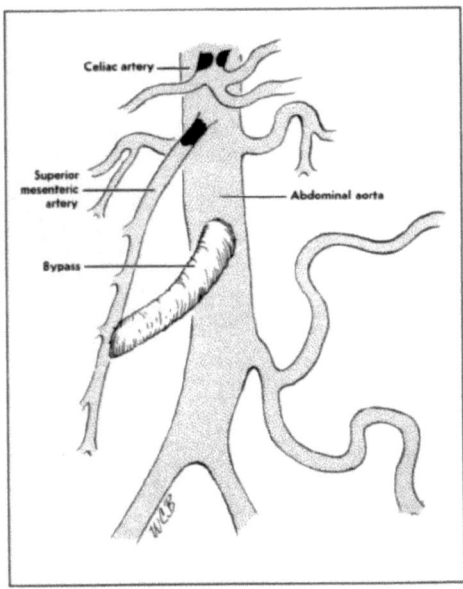

Abb. 3. Bypass zwischen Aorta und A. mesenterica superior

Dies kann sowohl primär durch einen Bypass direkt von der Aorta ausgehend sowie ebenfalls im Rahmen eines aortobiliakalen oder bifemonalen Bypass als zusätzlicher Bypass von der Y-Prothese zur A. mesenterica superior erfolgen. Die selten notwendige Rekonstruktion der A. mesenterica inferior erfolgt am besten durch die seitliche Implantation eines vorher knopfgroß herausgetrennten Anteils der ursprünglichen Aorta.

Das Vorgehen soll an einigen Beispielen erläutert werden:

Patient B., männl., 64 J. alt, Gewichtsverlust 18 kg in 9 Monaten; Verschluß des Tr. coeliacus und der A. mesenterica inferior, subtotale Stenose der A. mesenterica superior. Das intraoperative Konzept besteht in einer Normalisierung der Darmdurchblutung durch einen Aorta-mesenterica-superior-Bypass (Abb. 4).

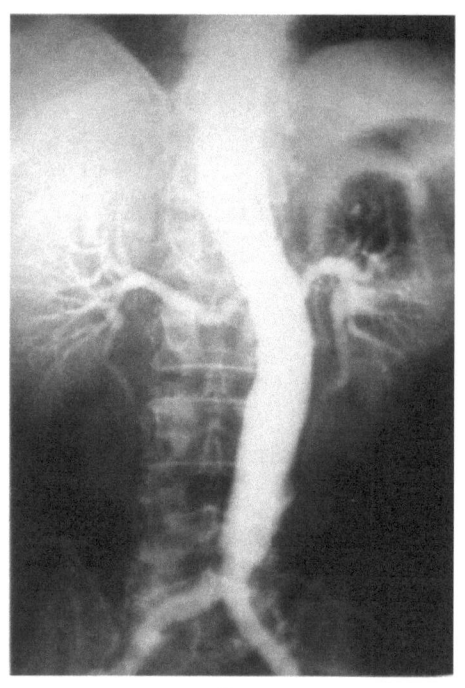

a

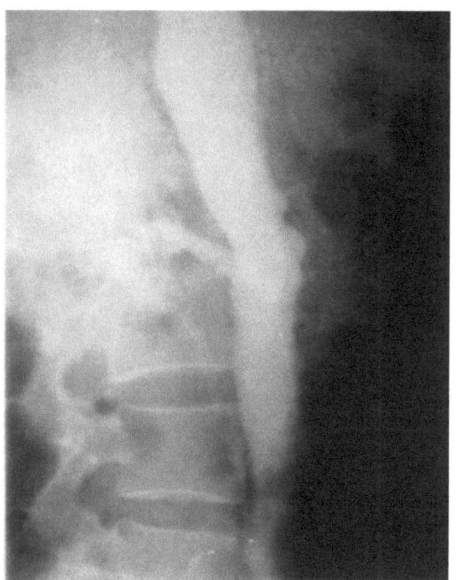

b

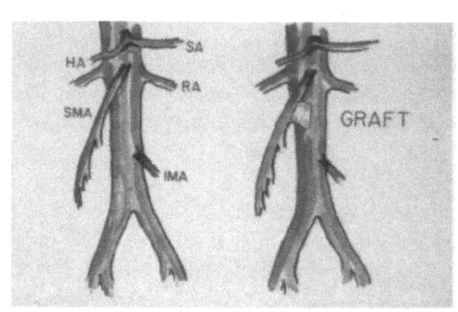

c

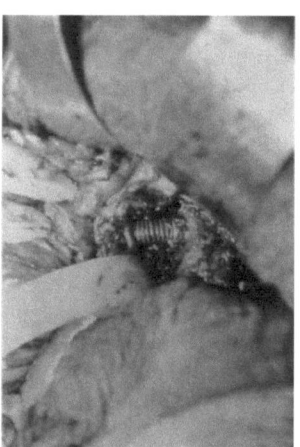

d

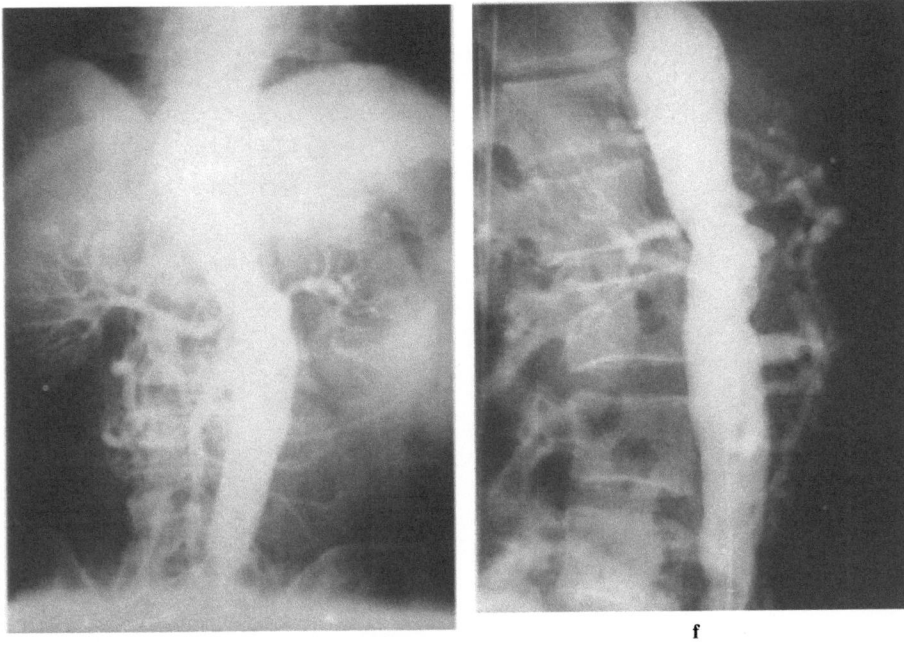

Abb. 4. Patient B.: **a** präoperative Angiographie, a.–p.; **b** präoperative Angiographie, seitlich; **c** Operationsskizze (*HA* A. hepatica communis, *IMA* A. mesenterica inferior, *RA* A. renalis, *SA* A. linealis, *SMA* A. mesenterica superior); **d** intraoperativer Situs; **e** postoperative Angiographie, a.–p.; **f** postoperative Angiographie, seitlich

Patient F., männl., 68 J. alt, Gewichtsverlust 22 kg in einem Jahr; Claudicatio intermittens, rechts mehr als links (80 m); subtotale Stenosen des Tr. coeliacus und der A. mesenterica superior, Verschluß der A. mesenterica inferior und Stenosen der Aa. iliacae communes, rechts mehr als links (Abb. 5).

Das Operationskonzept schließt eine gleichzeitige Korrektur der Beckenetage durch Implantation einer aortobiiliakalen Bifurkationsprothese gemeinsam mit einem Bypass von der Prothese zur A. mesenterica superior ein.

Sonderfälle in Symptomatik und Therapie sollten nicht unerwähnt bleiben: Einmal die akut auftretende Dünndarmnekrose bei chronischem Verschluß des Tr. coeliacus, insuffizient ausgeprägter Riolanscher Anastomose und einem stenotischen Abgang der A. mesenterica superior, bei dem es dann im Rahmen einer Thrombose in situ zum akuten Verschluß kommt. Auch diese Patienten müssen nach Darmresektion einer Rekonstruktion der Viszeralarterien zugeführt werden und unterscheiden sich, was Alter und Gesamtzustand anbetrifft, deutlich von den älteren Patienten, bei denen – bedingt durch kardiale Embolie – ein akuter Mesenterialarterienverschluß auftritt. Zum zweiten gibt es Patienten, bei denen der Darm ausreichend durch ausgeprägte Kollateralisierung – ausgehend von der A. mesenterica inferior – versorgt wird, diese jedoch im Rahmen einer aortoiliakalen Gefäßrekonstruktion ebenfalls operativ behandelt werden muß.

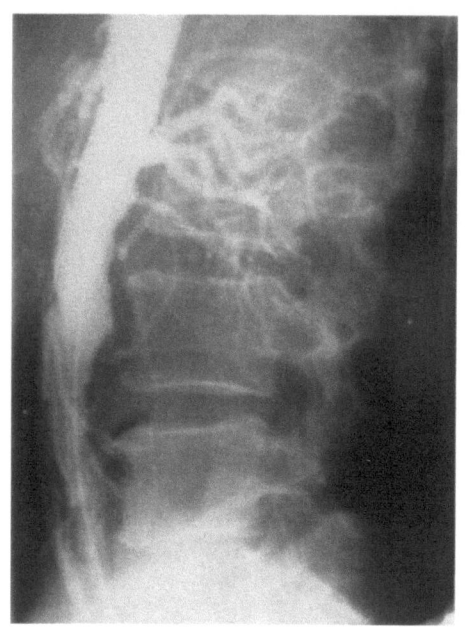

a

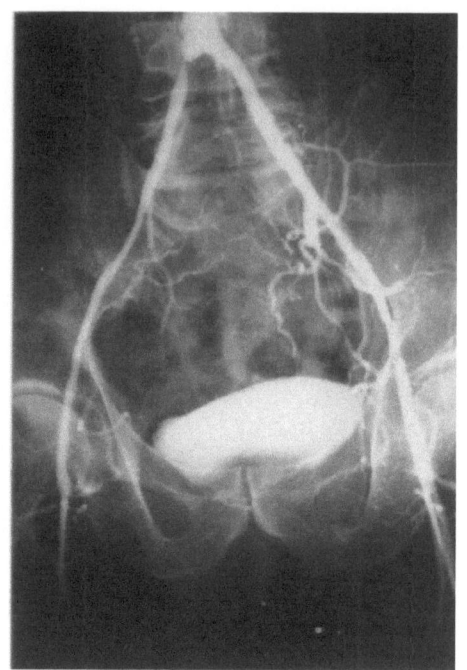

b

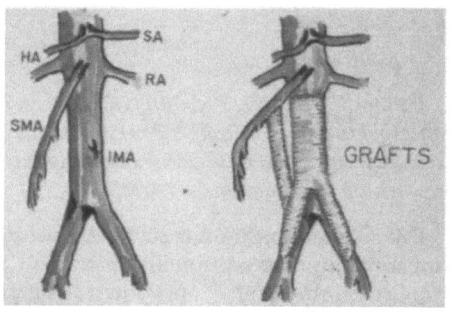

d

c

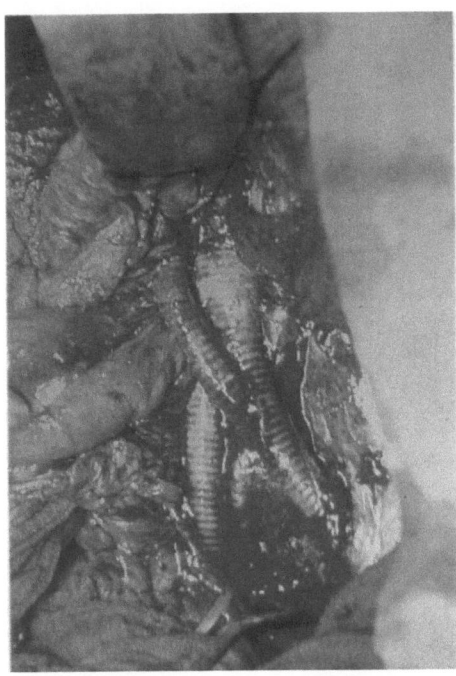

Abb. 5. Patient F.: **a** präoperative Angiographie, seitlich; **b** präoperative Angiographie der Beckenetage, a.—p.; **c** präoperative Angiographie: Nachweis der offenen A. mesenterica superior nach Passage der hochgradigen Stenose mit dem Angiographiekatheter; **d** Operationsplan (Abk. siehe Abb. 4c); **e** intraoperativer Situs

Patientin B., weiblich, 54 Jahre alt, Gewichtsverlust 10 kg in 6 Monaten, akutes Abdomen; Verschluß des Tr. coeliacus, akute Thrombosierung der A. mesenterica superior bei chronischer hochgradiger Stenose des Abgangs dieses Gefäßes, subtotale Stenose der A. mesenterica inferior.

Nach Resektion des gangränösen Dünndarmabschnitts und primärer Anastomosierung des Dünndarmes wurde eine „second look"-Operation nach 24 Stunden geplant. Das Konzept bei der Reoperation nach 24 Stunden bestand in der Revaskularisierung der oberen und unteren Darmabschnitte durch einen Bypass zwischen Aorta und A. mesenterica superior und Abgangserweiterungspatch der stenosierten A. mesenterica inferior (Abb. 6).

Ein völlig anderes Krankheitsbild zeigt der renal bedingte Bluthochdruck, dessen Diagnostik heute mit seitlich getrennter, venöser Reninbestimmung sowie Nierenarterienangiographie relativ einfach geworden ist. Während als Ursachen vor allem die fibromuskuläre Dysplasie und die Arteriosklerose unterschieden werden können, sind die Behandlungsmodalitäten — perkutane transluminale Dilatation oder operative Sanierung — bei beiden Ätiologien möglich. Auch hier werden uns die Patienten fast ausnahmslos von internistischen Kollegen vordiagnostiziert zugewiesen. Weitere Patienten sehen wir im Rahmen der eigenen Diagnostik für arterielle Verschlußkrankheiten oder Aneurysmaerkrankungen der Bauch- und Beckenarterien. Bei Patienten mit therapieresistentem oder schwer einstellbarem Bluthochdruck und isolierten Nierenarterienstenosen ziehen wir seit Jahren die PTA einer operativen Behandlung vor.

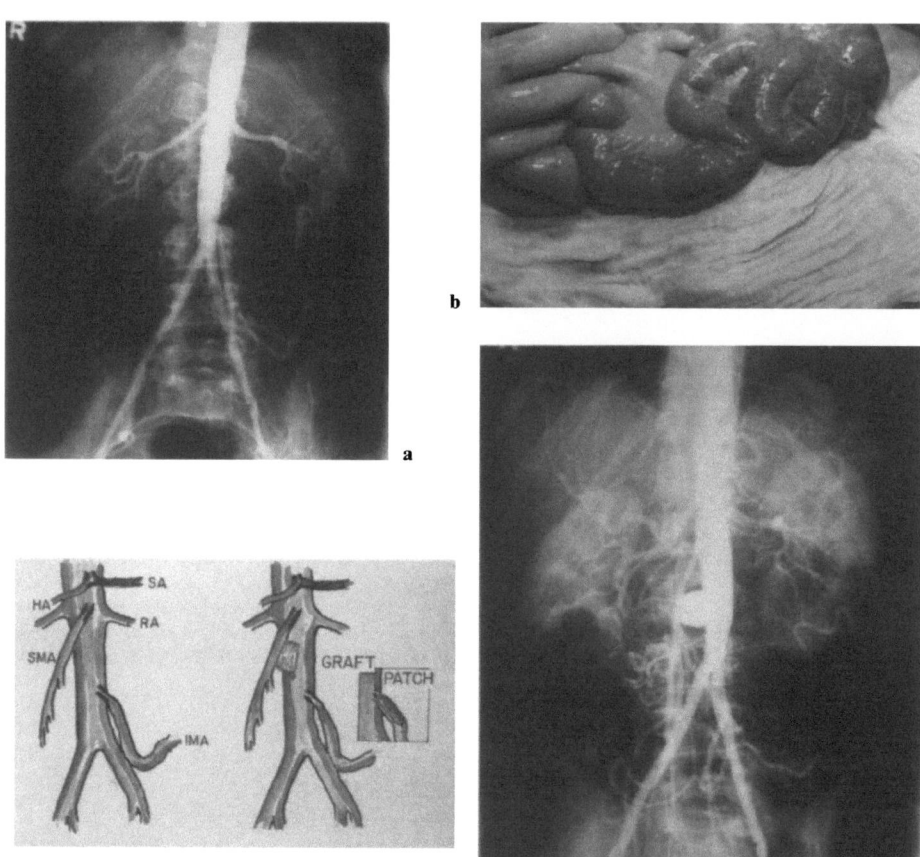

Abb. 6. Patientin B.: a präoperative Angiographie, a.-p.; b intraoperativer Situs bei Notfalloperation; c Operationsskizze (Abk. siehe Abb. 4 c); d Postoperative Kontrollangiographie. a.-p.

Patient N., männlich, 66 Jahre alt, Blutdruck 190/130 mmHg bei Einnahme einer Zweierkombination blutdrucksenkender Medikamente; hochgradige chronische Stenose der rechten A. renalis (Abb. 7).

Von Anfang 1985 bis Ende 1990, in einem Zeitraum von sechs Jahren also, wurden bei insgesamt 72 Patienten 80 Nierenarteriendilatationen nach Dotter durchgeführt. Die Ergebnisse wurden wie folgt klassifiziert:
– gut: keine sichtbare Reststenose,
– befriedigend: Reststenose unter 50%, d. h. kein signifikanter Druckabfall hinter der Stenose,
– erfolglos: Reststenose von über 50%.

Bezüglich der guten Ergebnisse läßt sich eine deutliche Lernkurve feststellen. Während wir 1985 lediglich 46% gute Ergebnisse hatten, konnten im letzten Jahr zu 90,9% gute Ergebnisse erzielt werden (1985 46%, 1986 52,6%, 1987 72,7%, 1988 75%, 1989 80%, 1990 90,9%). Signifikante Komplikationen, die eine umgehende Operation notwendig machten, traten in dem gesamten Zeitraum zweimal auf. Einmal kam es zur Dissektion und zum

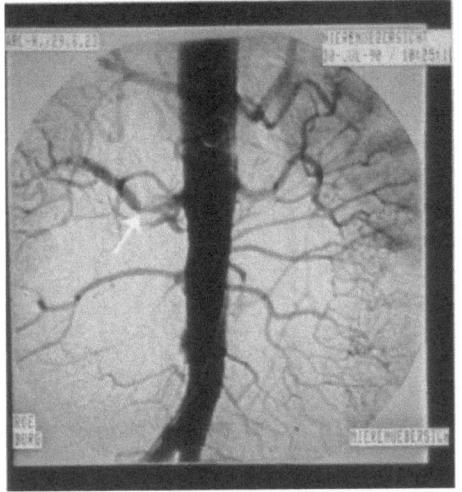

a

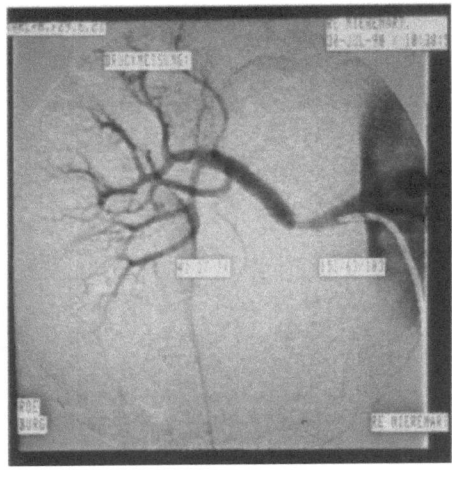

b

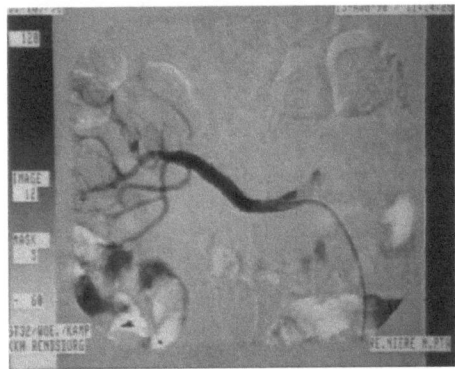

c

Abb. 7. Patient N.: **a** Bauchaortenangiographie; **b** Nierenarteriendarstellung rechts mit Druckmessung; **c** Kontrollangiographie nach Ballonkatheterdilatation

thrombotischen Verschluß der Nierenarterie, zum anderen trat eine erhebliche Blutung auf. Aufgrund der vor allem in der letzten Zeit zufriedenstellenden Ergebnisse wird daher in unserer Klinik bei Nierenarterienstenose mit signifikantem Bluthochdruck, jedoch keiner weiteren Indikation zur operativen Sanierung im Aorten- oder Iliakalbereich zunächst die PTA durchgeführt.

Auch bei Patienten, die zur Y-Prothesen-Operation vorbereitet werden, halten wir die Durchführung einer präoperativen PTA für sinnvoll, da die operative Rekonstruktion für die meist älteren Patienten ein zusätzliches Risiko mit sich bringt. Andererseits erfolgt die Rekonstruktion der Nierenarterien bei Aneurysmaerkrankungen im Abgangsbereich sowie bei Nierenpolarterien immer operativ. Bei ersteren ziehen wir ein Implantat zwischen Y-Prothese und distaler Nierenarterie (End-zu-End) vor, im Falle der Nierenpolarterien kann auch hier ein knopfförmiger Anteil der Aorta herausgeschnitten werden und von innen eine Endarteriektomie der Nierenarterie erfolgen. Der Knopf wird dann in die Y-Prothese implantiert.

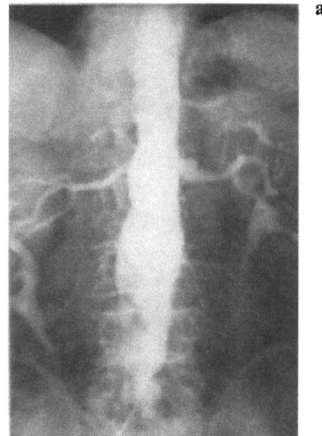
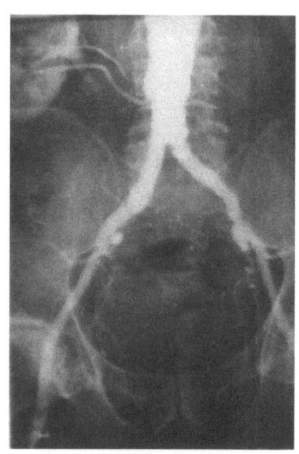
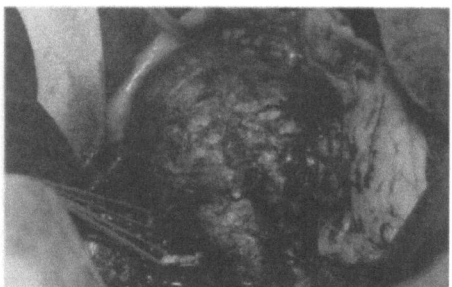
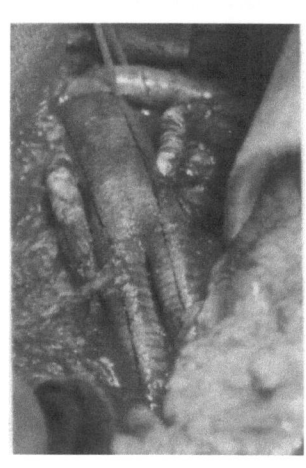

Abb. 8. Patient K.: **a** präoperative Angiographie, a.–p.: Bauchaorta mit Nierenarterienabgängen (Aneurysma li. A. renalis); **b** präoperative Angiographie: Beckenetage mit Darstellung der rechten unteren Nierenpolarterien; **c** operativer Situs vor Aortenresektion; **d** intraoperativer Situs nach erfolgter Rekonstruktion unter Schonung der linken Nierenvene

Patient K., männlich, 68 Jahre alt, Zustand nach aortokoronarem Bypass vor fünf Jahren; Bauchaortenaneurysma mit aneurysmatischer Beteiligung der linken A. renalis, Versorgung der rechten Niere durch zwei untere Polarterien zusätzlich zur rechten A. renalis (Abb. 8).

Zum Operationskonzept gehörte die Resektion des Bauchaortenaneurysmas sowie die Sanierung der linken Nierenarterie durch Bypass von der Bifurkationsprothese auf die distale A. renalis sinistra mit End-zu-End-Anastomose sowie Reimplantation der vorher desobliterierten rechten Nierenpolhauptarterie in den rechten Prothesenschenkel.

Anschrift des Verfassers:
Dr. med. Bernd Glücklich
Gefäßchirurgische Klinik
Kreiskrankenhaus Rendsburg
Lilienstraße 20–28
2370 Rendsburg

Wann soll eine Nierenarterienstenose operiert werden?

D. Regensburger, A. Finck, E. Kraatz, K. Muhle, H. H. Sievers

Klinik für Herz- und Gefäßchirurgie der Christian-Albrechts-Universität zu Kiel

Seit Einführung der perkutanen transluminalen Angioplastie mit der Möglichkeit, Stenosen und Verschlüsse praktisch aller für den Ballonkatheter erreichbaren Extremitäten- und Organarterien aufzudehnen, hat sich das Indikationsspektrum zur chirurgischen Beseitigung von Nierenarterienstenosen erheblich gewandelt. Für den Gefäßchirurgen bleiben nur noch die Nierenarterienstenosen zur Operation übrig, die entweder nicht dilatationsfähig sind — hier gibt es eine große Anzahl von Kontraindikationen — oder bei denen es während oder nach der Dilatation zu einer lokalen Komplikation gekommen ist.

Sowohl anhand der zahlreichen in der Literatur mitgeteilten Erfahrungen als auch anhand unserer eigenen, die bei 35 operierten Nierenarterienstenosen und 19 in Zusammenarbeit mit der radiologischen Abteilung dilatierten Nierenarterienstenosen gesammelt werden konnten, sollen hier zunächst die Indikationen zur operativen bzw. interventionellen Beseitigung der Nierenarterienstenosen dargestellt werden. Danach werden die verschiedenen Kontraindikationen, unter denen eine perkutane transluminäre Angioplastie der Nierenarterienstenose nicht möglich ist und daher eine Operation durchgeführt werden muß, beschrieben. Kurz wird dann auf die Operationstechnik und die unterschiedlichen Möglichkeiten der Nierenarterienrevaskularisation eingegangen und abschließend das von den Autoren seit 1977 operierte und dilatierte Krankengut mit Nierenarterienstenosen vorgestellt.

Wir unterscheiden heute drei verschiedene Indikationen (Tabelle 1), unter denen generell eine Nierenarterienstenose chirurgisch oder interventionell durch PTA zu beseitigen ist: 1. die renovaskuläre Insuffizienz einschließlich des akuten Nierenversagens, die in der Literatur als führende Indikation angesehen wird, 2. die extrarenale renovaskuläre Hypertonie und 3. die Indikation zur Beseitigung der Nierenarterienstenose zum Organerhalt (1, 5, 7). Wesentlich beeinflußt wird die Indikation zur Anwendung eines dieser beiden Verfahren durch die Ätiologie der Nierenarterienstenose. Die reine „fibromuskuläre" Stenose stellt heute häufig die ideale Indikation zur PTA dar, während die „arteriosklerotische" Stenose teilweise nicht dilatationsfähig ist. In die Indikationsgruppe „renovaskuläre Hypertonie" gehören alle jene Patienten, bei denen eine hämodynamisch wirksame Nierenarterienstenose vorliegt, die zu einem renovaskulären Hochdruck geführt hat, aber noch keine Niereninsuffizienz vorhanden ist. Die ideale Voraussetzung zur Senkung des renovaskulären Hochdrucks durch chirurgische Beseitigung der Nierenarterienstenose oder durch die PTA ist bei den Patienten gegeben, die jünger als 50 Jahre sind und bei denen zu erwarten ist, daß durch die chronische Minderperfusion der befallenen Niere noch kein intrarenaler

Tabelle 1. Indikation zur Beseitigung einer Nierenarterienstenose durch Operation oder durch perkutane transluminale Angioplastie (PTA)

- → extrarenaler renovaskulärer Hochdruck
- → renovaskuläre Insuffizienz
- → Organerhaltung

Schaden mit renovaskulärer Insuffizienz und noch keine Schädigung der kontralateralen Niere durch den Hochdruck entstanden sind.

Vor der Entscheidung zur Beseitigung der Nierenarterienstenose durch Operation oder PTA muß selbstverständlich durch verschiedene diagnostische Verfahren abgeklärt werden, ob es sich um eine hämodynamisch wirksame, also Hochdruck verursachende, oder um eine hämodynamisch noch nicht wirksame Nierenarterienstenose handelt (7). Denn bei Patienten mit einer angiographisch nachweisbaren Nierenarterienstenose und zusätzlich bestehender essentieller Hypertonie führt die Beseitigung der Nierenarterienstenose nicht zum Erfolg. Auch eine begleitende schwere Nierenparenchymschädigung, z. B. durch Arteriosklerose, eine diabetische Nephropathie oder eine Nephropathie durch Hyperurikämie, sind ebenfalls Erkrankungen, bei denen eine Besserung eines Hypertonus nicht zu erwarten ist.

Angiographische Kriterien, die für die hämodynamische Wirksamkeit einer Nierenarterienstenose sprechen, sind bei einer gut durchgeführten Angiographie häufig eindeutig: z. B. eine Stenose mit einem Durchmesser von weniger als zwei Millimeter, der Nachweis von Kollateralen, eine verzögerte Darstellung der befallenen Niere (vaskuläre Phase) im Vergleich zur gesunden Gegenseite und eine Verkleinerung der befallenen Niere im Vergleich zur gesunden Gegenseite, oder eine verzögerte Kontrastmittelausscheidung des Nierenbeckenkelchsystems auf der Seite der befallenen Niere. Sind diese Kriterien nicht eindeutig, sollte durch seitenvergleichende Nierenfunktionsuntersuchungen wie der seitengetrennten Bestimmung der Reninaktivität, durch Nierenszintigraphie und eventuell durch weiterführende Untersuchungen wie der Iod-Hippuran-Clearance und der Captopril-Provokation eine hochdruckwirksame Nierenarterienstenose nachgewiesen oder ausgeschlossen werden.

In die Indikationsgruppe *„reprovaskuläre Insuffizienz"* gehören alle Patienten mit einer ein- oder doppelseitigen hämodynamisch relevanten Nierenarterienstenose bzw. einseitig stummer Niere und Nierenarterienstenose auf der anderen Seite mit einer laborchemisch oder szintigraphisch nachweisbaren kompensierten Niereninsuffizienz, aber auch die Patienten, bei denen eine dekompensierte Niereninsuffizienz bis hin zum akuten Nierenversagen vorliegt. Durch erfolgreiche Beseitigung der Nierenarterienstenosen oder der einseitigen Nierenarterienstenose gelingt es bei einer großen Zahl dieser Patienten, eine Dialysepflichtigkeit zu umgehen oder über Jahre hinaus zu verschieben. Bei vielen Patienten ist es selbstverständlich jedoch nicht zu erwarten, daß es nach erfolgreicher Beseitigung der Nierenarterienstenose zu einer Senkung des renovaskulären Hochdrucks kommt.

Aus Gründen der *„Organerhaltung"* besteht die Indikation zur operativen Sanierung der Nierenarterienstenose bzw. des Vorschlusses oder zur Sanierung durch interventionelle Maßnahmen, wie PTA oder Lyse, bei den Patienten mit einseitig stummer Niere oder Zustand nach Nephrektomie bei konterlateraler hochgradiger Nierenarterienstenose mit oder ohne Einschränkung der Nierenfunktion oder bei akutem embolischen Verschluß. Nur durch sofort eingeleitete Revaskularisation einer solchen Niere besteht die Chance, die Niere zu erhalten.

Eine eingeschränkte Indikation oder sogar eine Kontraindikation zur operativen oder auch interventionellen Beseitigung von Nierenarterienstenosen besteht bei Patienten, bei denen der renovaskuläre Hypertonus medikamentös gut einstellbar ist, Patienten jenseits des 50. Lebensjahres, bei Patienten mit einer schweren generalisierten Arteriosklerose mit koronarer Herzkrankheit und zerebrovaskulärer Insuffizienz, bei ausgedehnten intrarenalen Gefäßveränderungen und selbstverständlich bei allen Patienten mit schweren Nebenerkrankungen, die Einfluß auf den Allgemeinzustand und die Lebenserwartung haben.

Da die perkutane Angioplastie einer Nierenarterienstenose Komplikationen nach sich ziehen kann, die einen notfallmäßigen chiurgischen Eingriff erforderlich machen, dürfen selbstverständlich die allgemeinen Kontraindikationen, die für die Operation gelten, auch für die Angioplastie nicht unbeachtet bleiben.

Die Operationsindikation zur Beseitigung der Nierenarterienstenose (Tabelle 2) wird immer dann gestellt, wenn das Verfahren der PTA nicht zum Ziel geführt hat, Komplikationen nach sich zog oder nicht anwendbar ist (4). Daraus ist zu folgern, daß gleiche Voraussetzungen, wie sie für die PTCA von Koronarstenosen, auch für die PTA von Nierenarterienstenosen gegeben sein müssen: Ein versierter Gefäßchirug muß erreichbar sein. Gelingt trotz angiographisch günstiger Verhältnisse die PTA der Nierenarterienstenose nicht, d. h. bleibt die Stenose hämodynamisch wirksam, so besteht dann praktisch immer die Indikation zur elektiv durchzuführenden operativen Sanierung der Nierenarterienstenose. Komplikationen der PTA, wie z. B. Dissektion der Nierenarterien mit akutem Verschluß derselben oder Dissektionen im Bereich des Nierenarterienabganges mit der eventuell großen Blutung, stellen die Indikation zum Noteingriff dar.

Tabelle 2. Indikation zur operativen Therapie einer Nierenarterienstenose

→ anatomische Ursachen
  (Nierenarterienverschluß, Ostiumstenose, Knickbildung), Aneurysma)
→ nicht gelungene PTA
→ Komplikationen nach PTA
  (Dissektion, Nierenarterienthrombose, Embolie, Blutung)
→ Simultanoperation
  (Bauchaortenaneurysma, aortoiliakale Stenose)

De PTA ist nicht anwendbar bei einem totalen Verschluß der Nierenarterie, einem ungünstigen Verlauf des Gefäßes, z. B. Knickstenosen, eventuellen Ostiumstenosen durch arteriosklerotische Plaquebildung, bei einer extremen poststenotischen Dilatation mit Gefahr der Perforation oder bei Nierenarterienaneurysmen, so daß auch dann immer die Indikation zur Operation gestellt werden muß. Auch periphere Stenosen der intrarenalen Nierenarterienäste können häufig nicht dilatiert werden.

Die diagnostischen Maßnahmen, die zur Abklärung der Diagnose „extrarenale renovaskuläre Hypertonie" und damit zur Planung der weiterführenden Therapie – operative Behandlung, interventionelle Behandlung oder konservative Behandlung – notwendig sind, werden im folgenden kurz dargestellt (7). Neben den Screening-Untersuchungen, mit denen man die Differentialdiagnose „renovaskulärer Hochdruck" oder „essentieller Hochdruck" abklären kann, sei auf die periphere Plasmareninbestimmung und auf den Captropiltest hingewiesen. In den letzten Jahren hat die Duplex-Dopplersonographie in der Hand des Erfahrenen einen hohen Stellenwert bei der Diagnostik der Lokalisation von Nierenarterienstenosen gewonnen. Durch seitengetrennte Funktionsuntersuchungen wie Bestimmung der Reninaktivität in den Nierenvenen und radioaktive Untersuchungen wie Nierenszinitigraphie wird eine weitere Klärung der Diagnostik bzw. Seitenlokalisation vorgenommen. Für die Planung des weiteren therapeutischen Vorgehens – ob operative Sanierung oder Sanierung durch PTA – ist selbstverständlich die Angiographie in konventioneller Weise oder als digitale Substraktionsangiographie unerläßlich.

Die operativen Möglichkeiten zur Beseitigung der hämodynamisch wirksamen Nierenarterienstenose sollen nun kurz dargestellt werden. Wesentliches Ziel der operativen Maßnahme ist selbstverständlich die Beseitigung der Nierenarterienstenose mit Herstellung einer möglichst normalen Hämodynamik im Bereich der peripheren Nierenarterienstrombahn. Die Operationstechnik richtet sich ganz nach dem anatomischen Befund:

Neben der offenen Desobliteration der Nierenarterienstenose mit Erweiterung durch autologen V.-saphena-Patch oder Kunststoffpatch ist das aortorenale Bypassverfahren unter Verwendung der autologen V. saphena magna oder einer Kunststoffprothese (Dacron, PTFE) die Methode der Wahl. Kurzstreckige lokalisierte Stenosen der Nierenarterien können reseziert und eine End-zu-end-Anastomosierung der Nierenarterien bei ausreichendem Lumen angestrebt werden. Ein weiteres Verfahren bei ganz proximalen Stenosen ist die Abtrennung der peripheren Nierenarterie distal der Stenose und die Reimplantation derselben in die Aorta. Eine schwere Arteriosklerose der renalen bzw. infrarenalen Aorta kann diese Methode jedoch äußerst schwierig gestalten. Die Interposition von V. saphena magna bei einseitigen Stenosen, das Brückentransplantat unter Verwendung der V. saphena magna oder von Kunststoff zur Beseitigung von bilateralen Stenosen sind weitere Methoden, die bei entsprechender Indikation sicher sehr gute Ergebnisse nach sich ziehen. Bei sehr peripheren Nierenarterienstenosen kann gegebenenfalls die Ex-situ-Korrektur mit Autotransplantation der Niere durchgeführt werden, eine Methode, bei der durch entsprechende intrarenal verabfolgte organprotektive Lösungen eine längere Ischämiezeit der Niere möglich ist (8). Erwähnt werden soll auch die simultane Rekonstruktion von ein- oder doppelseitigen Nierenarterienstenosen bei der operativen Beseitigung von infrarenalen Bauchaortenaneurysmen oder Implantation von Y-Prothesen wegen aortoiliakaler Verschlußkrankheit. Hier kommt meistens der prothesiorenale V.-saphena-Bypass oder ein Kunststoffbypass als Methode der Wahl in Frage. Seltene Methoden, die bei schwer arteriosklerotisch verändertren Aorten, bei denen eine aortorenale Bypassoperation bzw. Reimplantation der Nierenarterie nicht möglich ist, sind der von Brewster 1979 (2) angegebenen splenorenale Bypass, der von Chibaro 1984 (3) angegebene hepatorenale Bypass und der 1979 von Novick (6) angegebene ileorenale V.-saphena-Bypass.

Krankengut

Von 1977 bis 1991 wurden an unserer Klinik 35 Patienten, und zwar 26 Männer und 9 Frauen mit einem Durchschnittsalter von 51,2 Jahren mit einem Altersgipfel zwischen dem 40. und 60. Lebensjahr wegen einer Nierenarterienstenose operiert (Abb. 1). Die rechte Nierenarterie war 13mal (37,1 %), die linke Nierenarterie 17mal (48,6 %) betroffen, und bei 5 Patienten (14,3 %) bestand eine doppelseitige Nierenarterienstenose (Abb. 2). Die Indikation zur operativen Sanierung der Nierenarterienstenose war bei 31 Patienten ein renovaskulärer Hochdruck, bei 2 Patienten eine allgemeine Arteriosklerose bei Y-Bypass-Implantation und bei weiteren 2 Patienten eine Simultanoperation bei der Beseitigung eines infrarenalen Bauchaortenaneurysmas (Abb. 3). Die Operationsindikation „Niereninsuffizienz" bestand bei den bisher operierten Patienten nicht. Sicher spielt für die Indikationsstellung zur operativen Sanierung einer Nierenarterienstenose, die zur Niereninsuffizienz geführt hat, die Erfahrung bzw. Einstellung des den Patienten behandelnden Nephrologen eine wesentliche Rolle. Bei etwa 55 % der Patienten wurde ein aortorenaler Bypass unter Verwendung der V. saphena magna, einer Gefäßprothese oder einer Kombination beider Bypassmaterialien angelegt, bei etwa 26 % wurde ein V.-saphena-magna-Interponat und bei etwa 14 % eine Patcherweiterungsplastik nach Desobliteration durchgeführt. Eine Reimplantation der Nierenarterie in eine vorher implantierte Y-Prothese wurde bei zwei Patienten vorgenommen (Abb. 4). Zwei Patienten verstarben postoperativ, das entspricht einer Krankenhausletalität von 6,9 %. Direkt postoperativ zeigten nur zwei Patienten keine Besserung des Blutdruckes; bei 33 Patienten mit oder ohne antihypertensive Therapie besserte sich der Blutdruck (Abb. 5). Wir versuchten, den Spätverlauf der 33 Patienten, die aus

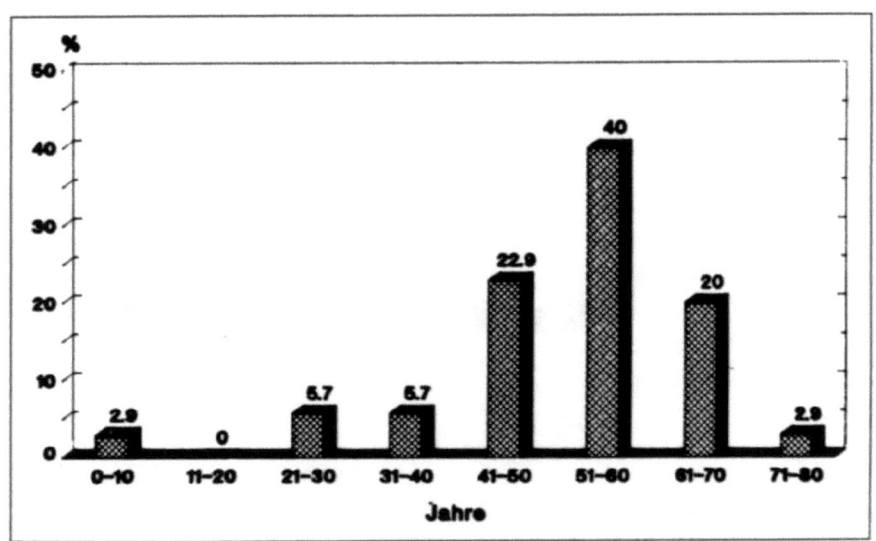

Abb. 1. Altersverteilung bei Operation einer Nierenarterienstenose (n = 35)

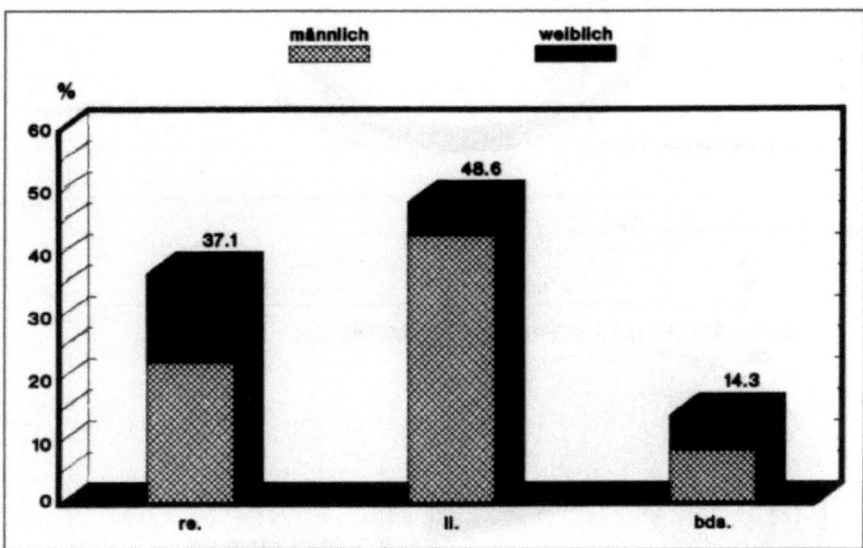

Abb. 2. Lokalisation der Stenose (n = 35)

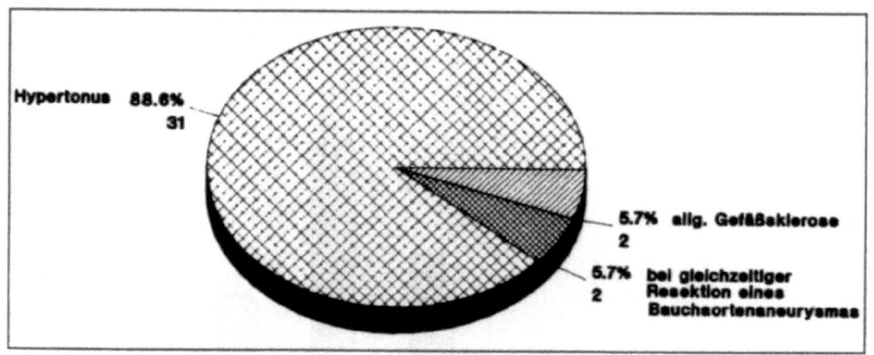

Abb. 3. Operationsindikation (n = 35)

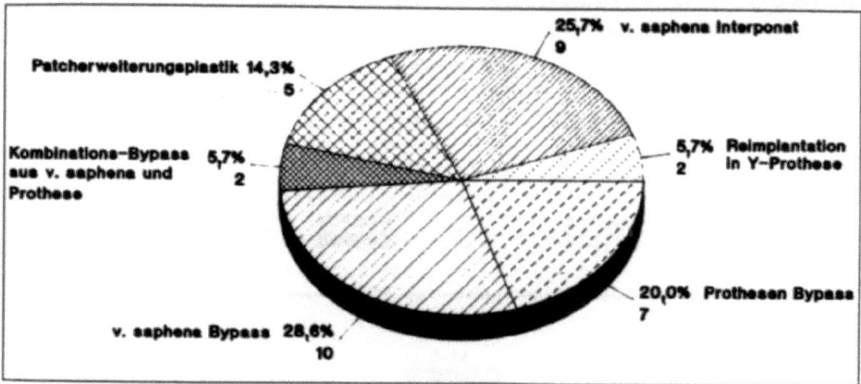

Abb. 4. Operationsmethode (n = 35)

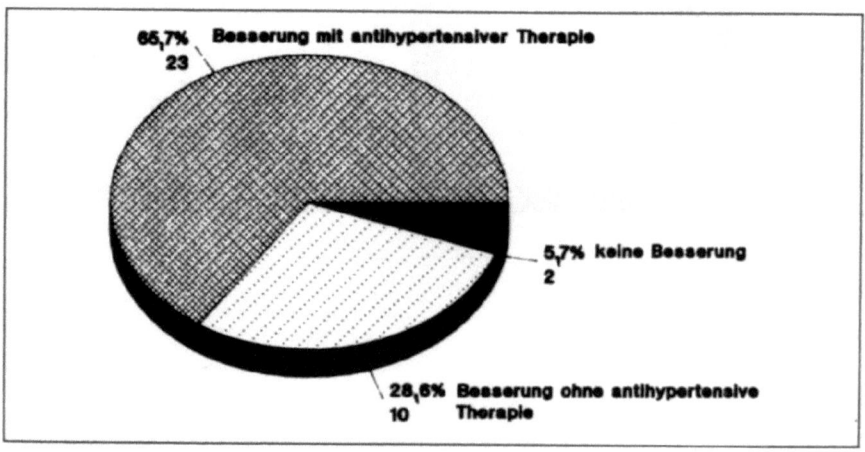

Abb. 5. Entwicklung des Blutdrucks nach der Operation (n = 35)

der stationären Behandlung entlassen wurden, zu verfolgen (Abb. 6). Elf dieser Patienten sind bis heute verstorben, das entspricht einer Spätletalität von etwa 38 %. Vier Patienten konnten nicht ermittelt werden. Von 18 Patienten wurden dann Nachuntersuchungsdaten über den Hausarzt oder über den Patienten selbst in Erfahrung gebracht. Nur bei drei der bis heute lebenden Patienten fand sich keine Besserung des Blutdrucks. Neun Patienten zeigten eine Normalisierung des Blutdruckes unter zusätzlicher antihypertensiver Therapie, vier Patienten hatten normale Blutdruckwerte ohne Medikamente (Abb. 7). Zeichen einer Niereninsuffizienz bestanden nur bei zwei Patienten.

Von 1981 bis 1991 wurden in der Abteilung für Röntgendiagnostik der Radiologischen Universitäts-Klinik Kiel 19 Nierenarterienstenosen von 16 Patienten mit einem Altersgipfel

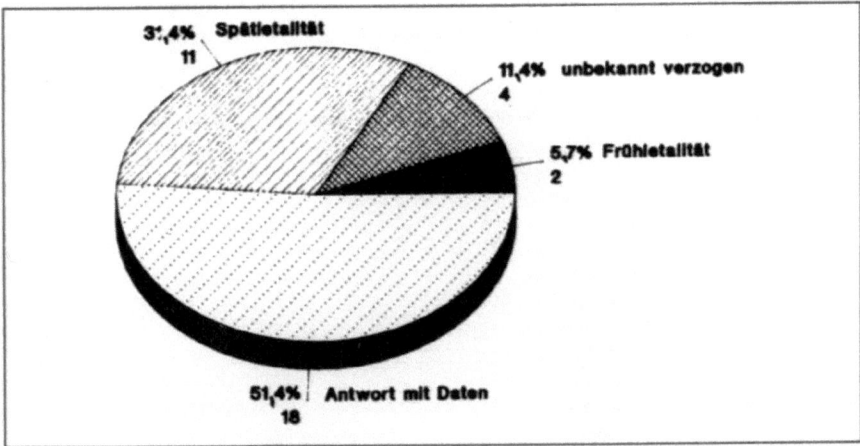

Abb. 6. Rückantworten der Patienten (n = 35)

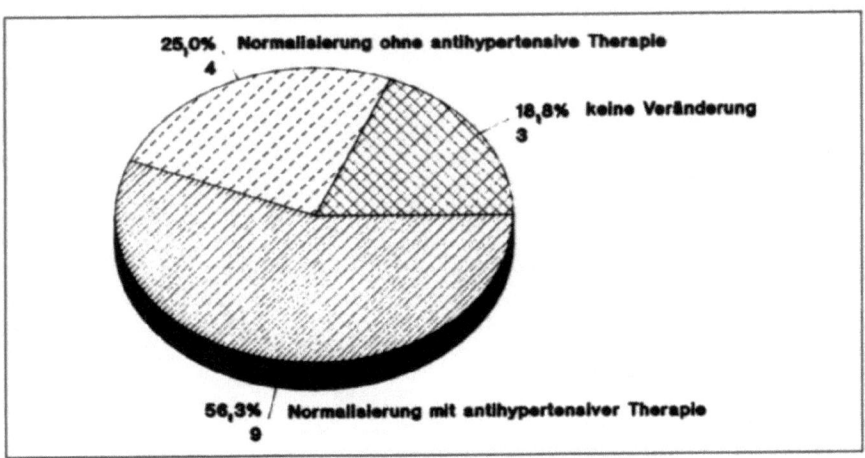

Abb. 7. Entwicklung des Blutdrucks im Spätverlauf (n = 16)

zwischen 40 und 60 Jahren unter der Indikation „renovaskulärer Hochdruck" duch PTA therapiert (Tabelle 3). 14 der Stenosen hatten einen Durchmesser von 2 mm, eine Stenose betrug 1 mm im Durchmesser. Das röntgenologische Dilatationsergebnis war bei allen Patienten als günstg einzustufen. Der Durchmesser der dilatierten Nierenarterien lag zwischen 6 und 9 mm (Tabelle 4). Nachuntersuchungsergebnisse im Hinblick auf das Blutdruckverhalten und das Verhalten der Nierenfunktion liegen zur Zeit noch nicht vor.

Zusammenfassend ist zu sagen, daß alle therapeutischen Maßnahmen — sei es die Operation, sei es die PTA zur Beseitigung der Nierenarterienstenose — generell zum Ziel haben, auf der einen Seite den renovaskulären Hochdruck zu senken und auf der anderen Seite eine mehr oder weniger stark eingeschränkte Nierenfunktion zu verbessern, um die Dialysepflichtigkeit so weit wie möglich hinauszuschieben. Die in der Überschrift dieses Beitrags gestellte Frage: „Wann soll eine Nierenarterienstenose operiert werden?" muß folgendermaßen beantwortet werden: Nur bei den Patienten, bei denen aus anatomischen Gründen wie z. B. Nierenarterienverschluß, Ostiumstenose, Knickbildung, Nierenarterienaneurysma, bei Patienten, bei denen simultan ein infrarenales Bauchaortenaneurysma

Tabelle 3. Altersverteilung bei Nieren-PTA-Patienten (Abt. für Radiologische Diagnostik in der Chirurgischen Klinik der CAU Kiel)

Alter [Jahre]	n
0–20	0
30–40	0
40–50	7
50–60	6
60–70	1
70	2
	16

Tabelle 4. Stenosegrad (in mm) vor und nach PTA bei Nierenarterienstenose (Abt. für Radiologische Diagnostik in der Chirurgischen Klinik der CAU Kiel)

Nr.	prase PTA	post PTA
1	2	6
2	2	8
3	2	6
4	2	6
5	2	7
6	2	6
7	2	7
8	3,2	9,6
9	2	6
10	2	6
11	2	7
12	4	6
13	1	7
14	2,3	6,6
15	2	7
16	2,3	7,7
Mittelwert:	2,63	7,88

oder eine aortoiliakale Verschlußkrankheit operativ saniert werden muß, bei Patienten, bei denen die PTA nicht zum Erfolg geführt hat und bei Patienten, bei denen durch die PTA Komplikationen, wie Dissektion, akuter Nierenarterienverschluß oder Blutung, aufgetreten sind, ist eine operative Beseitigung der Nierenarterienstenose indiziert (siehe Tabelle 2).

Literatur

1. Allenberg JR, Hupp T (1991) Indikationsstellung zur operativen Rekonstruktion und Ergebnisse. In: Maurer PC, Dörrler J, Sommoggy S von (Hrsg) Gefäßchirurgie im Fortschritt. Georg Thieme, Stuttgart, New York, S 229–241
2. Brewster DC, Darling RC (1979) Splenorenal arterial anastomosis for renovascular hypertension. Ann Surg 189: 353
3. Chibaro EA, Libertino JA, Novick AC (1984) Use of the hepatic circulation for renal revascularization. Ann Surg 199: 406
4. Ingrisch H (1991) Kontraindikationen zur perkutanen transluminalen renalen Katheterdilation (PTRD). In: Maurer PC, Dörrler J, Sommoggy S von (Hrsg) Gefäßchirurgie im Fortschritt. Georg Thieme, Stuttgart, New York, S 224–228
5. Nowick A (1991) Management of renovascular Disease – A surgical perspective. Circulation 83 (Suppl I): 167–171
6. Nowick AC, Banowsky LH (1979) Iliorenal saphenous vein bypass graft: Alternative for renal revascularization in a patient with surgically difficult aorta. J Urol 122: 243
7. Pickering TG (1991) Diagnosis and evaluation of renovascular hypertension – Indications for therapy. Circulation 83 (Suppl I): 147–154
8. Salvatierra O, Olcott C, Stoney RJ (1978) Ex vivo renal artery reconstruction using perfusion preservation. J Urol 119: 16

Anschrift des Verfassers:
Prof. Dr. D. Regensburger
Klinik für Herz- und Gefäßchirurgie der
Christian-Albrechts-Universität zu Kiel
Arnold-Heller-Str. 7
2300 Kiel 1

Revaskularisierende Operationen bei Stenosen und Verschlußprozessen der Nierenarterien

K. Bürger, H. Scholz

Gefäßchirurgische Abteilung (Leiter: Prof. Dr. K. Bürger) der Klinik für Chirurgie (Direktor: Prof. Dr. Dr. H. Wolff) des Bereiches Medizin (Charité) der Humboldt-Universität zu Berlin

Seit dem Einführen der interventionellen Therapie in Form der perkutanen transluminalen Angioplastie hat sich das Indikationsspektrum zur operativen Behandlung von Läsionen im Bereich der Nierenarterien weitgehend verändert. So werden jetzt nur noch etwa 20 % der Kranken mit einem vasorenalen Hochdruck operativ behandelt.

Die große Mehrheit der Patienten mit Nierenarterienstenosen, insbesondere auf dem Boden einer fibromuskulären Dysplasie, wird erfolgreich durch eine Ballondilation behandelt.

Hauptindikation zur chirurgischen Behandlung von Nierenarterienläsionen stellt die renale Insuffizienz dar. Dabei muß grundsätzlich unterschieden werden, ob bei dem Patienten bereits eine klinisch faßbare, möglicherweise zunehmende Niereninsuffizienz besteht, oder ob nur eine der beiden Nieren eine Funktionseinschränkung bei der differenzierten Untersuchung zeigt.

Weitere Indikationen zur Operation stellen die Ostiumstenose einer Nierenarterie – hier scheitert die Ballondilatation – und das Aneurysma der A. renalis dar. Auch die arteriosklerotische Stenose einer Solitärniere sollte chirurgisch behandelt werden. Eine absolute Indikation zur Operation liegt bei einer Dissektion bzw. einem akuten Arterienverschluß vor.

Aus einem Gesamtkrankengut von 86 Patienten, bei denen wir in den vergangenen zehn Jahren gefäßrekonstruktive Eingriffe an den Nierenarterien durchgeführt haben, werden im folgenden einige Besonderheiten vorgestellt.

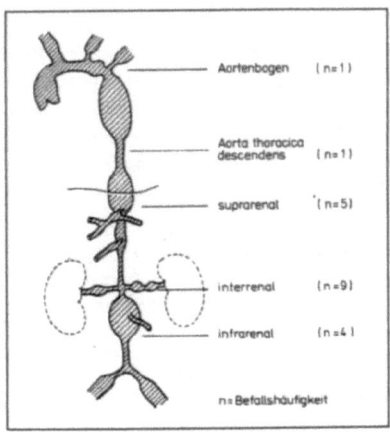

Abb. 1. Darstellung des Krankengutes der Chirurgischen Klinik der Charité mit dem Krankheitsbild einer Coarctatio aortae abdominalis mit Hypertension

Sie betreffen zunächst eine Gruppe von 9 Patienten mit dem Krankheitsbild einer Coarctatio aortae abdominalis mit Hypertension (Abb. 1). Von diesen Kranken konnten 8 operativ behandelt werden. Vier Patienten wurden ohne Medikamente normoton, bei 3 Kranken ließ sich der Hypertonus nach der Gefäßrekonstruktion medikamentös besser einstellen. Als typisches Beispiel werden die angiographischen Befunde bei einem damals 18jährigen Patienten mit einem seit zehn Jahren bestehenden, praktisch therapieresistenten vasorenalen Hochdruck demonstriert (Abb. 2, 3). Der Patient ist seit der Operation 1985 normoton und beschwerdefrei.

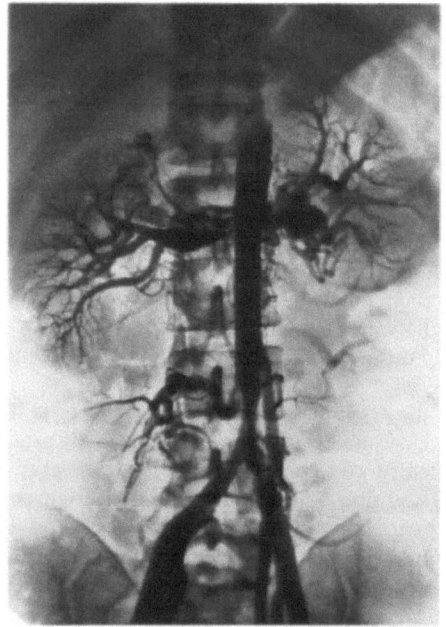

Abb. 2. 18jähriger Patient mit Coartatio aortae abdominalis mit Hypertension: Nachweis von Nierenarterienstenosen beidseits sowie eines Nierenarterienaneurysmas links, Darstellung einer bifurkationsnahen Stenose der distalen Bauchaorta

Das Aneurysma einer Nierenarterie ist ein seltenes Krankheitsbild. Wir sahen es bisher bei 11 Patienten, bei 7 von ihnen kombiniert mit einem Hyptertonus. Relativ unproblematisch ist die Aneurysmaoperation als Ersteingriff. Sie kann aber mit Schwierigkeiten verbunden sein, wenn es sich um eine Rezidivoperation handelt. Für eine Operation eines Nierenarterienaneurysmas sprechen mehrere Gründe. Einmal ist es das Verhüten einer embolischen Streuung aus dem Aneurysma, zum anderen das Abwenden einer möglichen Ruptur und die Behandlung eines eventuell vorhandenen Hypertonus. Abb. 4 zeigt ein Aneurysma im Bereich eines aortorenalen Venenbypass zwölf Jahre nach Rekonstruktion einer Nierenarterienstenose bei einer Einzelniere. Es bestand ein medikamentös schwer zu beeinflussender Hypertonus mit Spitzenwerten bis 260 mmHg. Die Rekonstruktion erfolgte mittels einer PTFE-Prothese. Die Patientin ist seit der Operation im Jahre 1989 normoton (Abb. 5).

An einem weiteren Beispiel wird die Schwierigkeit einer Entscheidung für oder gegen eine weitere Operation eines über 15 Jahre bestehenden vasorenalen Hypertonus, bedingt durch einen postoperativen zentralen Nierenarterienverschluß, deutlich. Die Erstoperation

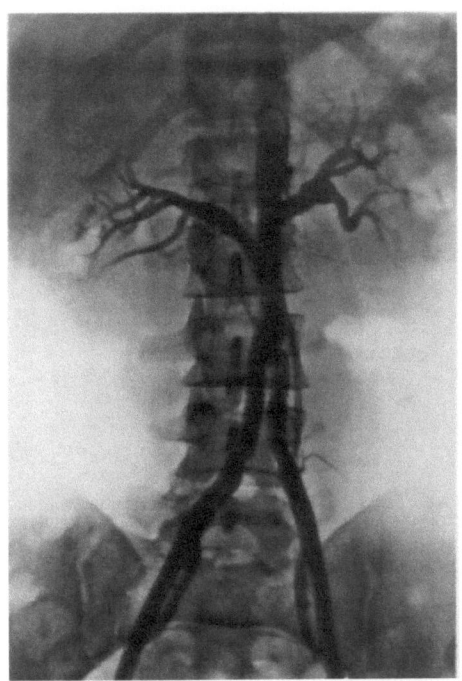

Abb. 3. Zustand nach Rekonstruktion beider Nierenarterien und der Stenose der Aortenbifurkation

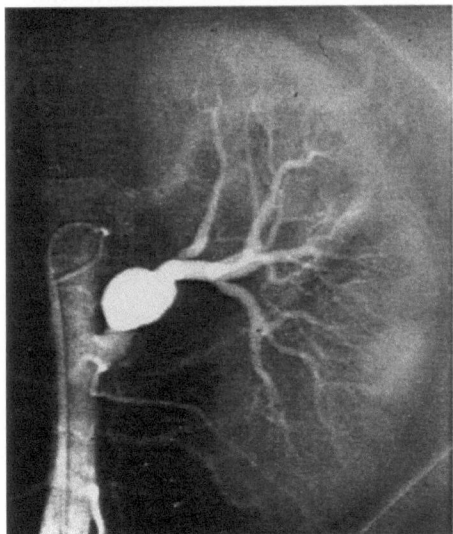

Abb. 4. Ausbildung eines kirschgroßen Aneurysmas im Bereich eines aortorenalen Venenbypass bei einer Einzelniere

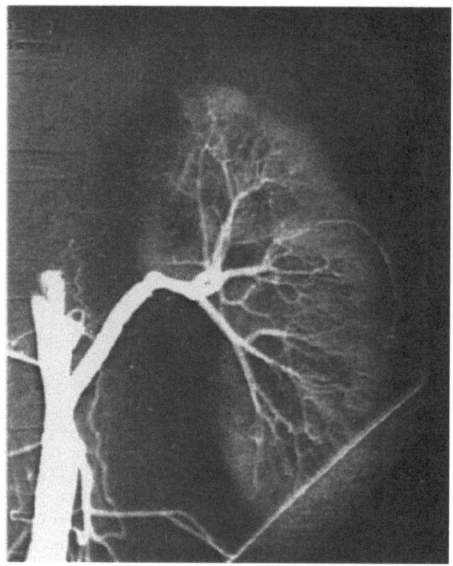

Abb. 5. Zustand nach Rekonstruktion der Nierenarterie durch aortorenalen Bypass in Form einer PTFE-Prothese

wurde bei der Patientin 1978 im Alter von 6 Jahren durchgeführt. Damals bestand eine Nierenarterienstenose rechts. Aus den uns vorliegenden Krankenunterlagen wurde ersichtlich, daß auch nach der Operation unverändert ein Hochdruck bestand. Er könnte ein Hinweis auf Vorliegen einer Rezidivstenose oder eines Verschlusses der Nierenarterie sein.

13 Jahre später bestand bei der Patientin unverändert ein medikamentös schwer einstellbarer Hypertonus und dringender Kinderwunsch. Im Angiogramm zeigte sich ein Nierenarterienverschluß rechts mit einer vaskulären Schrumpfniere (Abb. 6). Trotz der nach dem Angiographiebefund praktischen „Inoperabilität" war eine Revaskularisierung durch einen aortorenalen Venenbypass erfolgreich. Seit der Operation vor 6 Monaten ist die Patientin ohne Medikamente normoton (Abb. 7).

Wie schon eingangs erwähnt, ist die transluminale Angioplastie besonders bei der Behandlung einer fibromuskulären Dysplasie erfolgreich. Kommt es aber, wie Abb. 8

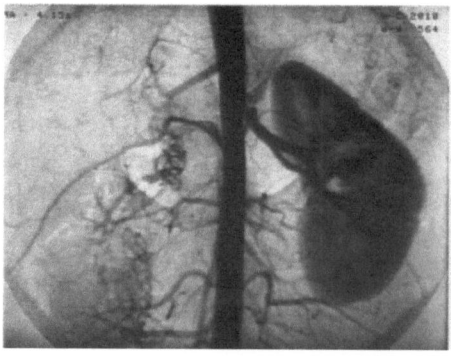

Abb. 6. Zustand nach Rekonstruktion einer Nierenarterienstenose rechts 1978. Nierenarterienverschluß rechts. Nachweis einer deutlichen Kollateralzirkulation, über welche die Versorgung der rechten Niere erfolgt.

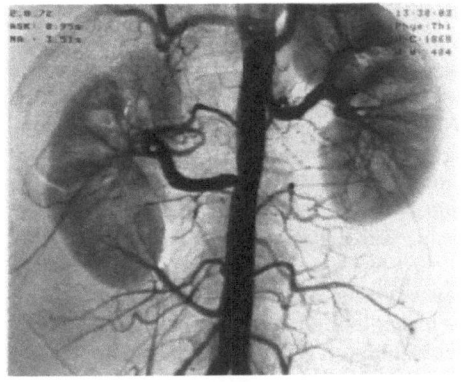

Abb. 7. Zustand nach Anlegen eines aortorenalen Venenbypass

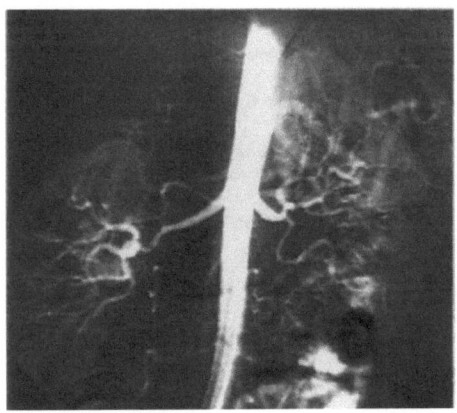

Abb. 8. Zustand nach zweimaligem Versuch der Dilatation einer Nierenarterienstenose rechts auf dem Boden einer fibromuskulären Dysplasie: Stenoserezidiv mit Übergreifen des Prozesses auf die Anfangsabschnitte der Segmentarterien

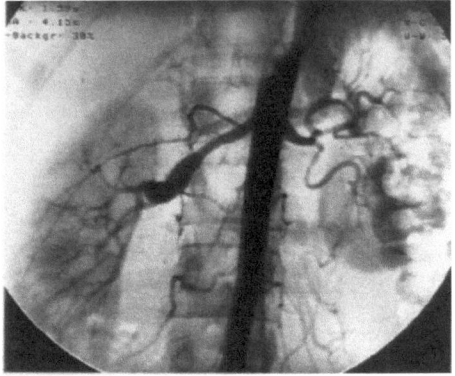

Abb. 9. Zustand nach Venenpatchplastik

zeigt, nach zweimaligen, zunächst erfolgreichen Dilatationsmanövern innerhalb eines Jahres immer wieder zu einem Stenoserezidiv, so sollte nun doch gefäßchirurgisch rekonstruiert werden (Abb. 9). Die Indikationsstellung zur PTA einer Nierenarterienstenose wird in unserer Klinik mit den Gefäßchirurgen regelmäßig abgesprochen. Der Eingriff erfolgt immer in Operationsbereitschaft. Auf diese Weise konnten 4 Akutverschlüsse der Nierenarterien nach mißlungener Angioplastie erfolgreich operativ beseitigt werden.

Abschließend möchten wir bemerken, daß natürlich die Mehrzahl — insgesamt waren es 41 Patienten — unserer rekonstruktiven Eingriffe an den Nierenarterien simultan mit aortoiliakalen Gefäßrekonstruktionen einhergeht. Wir halten es unbedingt für erforderlich, im Angiogramm nachgewiesene „zusätzliche" Nierenarterienstenosen bei aortoiliakalen Verschlußprozessen oder Bauchaortenaneurysmen seitengetrennt szintigraphisch abzuklären. Auf diese Weise ist es möglich, eine bisher laborchemisch nicht erfaßbare Niereninsuffizienz rechtzeitig zu entdecken. Bei der bekannten Progredienz einer höhergradigen Nierenarterienstenose sollte man in diesen Fällen immer überprüfen, ob nicht aus Gründen der Organerhaltung eine simultane Gefäßrekonstruktion möglich ist.

Literatur

1. Bergentz SE, Bergquist D, Weibull H (1986) Changing concepts in renovascular surgery. Br J Surg 76: 429–30
2. Bürger K, Luther B, Mau H (1986) Die operative Korrektur der atypischen Coarctatio aortae mit Hypertension. Zentbl Chir III: 717–724
3. Omara CS, Maples MD, Kilgore TL, McMullan MH, Tylen HB, Mundinger GH, Kenney RE (1988) Simultaneous aortic reconstruction and bilateral renal revascularization. Is this a safe and effective procedure. J Vasc Surg 8: 357–66
4. Stewart MT, Robert B, Smith LJ, Fulenwider JT, Perdue GD, Wells JO (1985) Concomitant renal revascularization in patients undergoing aortic surgery. J Vasc Surg 2: 400–5

Anschrift des Verfassers:
Prof. Dr. K. Bürger
Chirurg. Klinik der Charité
Abt. Gefäßchirurgie
Schumannstr. 21–22
O-1040 Berlin

Renale Lageanomalie – eine Klippe der Versorgung abdomineller Aortenaneurysmen

G. Langkau, H. Müller-Wiefel

St. Johannes-Hospital, Gefäßchirurgische Klinik, Duisburg-Hamborn

Die Häufigkeit des gemeinsamen Vorkommens eines Bauchaortenaneurysmas und einer kongenitalen Beckenniere wird mit 0,1 % angegeben (1).

Krankengut

Interessanterweise fanden wir im eigenen Krankengut allein des letzten Jahres vier Patienten mit kongenitaler bzw. pelviner Nierendystopie (Tabelle 1). Es handelte sich um drei Männer im Alter von 51, 77 und wiederum 77 Jahren sowie um eine Frau im Alter von 83 Jahren. Letztere mußte wegen eines symptomatischen Aneurysmas einer dringlichen Versorgung zugeführt werden, während die drei übrigen Befunde elektiv operiert werden konnten. Die im Abschnitt 5 der Aorta gelegenen Aneurysmen, wobei in zwei Fällen auch die Beckenarterien einbezogen waren, wiesen Querdurchmesser zwischen 4,4 und 8 cm auf. Die ektopischen Nieren befanden sich distal des 4. Lumbalwirbels bis hinunter in das kleine Becken und wurden mit bis zu drei persistierenden Nierenarterien versorgt.

Tabelle 1. Klinik und Befunde der vier Patienten

Alter ♀ ♂	77 Jahre ♂	83 Jahre ♀	51 Jahre ♂	77 Jahre ♂
BAA Klinik	asymptomatisch	symptomatisch	asymptomatisch	asymptomatisch
Aneurysma:	6 cm	8 cm	4,4 cm	4,9 cm
Lokalisation	Aorta V	Aorta V	Aorta V	Aorta V
sonst. Gefäßmorph.	Nierena.-Sten.	A. iliaca com.		A. iliaca com.
Ektopische Niere:				
Lokalisation	re. kl. Becken	re. L 4/L 5	li, L 5	re. L 4/L 5
Zahl persistier. Nierenarterien	2	2	1 (frühe Aufteilung)	3

Diagnostik

In den Übersichtsskizzen sind zum einen die präoperativen Angiographien bzw. intraoperativen Befunde bei den vier Patienten zusammengefaßt (Abb. 1a, b), darunter das Rekonstruktionsergebnis auf dem Boden der postoperativen angiographischen Kontrollen. So

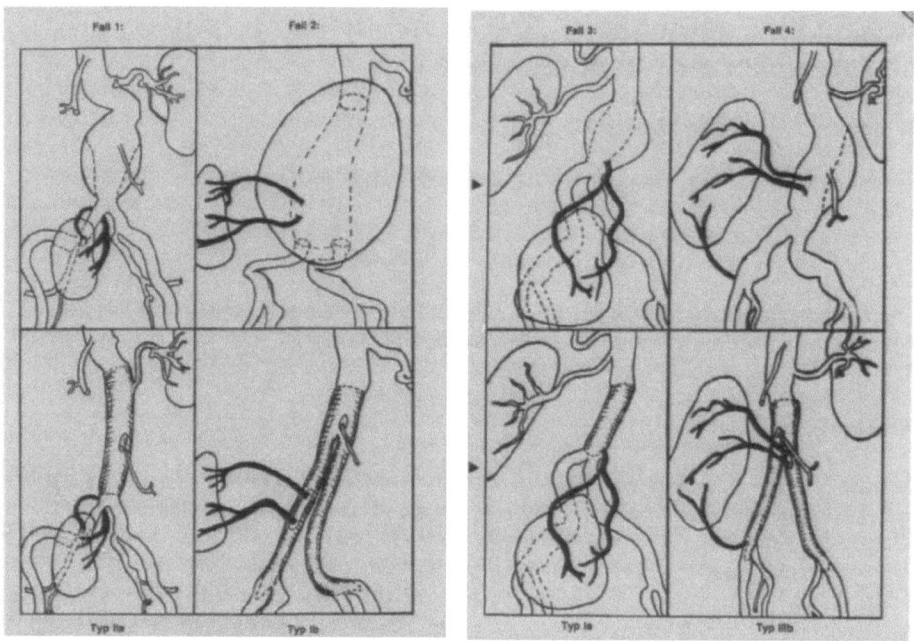

Abb. 1a, b Ausgangsbefund und Rekonstruktionsergebnis sowie Typeneinteilung (siehe Abb. 8) der vier Patienten in schematischer Darstellung

konnte im Fall 1 das Aneurysma durch alleinige Tubusinterposition ausgeschaltet werden. Eine Nierenarterienabgangsstenose links erforderte ein zusätzliches renales Interponat. Die Arteria mesenterica inferior wurde in den Tubus replantiert. Der Fall 2 erforderte bei entsprechenden Veränderungen der Beckenarterien eine Y-Prothesen-Implantation und die Reinsertion der persistierenden Nierenarterien, die direkt dem Aneurysma entsprangen, in den rechten Y-Prothesenschenkel. Im Fall 3 konnte der Stamm der persistierenden Nierenarterien durch schräge Konfiguration der distalen Tubusanastomose Berücksichtigung finden, während im 4. Fall, aufgrund zusätzlicher aneurysmatischer Ausdehnung auf die Beckenarterien und der Tatsache, daß die persistierenden Nierenarterien sowohl aus dem Bauchaortenaneurysma entsprangen als auch aus der Höhe der Iliakabifurkation, eine komplexere Rekonstruktion erforderlich war.

Therapiekonzept

Um der Tatsache Rechnung zu tragen, daß die Niere nur eine limitierte warme Ischämietoleranz besitzt, ist das operationstaktische Konzept auf eine kurze Blutstromunterbrechung zur Niere ausgerichtet. Im Falle der dystopen Niere spielt dies eine hervorgehobene Rolle, da eine Ankopplung an die Nebenniere fehlt und somit die entsprechende Kollateralversorgung während der Abklemmphase nicht zur Verfügung steht.

Das Intervall der kompletten Organischämie kann dadurch gekürzt werden, daß während der Bildung der zentralen Anastomose die Niere eine Restperfusion über den retrograden Fluß aus den Beckenarterien, den Lumbalgefäßen und dem Mesenterikasystem erfährt.

Eigene Messungen und die von Lacombe (2) zeigen, daß nach zentraler Abklemmung des Aneurysmahalses im Aneurysma verbleibende Druckwerte zwischen 35 und 60 mmHg bestehen.

Wie von Morris et al. (3) experimentell nachgewiesen, reicht für das begrenzte Überleben der Niere eine Restperfusion von 25 mmHg aus. Hieraus ergibt sich ein protektiver Effekt für die dystopen Nieren dann, wenn die proximale und distale Aortenklemme, wie in Abb. 2a zu sehen, in unmittelbarer Nachbarschaft am Aneurysmahals plaziert wird und zwischen beiden Klemmen die quere Durchtrennung der Aorta für die Herstellung der proximalen Anastomose stattfindet.

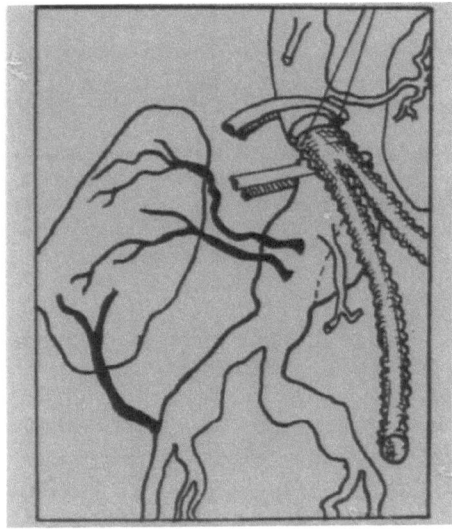

Abb. 2a Klemmenplazierung bei der Anwendung der „doppelten Klemmtechnik" bei der Herstellung der zentralen Anastomose

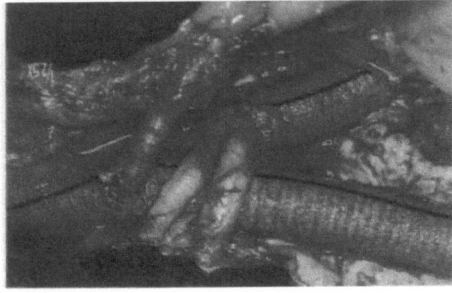

Ab.. 2b Kontralaterale Reinsertion der persistierenden Nierenarterien über gemeinsamen Carrel-Patch

Erst nach Fertigstellung der kranialen Anastomose wird das Aneurysma vollständig ausgeklemmt und eröffnet, womit die Phase der kompletten Ischämie der Beckeniere beginnt. Bei benachbartem Ursprung persistierender Nierenarterien spart die Reinsertion über einen gemeinsamen Carrel-Patch Zeit. Zum Längenausgleich bietet sich gelegentlich die Anastomosierung des Carrel-Patches auf den kontralateralen Y-Prothesenschenkels an (Abb. 2b). Die partielle Freigabe des Prothesenschenkels, der die Anastomose trägt, gewährleistet bereits eine weitgehende Reperfusion der Niere.

Der nächste Schritt gilt der weiteren Revaskularisation persistierender Nierenarterien (Abb. 3a). In diesem Fall konnte die rechte untere Polarterie in der prothetoiliakalen Anastomose Berücksichtigung finden (Abb. 3b). Erst jetzt erfolgt der linksseitige Beckenarterienanschluß und letzlich die Mesenterica-inferior-Replantation.

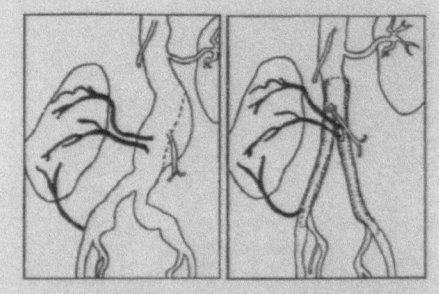

Abb. 3a Revakularisationstechnik persistierender Nierenarterien – Ausgangsbefund li und Rekonstruktionsergebnis re

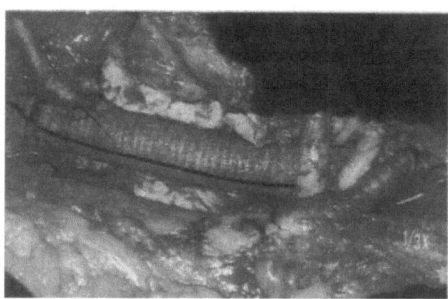

Abb. 3b Berücksichtigung der rechten unteren Polarterie in der prothetotiliakalen Anastomose

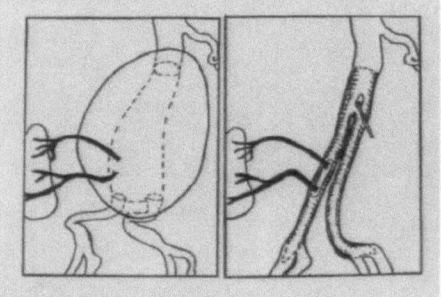 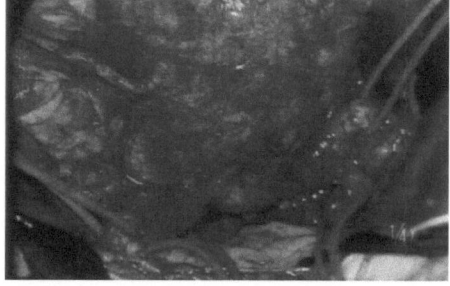

Abb. 4a, b Das ausladende Aneurysma versperrt den Zugang zum Aneurysmahals, so daß die doppelte Klemmtechnik zur Bildung der zentralen Anastomose nicht zur Anwendung kommen kann.

Die Anwendung der doppelten Klemmtechnik zur Bildung der zentralen Anastomose ist nur möglich, wenn dies die anatomischen Verhältnisse zulassen. In diesem Fall versperrte das ausladende Aneurysma den erforderlichen Zugang zum Aneurysmahals, so daß die übliche Klemmenlage infrarenal und biiliacal gewählt werden mußte (Abb. 4a, b). Die Folge ist eine längere komplette Ischämie der dystopen Niere. Die Ischämiedauer ergibt sich dann aus der Summe des Zeitbedarfes für die zentrale Anastomose sowie dem Zeitbedarf, der für die Reinsertion der persistierenden Nierenarterien benötigt wird. Abb. 5a, b zeigt den Operationssitus und die Angiographie des Rekonstruktionsergebnisses.

Im Fall 3 ließ sich der aus der Aorta unmittelbar oberhalb des linken Bifurkationsschenkels entspringende gemeinsame Stamm der dystopen linken Niere dadurch erhalten, daß das distale Ende der Aortenprothese mit einem schrägen Zuschnitt versehen wurde (Abb. 6a, b). Im in Abb. 7a, b gezeigten Fall könnten sich distal des Aneurysmas, aus Höhe der Aortenbifurkation entspringenden Nierenarterien, ihren ursprünglichen Abgang erhalten, während das darüber liegende Aneurysma durch Tubus-Implantation ausgeschaltet wurde.

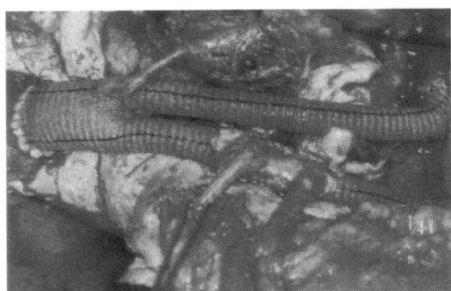
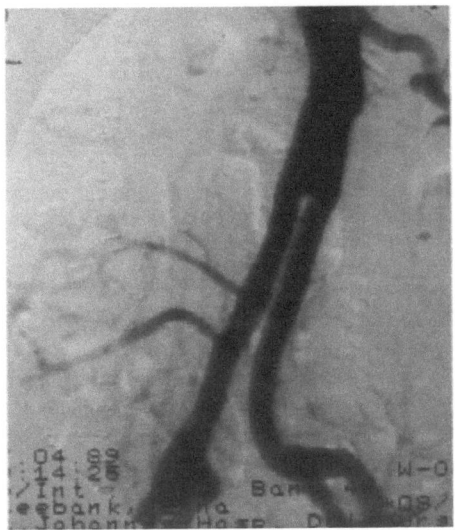

Abb. 5a, b Operationssitus und Angiographie des Rekonstruktionsergebnisses

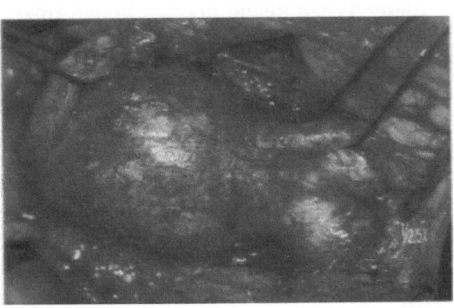

Abb. 6a Unmittelbar oberhalb der Aortenbifurkation aus dem Aneurysma entspringende Nierenarterie

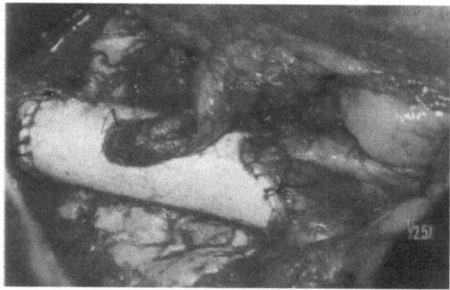

Abb. 6b Berücksichtigung des Gefäßstammes der dystopen Niere in der distalen Tubus-Anastomose

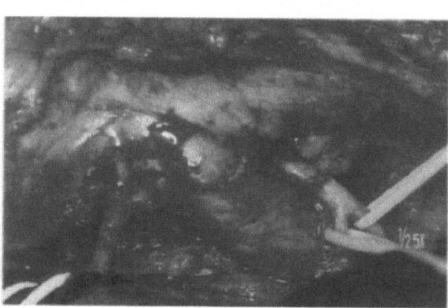 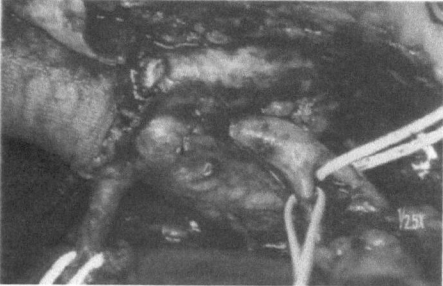

Abb. 7a, b Die aus der Aortenbifurkation entspringenden Nierenarterien können ihren ursprünglichen Abgang erhalten, sofern das Aneurysma mit Tubusimplantation sanierbar ist; a) Ausgangsbefund, b) Zustand nach Tubusimplantation

Typeneinteilung

Versucht man, die anatomische Vielfalt der Aneurysmaformen und der Arterienabgänge ektopischer Nieren zu ordnen, so erscheint uns eine Differenzierung von drei Grundtypen sinnvoll, wobei der Aneurysmabefund entweder auf die Bauchaorta beschränkt bleibt (Abb. 8, linke Spalte) oder zusätzlich die Arteria iliaca communis mit einbezieht (Abb. 8, rechte Spalte).

Der Typ I ist gekennzeichnet durch den Abgang der Nierenarterien aus dem aortalen Aneurysmasack. Der Typ II läßt die atypischen Nierengefäße aus der proximalen Beckenstrombahn entspringen, während der Typ III eine Versorgung des dystopen Organs Niere sowohl aortal als auch iliakal entspringende Gefäßbahnen erfährt.

Die operative Versorgung trägt der Anatomie dieser Typen Rechnung, wie in den zuvor dargestellten Beispielen erläutert.

Operationsdaten und Ergebnisse

In Tabelle 2 sind Operationsdaten und Ergebnisse zusammengestellt. In den Fällen, bei denen eine retrograde Perfusionszeit während der Bildung der oberen Anastomose ausgenutzt werden konnte, lag die komplette Ischämiezeit der Niere bei 16 bzw. 15 min, während in den Fällen, bei denen dieses Vorgehen aus technischen Gründen nicht möglich waren, die komplette Ischämiezeit 25 bzw. 45 min betrug.

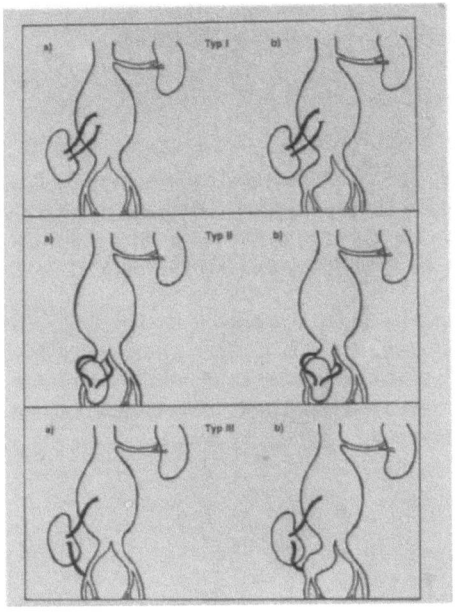

Abb. 8 Klassifizierung für drei Haupttypen (I–III) der arteriellen Versorgung lumbal-/iliakal-dystoper Nieren in bezug auf AA ohne a) und mit b) iliakalem Aneurysmabefund

Tabelle 2. Op-Daten und Ergebnisse

		Fall 1	Fall 2	Fall 3	Fall 4
Zentrale AO-Abklemmung		31 min	25 min	45 min	35 min
davon retrograde Perfusionszeit der Niere		15 min	—	—	20 min
Komplette Ischämie der Niere		16 min	25 min	45 min	15 min
Kreatinin in (mg/dl)	prä-op.	1,0	—	1,0	1,0
	max Wert	1,8	0,7	1,1	0,9
	v. Entl.	1,4	0,5	1,1	0,9
Hypertonie	prä-Op.	nein	ja	nein	nein
	post-Op.	nein	ja	nein	nein
Stationäre Verweildauer in Tagen	p.-op.	17	26	12	17

Ein Nierenversagen trat nicht auf. Lediglich im Fall 1 zeigte sich eine temporäre Kreatininerhöhung auf maximal 1,8 mg/dl, die bei Entlassung auf 1,4 mg/dl zurückgegangen war.

Bei dem Vergleich der prä- und postoperativen Blutdruckwerte zeigte sich keine Neuentstehung eines Hypertonus. Die postoperative stationäre Verweildauer lag bei zwölf Tagen,

17 und wiederum 17 Tagen. Die 83jährige Patientin mit symptomatischem Bauchaortenaneurysma bedurfte einer längeren stationären Rekonvaleszenz von 26 Tagen.

Schlußfolgerung

Während die Versorgung asymptomatischer Bauchaortenaneurysmen zu einem standardisiertem Routine-Eingriff in gefäßchirurgischen Zentren geworden ist, stellt die zusätzliche Existenz kongenital dystoper Nieren eine Klippe der Versorgung dar. Ausgiebige präoperative Diagnostik der Gefäßmorphologie erlaubt die Erstellung eines ischämieverkürzenden Konzeptes für die dystope Niere.

Nur bei zusätzlichen zeitaufwendigen Rekonstruktionen der Nierenarterien, beispielsweise im Hilus, sind weitere protektive Maßnahmen, wie z. B. Kaltperfusion der Nieren, erforderlich. Ansonsten hat sich die zentrale Doppelklemmtechnik als nützlich erwiesen.

Die gezeigte Typeneinteilung soll die Befunde schematisieren und gleichzeitig versuchen, das operationstechnische Vorgehen zu standardisieren.

Literatur

1. Faik E, Doragio R, Herzberg, R (1977) Horseshoe and pelvic kidney associated with abdominal aortic aneurysms. Am J Surg 134:196
2. Lacombe M (1986) Abdominal Aortic Aneurysmectomy in Renal Transplant Patients. Am Surg 203/1:62
3. Morris GCGr, Heider CF, Moyer JH (1956) The protectiv effect of subfliltration arterial presswee on the kidney. Surg Forum 6:623

Anschrift des Verfassers:
Dr. G. Langkau
St. Johannes-Hospital
Gefäßchirurgische Klinik
An der Abtei 7–11
4100 Duisburg 11

Gefäßverletzungen

Die Bedeutung der Gefäßverletzung unter Einschluß iatrogener Gefäßschäden

V. Schlosser

Abteilung für Herz- und Gefäßchirurgie des Universitätsklinikums Freiburg
(Ärztlicher Direktor: Prof. Dr. V. Schlosser)

Wie in allen Zweigen der operativen Medizin ist auch in der Gefäßchirurgie die Therapie von Verletzungen, also die operative Korrektur von Verletzungsfolgen, ureigenstes Aufgabengebiet. So wurden erste umfangreiche gefäßchirurgische und gefäßrekonstruktive Erfahrungen im zweiten Weltkrieg (de Bakey) und im Korea- und Vietnamkrieg (N. Rich) gesammelt und zur Weiterentwicklung moderner gefäßchirurgischer Techniken umgesetzt.

Gefäßverletzungen im Gefolge von Schußverletzungen (Abb. 1) sind besonders durch ausgedehnte begleitende Weichteilschäden, Quetschungen und Fremdkörpereinsprengungen und durch ausgedehntere Verletzungen der Schlagader selbst charakterisiert. Gefäßläsionen im Gefolge einer Schußverletzung sind nicht als aseptische Verletzungen zu betrachten; die Strombahnwiederherstellung muß daher in der Regel auf die Verwendung von alloplastischem Material verzichten, und sie ist einem höheren Infektionsrisiko unter-

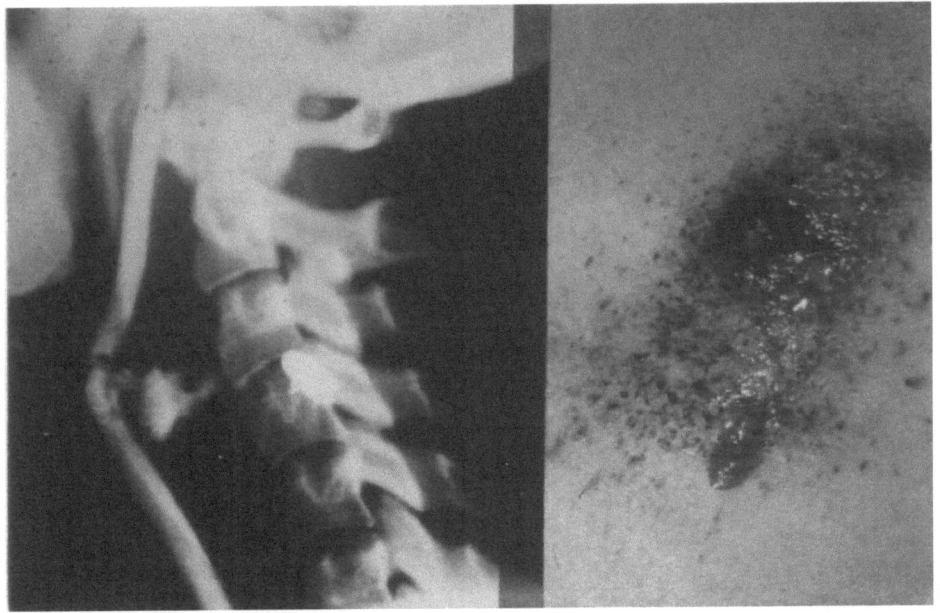

Abb. 1. Halsschußverletzung mit Partikeleinsprengung in die Haut (**a**) und Gefäßverletzung der Arteria carotis (**b**)

worfen. Andererseits betrifft diese Verletzungsursache bevorzugt junge, sonst gesunde Menschen, so daß die zeitgerechte operative Strombahnwiederherstellung eine gute Prognose hat.

Die Etiologie der Gefäßverletzungen hat in den frühen Nachkriegsjahren mit sprunghafter Zunahme des Straßenverkehrs — ohne adäquate Adaptation des Menschen an diese Verkehrsbedingungen — eine deutliche Änderung erfahren. Die Gefäßverletzung bei Straßenverkehrsunfallopfern oft zusammen mit einer typischen Skelettverletzung im Rahmen eines Polytraumas zeigt ganz charakteristische Merkmale. Zu beobachten sind einerseits häufig Überdehnungsverletzungen an den großen Körperschlagadern (Abb. 2), etwa bei

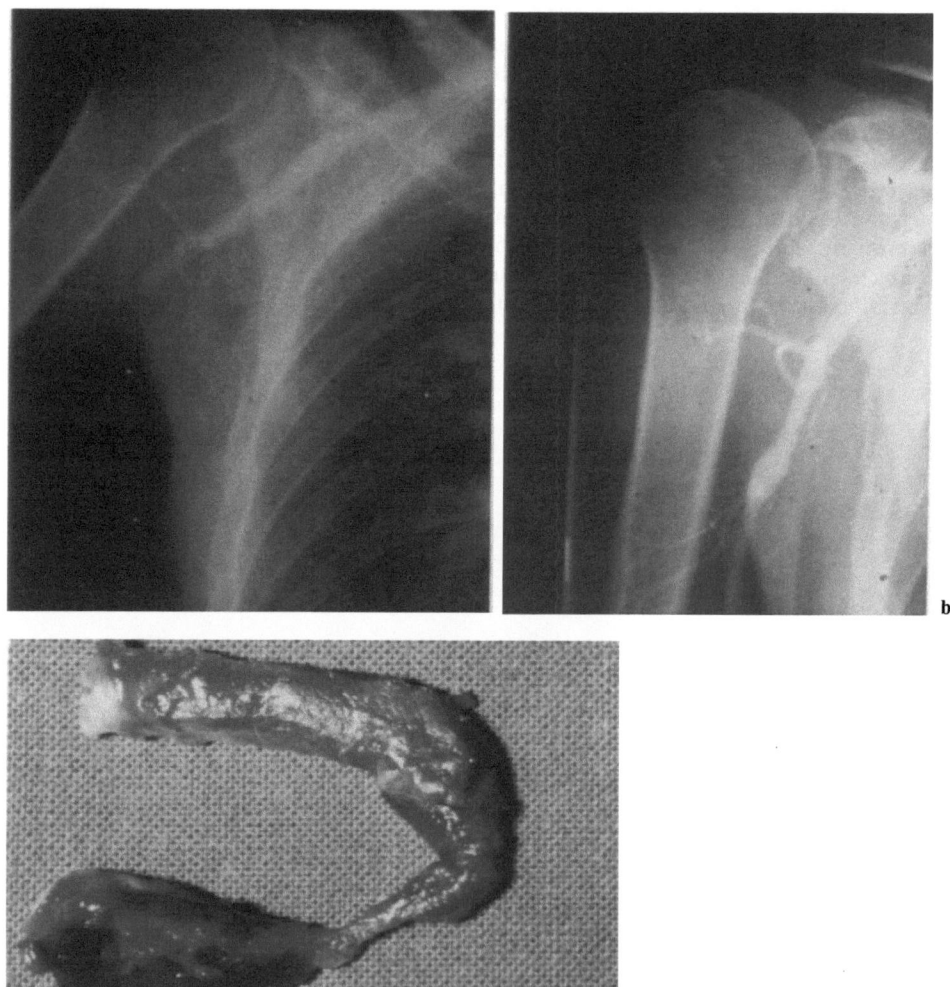

Abb. 2. Schulterluxation mit peripherer Armischämie nach Reposition, Überdehnungsverletzung der Arteria axillaris, Korrektur durch Resektion und End-zu-End-Anastomose und Nachangiographie: **a** Angiogramm vor Korrekturoperation, **b** Nachangiographie, **c** Gefäßresektat

Gelenkluxationen oder Luxationsfrakturen, oder Überdehnungsverletzungen der Brustschlagader beim Dezelerationstrauma durch Auffahrunfall mit Brustanprallmechanismus (Abb. 3). Andererseits wird die lokale Schädigung einer Stammarterie durch Knochenfragmente bei Skelettverletzungen häufig beobachtet. Bei beiden Verletzungsformen sind wiederum bevorzugt jüngere Patienten als Opfer von Straßenverkehrsunfällen betroffen.

Natürlich sind über alle Perioden typische Gefäßverletzungen – wie etwa die Messerstichverletzung im Bereich der linken Leiste durch Metzger beim Ausbeinen – beobachtet und behandelt worden.

In den letzten zwei Jahrzehnten hat sich erneut ein Etiologiewandel bemerkbar gemacht. So wird eine ansteigende Zahl von Gefäßverletzungen durch diagnostische und therapeutische Maßnahmen der modernen Medizin verursacht. Eine deutliche Zunahme dieser Verletzungen werden in allen gefäßchirurgischen Gruppen beobachtet (Abb. 4).

Im eigenen Krankengut der letzten 20 Jahre machen die Gefäßverletzungen, die im Gefolge diagnostischer oder therapeutischer Maßnahmen eingetreten sind, 36,7 % aller operativ behandelten Gefäßverletzungen aus: Bei einer Gesamtzahl operativ versorgter Gefäßverletzungen von 551 hatten 202 Patienten die Gefäßverletzung bei oder nach diagnostischen oder therapeutischen medizinischen Maßnahmen erlitten.

Zwei klinische Maßnahmen sind ursächlich an der Entstehung dieser Art von Gefäßschäden beteiligt (Abb. 5). Einerseits sind katheterbedingte Gefäßschäden bei Angiographie, mehr aber bei kathetertherapeutischen Maßnahmen wie PTCA und PTA als Ursache zu berücksichtigen, andererseits auch Gefäßschäden, die bei oder nach Eingriffen am Skelettsystem zur Beseitigung von akuten Skelettverletzungen oder chronischen Skelettschäden durch die Unfallchirurgie oder Orthopädie entstehen.

Unter den katheterbedingten Arterienverletzungen (Abb. 6) sind Gefäßschäden an der Punktionsstelle im Sinne von falschen Aneurysmen mit und ohne AV-Verbindung nicht selten. Dissektionen im sondierten Arterienabschnitt (Abb. 7) und Perforationen am Ort der Therapie (Abb. 8) sowie Gefäßverschlüsse im gesamten tangierten Gefäßabschnitt werden beobachtet. Da diese diagnostischen und besonders therapeutischen Kathetermaßnahmen vorwiegend bei Gefäßkranken eingesetzt werden, sind katheterbedingte Gefäßschäden sowohl am Ort des Zugangs als auch auf dem Weg wie auch am Zielort nicht ganz unerwartet. Selbst Gefäßschäden durch katheterimmanente Komplikationen (Abb. 9, 10) wie Katheterknotungen oder Embolisation von Katheterteilen werden beobachtet. Die Bedeutung dieser Gefäßverletzungen liegt darin, daß es sich um Schäden am Zugangsgefäß und somit meist nicht um Schäden im Therapiezielbereich handelt, und daß es hier meist um ältere, schwer gefäßkranke und somit polymorbide Patienten geht. Die für die operative Korrektur dieser Gefäßschäden notwendige Allgemeinnarkose und der möglicherweise lokal eintretende Blutverlust erhöht das Behandlungsrisiko zusätzlich.

Gefäßschäden bei oder nach Skeletteingriffen hingegen treten meist unerwartet und nicht selten auch unerkannt auf, da das häufigste Symptom der peripheren Ischämie bei

Tabelle 1. Gefäßverletzungen bei und nach traumatologisch-orthopädischen Skelettoperationen am Universitätsklinikum Freiburg in den Jahren 1980 bis 1990

	n	mit akuten Ischaemiezeichen	zeitgerechte Korrektur
Hüftgelenkersatz	20	5	2
Knieeingriffe	10	9(!)	2(!)
Frakturfaxation	15	5	1

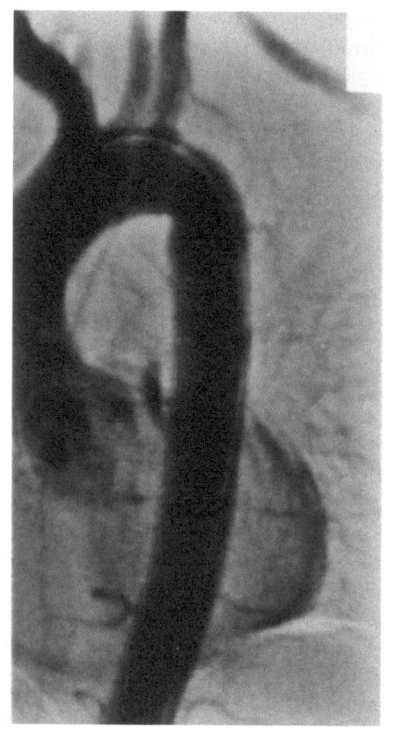
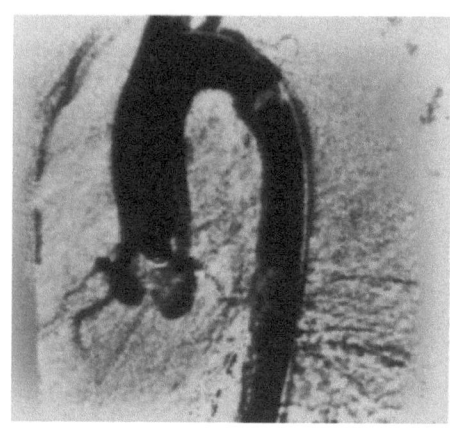
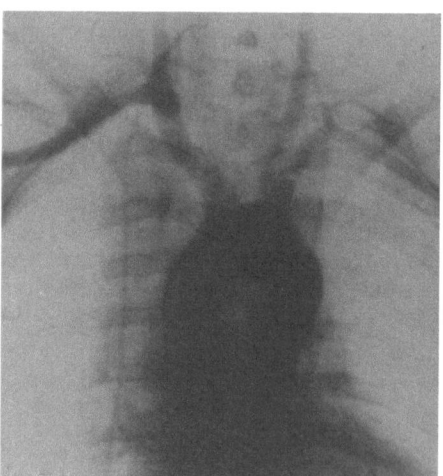
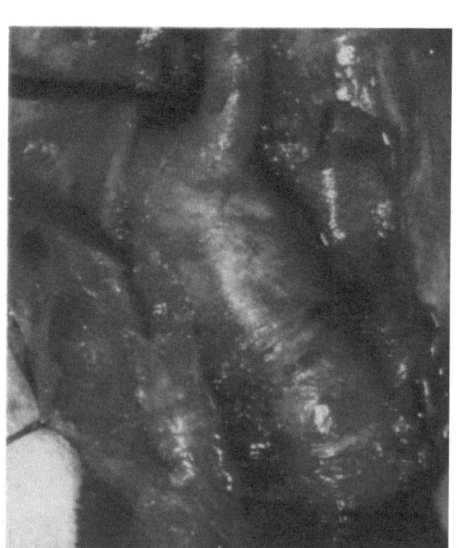

Abb. 3. Aortographie nach gedecktem Thoraxtrauma mit Brustanprallverletzung: **a** Verdacht auf Intimaeinriß im Aortenisthmus, **b** Angiographie zehn Tage später mit eindeutigem radiologischem Hinweis für Teileinrißverletzung der Aorta, **c** Nachangiographie nach Resektion und Rohrinterposition, **d** intraoperativer Situs bei Freilegung der teilverletzten Aorta

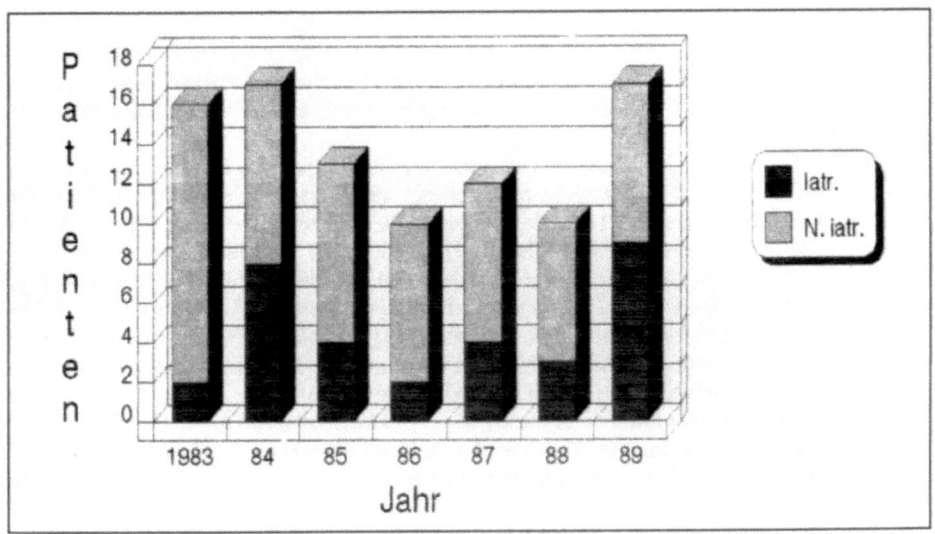

Abb. 4. Gefäßverletzungen im eigenen Krankengut (n = 95)

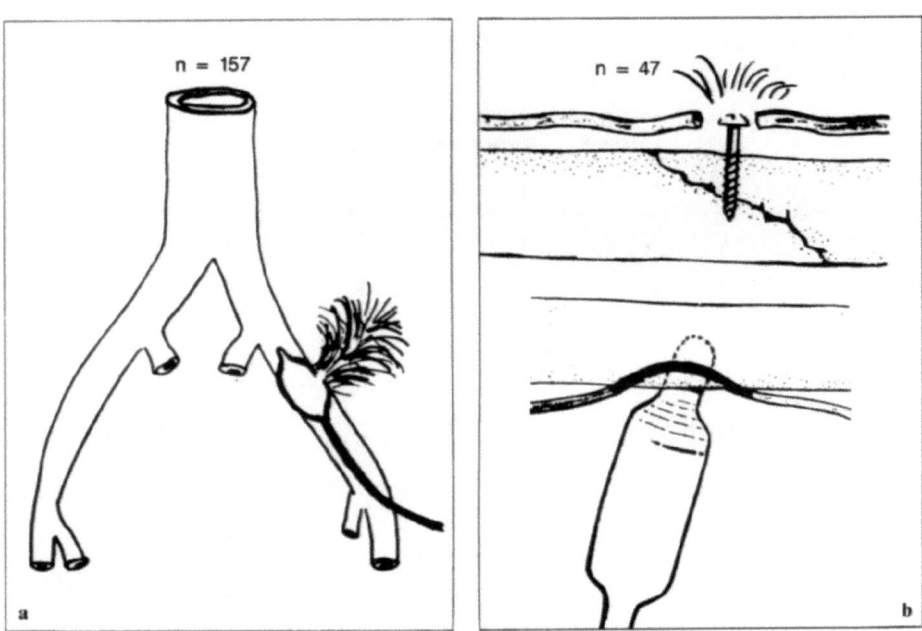

Abb. 5. Ursachen für Gefäßschäden durch Therapie und Diagnostik:
a Katheterverfahren, **b** Skelettoperationen

der traumatischen Schädigung großer Stammarterien verkannt wird und eine lokale Blutung, die oft nicht eintritt, eher erwartet wird. Von Bedeutung ist die enge Nachbarschaft zwischen Gefäßnervenstrang und Stützapparat und der eher gefäßferne orthopädisch-traumatologische Zugang zum Skeletteil, der die Erkennung einer eingetretenen Arterienschädigung erschwert.

So wird etwa eine bei dem totalen Hüftgelenksersatz eintretende Bohrerverletzung der Arteria iliaca externa (Abb. 11) nicht nur weniger vermutet, sondern auch meist nicht erkannt, da sich der Arterienverlauf der optischen Kontrolle entzieht. Im eigenen Krankengut von 45 solcher Verletzungen (Tabelle 1) ist ein hoher Prozentsatz im Kniebereich lokalisiert und hier nicht selten mit arteriovenösen Kurzschlußverbindungen oder falschen Aneurysmen verbunden (Abb. 12). Besonders dramatisch sind dabei zwei schwerwiegende Gefäßverletzungen bei Meniskotomie (Abbildung 13). Gefäßschäden bei und nach Eingriffen am Skelettsystem werden oft verspätet erkannt und daher nicht zeitgerecht einer notwendigen gefäßchirurgischen Wiederherstellung zugeführt.

Im eigenen Krankengut (Tabelle 2) waren 14 von 19 Patienten mit einer akut bei der orthopädischen Operation eingetretenen peripheren Ischämie erst einer verzögerten operativen Korrektur zugeführt worden, obgleich die Ischämie deutlich erkennbar war. Die Behandlungsergebnisse sind entsprechend eingeschränkt und nur neun von 14 dieser Patienten mit akutem Ischämiesyndrom konnten ohne bleibende Schäden korrigiert werden. Oft wird fälschlicherweise ein Gefäßspasmus angenommen; dies sollte heute

Tabelle 2. Akute Ischaemiezeichen bei Arterienverletzungen während Skeletteingriffen am Universitätsklinikum Freiburg in den Jahren 1980 bis 1990

	n	zeitgerechte Diagnose	Korrektur ohne Folgeschäden	verzögerte Diagnose	erfolgreiche Korrektur	Folge-schäden
Hüftgelenkersatz	5	2	3	3	1	2
Knieeingriffe	9	2	4	7	2	5
Frakturfixation	5	1	2	4	1	3

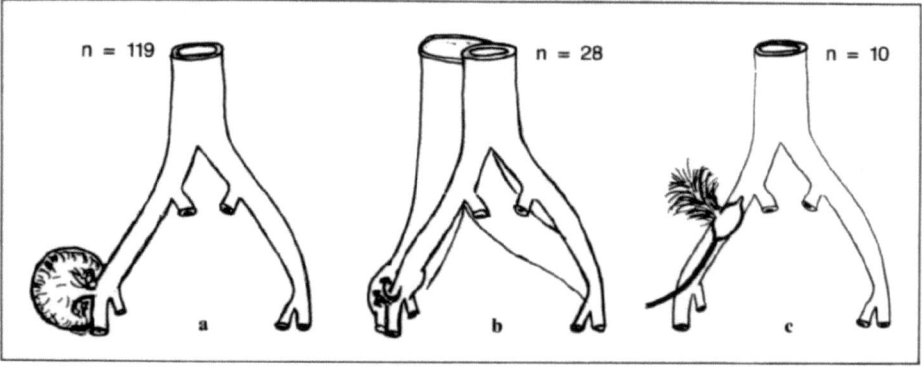

Abb. 6. Gefäßschäden nach katheterbedingten Verletzungen in den Jahren 1980 bis 1990 (n = 157): a falsches Aneurysma (Aneurysma spurium); b AV-Fistel; c Gefäßruptur/Dissektion

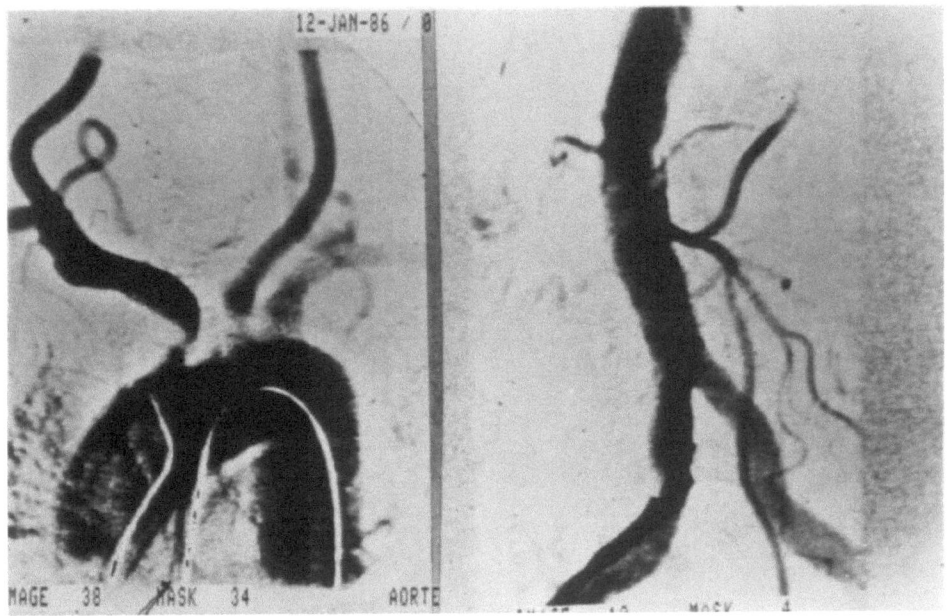

Abb. 7. Dissektion nach Angiographie wegen zerebraler Durchblutungsstörung; **a** Brustschlagader, **b** Bauchschlagader

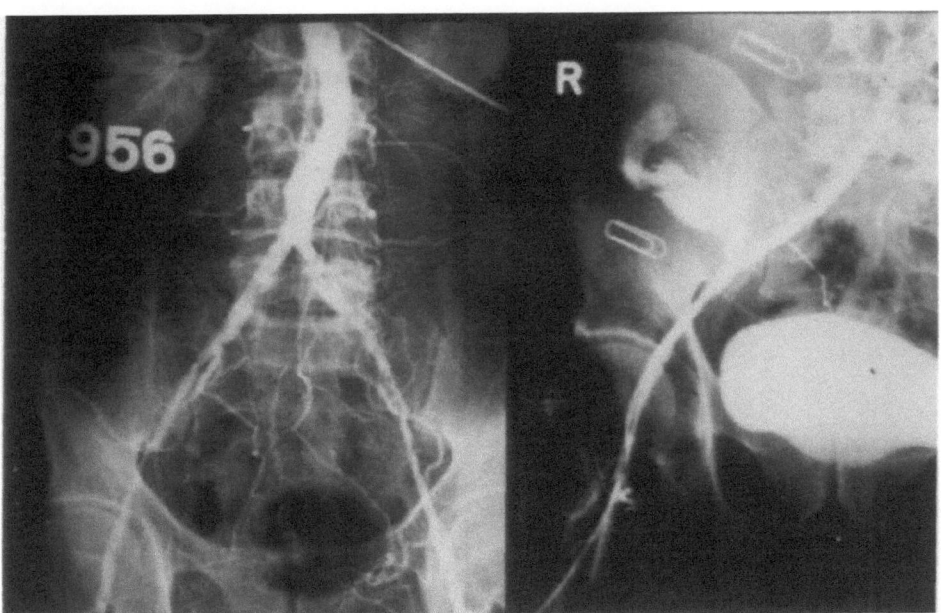

Abb. 8. Perforation der Beckenarterie nach PTA-Versuch einer Beckenarterienstenose. Linkes Bild vor und rechtes Bild nach Dilatation eines Stenose der Beckenarterie mit Perforation

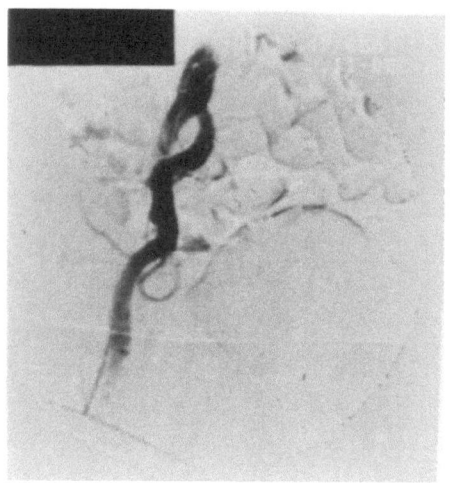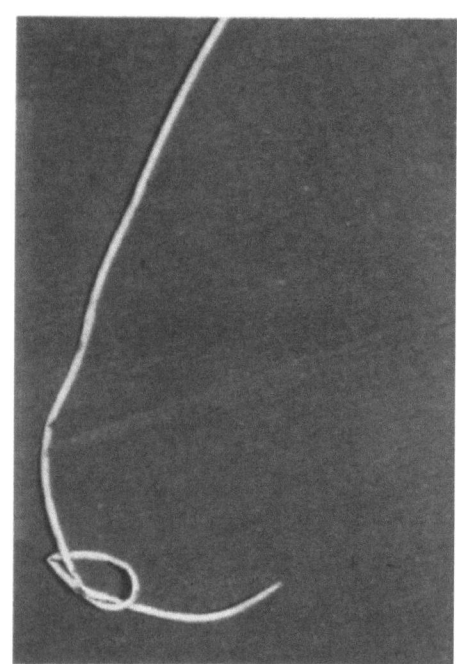

Abb. 9. Katheterknotung, die operativ entfernt werden mußte

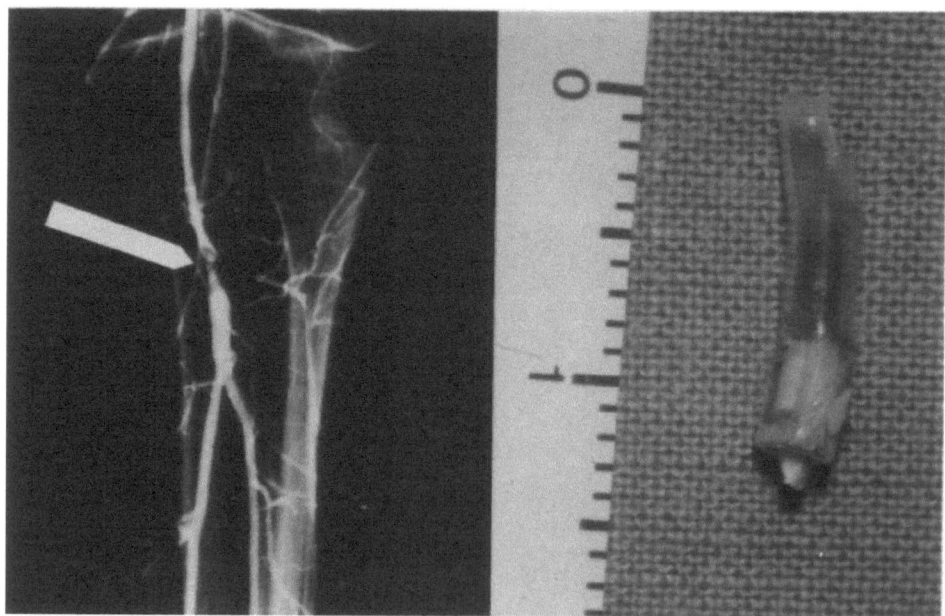

Abb. 10. Embolisierte Katheterspitze in der Arteria poplitea

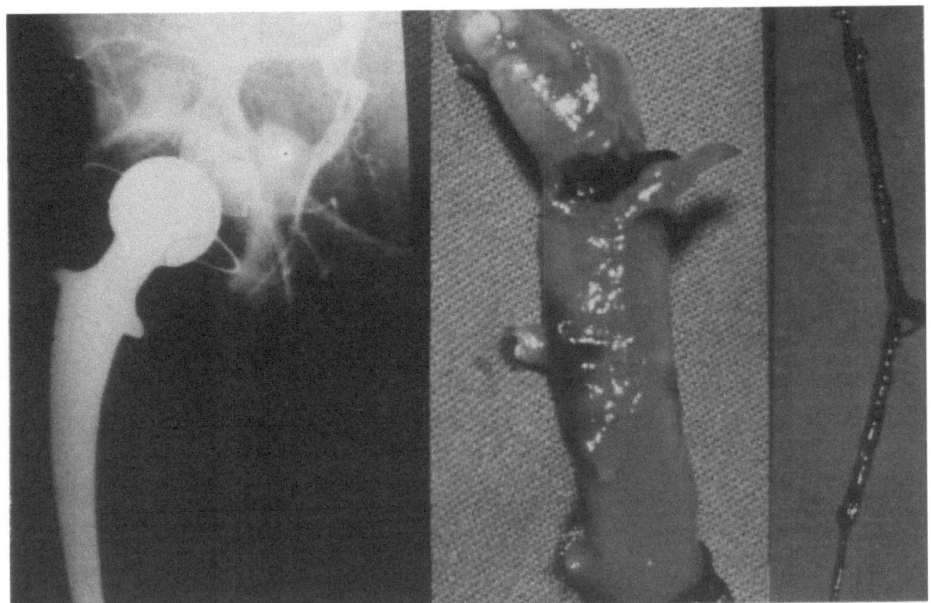

Abb. 11. Bohrerverletzung der Arteria iliaca externa bei TEP-Operation mit akutem Ischämiesyndrom

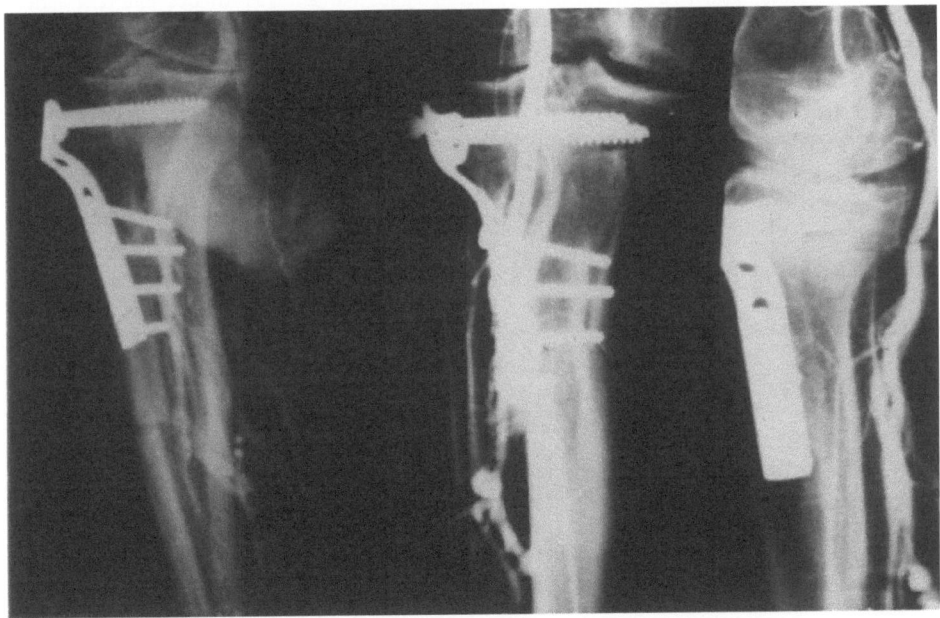

Abb. 12. Zustand nach Umstellungsosteotomie im Kniebereich mit Verletzung der Arteria und Vena poplitea durch Metallteile. Großes falsches Aneurysma mit arteriovenöser Kurzschlußverbindung, Korrektur durch Resektion des verletzten Arterienabschnitts und End-zu-End-Anastomose und Fistelunterbrechung, Resektion des falschen Aneurysmas

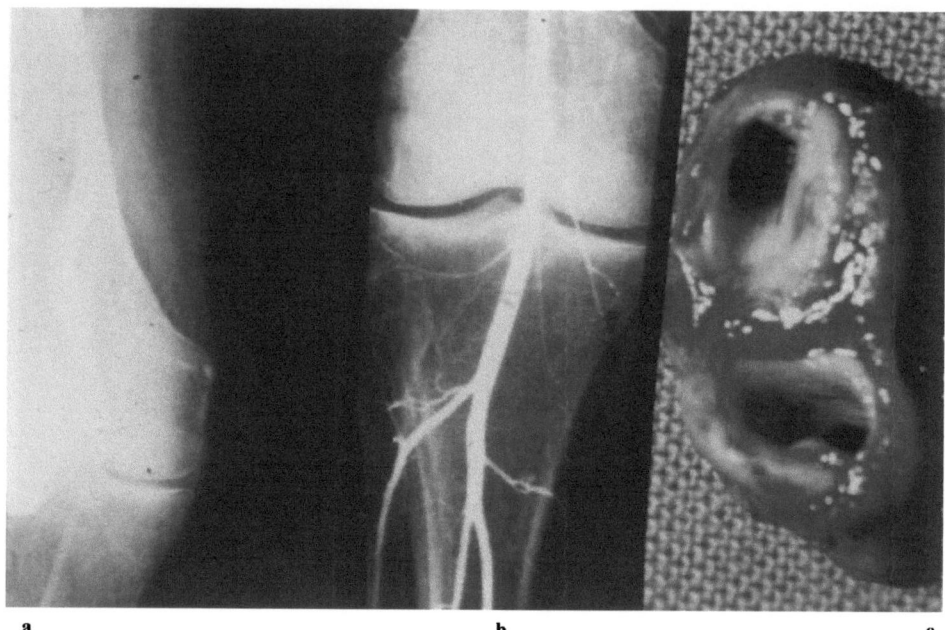

a   b   c

Abb. 13. a Falsches Aneurysma mit AV-Fistel nach Meniskotomie und gedeckter Arterien- und Venenverletzung durch das Meniskotom an der hinteren Gelenkkapsel, **b** operative Korrektur drei Wochen nach Meniskotomie, **c** Operationspräparat

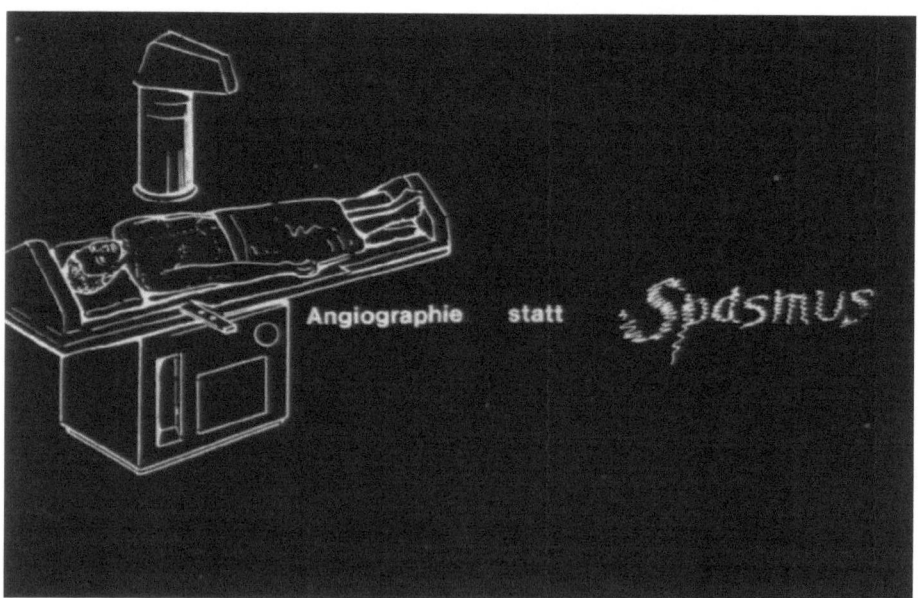

(Abb. 14) zugunsten einer sofortigen angiographischen Abklärung auch im unfallchirurgischen- oder orthopädischen Operationssaal mittels einfacher Arterienpunktion und Beobachtung im Bildverstärker C-Bogen ersetzt werden. Spasmen sind so gut wie nie Ursache peripherer postoperativer Minderdurchblutungen und wenn, läßt sich durch angiographische Abklärung die Kontinuität der arteriellen Durchströmung dokumentieren.

Die exakte Kenntnis der anatomischen Nachbarschaft von bestimmten Skelettabschnitten und Gefäßnervenstämmen, sorgfältiges gewebeschonendes Operieren und die frühzeitige Kontrolle beim geringsten Verdacht durch Angiographie gewährleistet eine zeitgerechte, frühzeitige gefäßchirurgische Beseitigung des die Extremität in ihrer Funktion oder in ihrem Erhalt bedrohenden Gefäßschadens.

Im Hinblick auf die katheterbedingten Gefäßschäden werden einerseits neue Kathetermaterialien und kleinere Katheterdurchmesser eine Reduktion dieser Schäden mit sich bringen. Die Ausdehnung der Indikationen und die Dauer, über die ein Kathetermaterial im Gefäßsystem belassen wird, ist andererseits sicher mit einer Zunahme dieser Gefäßschäden verbunden. Hier sind weitere Anstrengungen unbedingt notwendig, um solche den Patienten zusätzlich belastende Komplikationen zu vermeiden.

Die Korrektur von Gefäßtraumen ist auch heute bevorzugtes Betätigungsfeld der Gefäßchirurgie und wird auch bei Weiterentwicklung neuer interventioneller gefäßtherapeutischer Maßnahmen sicher ihren Stellenwert behalten.

Die Angiographien verdanken wir der Abteilung für Röntgendiagnose des Universitätsklinikums Freiburg (Direktor: Prof. Dr. W. Wenz) und der Hochrheinklinik Säckingen (Chefarzt: Dr. G. Baitsch).

Anschrift des Verfassers:
Prof. Dr. V. Schlosser
Ärztlicher Direktor der Abteilung
für Herz- und Gefäßchirurgie
des Universitätsklinikums Freiburg
Hugstetterstraße 55
7800 Freiburg

Verletzungen der A. carotis (inkl. iatrogener Schäden): Indikation zum operativen oder konservativen Vorgehen

D. Raithel

Abteilung für Gefäßchirurgie, Klinikum Nürnberg (Vorstand: Prof. Dr. med. D. Raithel)

Einleitung

Verletzungen der A. carotis sind relativ selten. Wir haben zwischen scharfen und stumpfen Verletzungen zu unterscheiden, wobei letztere häufig zu spät diagnostiziert werden. Stumpfe Verletzungen können durch ein HWS-Schleudertrauma, durch Kompression oder Schlag entstehen. Scharfe Verletzungen werden nach Stich- oder Schußverletzung beobachtet; aber auch im Sinne einer iatrogenen Läsion, z. B. durch Ligatur oder tangentiale Läsion (im Rahmen der Tumorchirurgie oder nach Strumaresektionen etc.), treten sie auf.

Zunächst soll hier auf die einzelnen Verletzungsformen, die klinische Symptomatik und die Indikation zum operativen oder konservativen Management eingegangen und anschließend unsere eigenen Beobachtungen mitgeteilt werden.

Verletzungsformen, klinische Symptomatik

Beim *stumpfen* Karotistrauma kommt es in der Regel zu einer Intimaläsion mit konsekutiver Thrombose oder Embolisation. Entstehen können solche Verletzungen durch Kompression oder Schlag; sie werden aber auch im Gefolge eines sogenannten HWS-Schleuder-

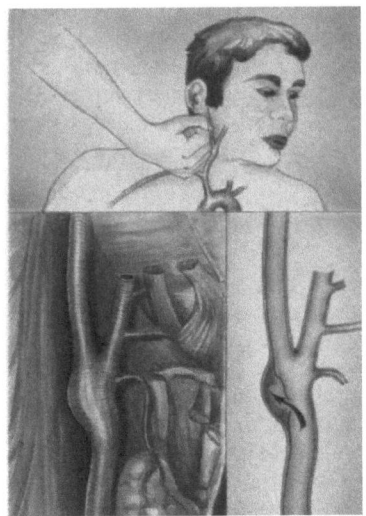

Abb. 1. Stumpfes Karotistrauma durch Schlag

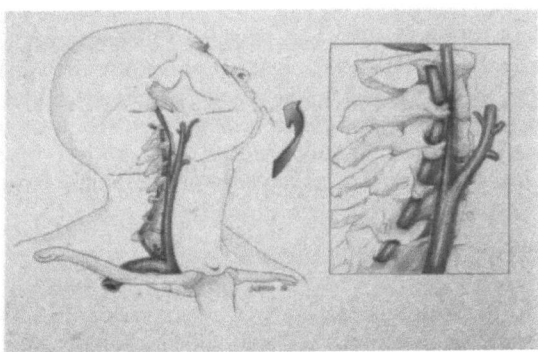

Abb. 2. Stumpfes Karotistrauma bei HWS-Schleudertrauma

traumas beobachtet und dann häufig überhaupt nicht oder zu spät diagnostiziert (Abb. 1, 2). So kann es bei dem HWS-Schleudertrauma zu einer Verletzung der Intima mit Dissektion derselben kommen. An dieser Stelle thrombosiert entweder die A. carotis, oder es kommt zu einer zerebralen/retinalen Mikroembolisation aus diesem Dissektat.

Auffällig für diese Form der Verletzung ist das häufig symptomfreie Intervall, d. h., oft erst nach Stunden, Tagen oder auch Wochen und Monaten kann es zu einer neurologischen Symptomatik kommen. Bevorzugte Lokalisation der Dissektion ist die A. carotis interna (ACI).

In unserem Gesamtkrankengut von 16 Karotisverletzungen, die wir in den Jahren 1970 bis 1990 beobachteten, fanden wir drei Fälle von ACI-Dissektionen nach HWS-Schleudertrauma.

Drei weitere stumpfe Verletzungen der A. carotis betrafen zweimal die A. carotis communis und einmal die A. carotis interna. Bei der ACI-Verletzung kam es im Rahmen eines Kraftsporttrainings zu dieser Läsion, und zwar durch akute Überstreckung im HWS-Bereich mit konsekutiver Hemiparese, die sich aber innerhalb einiger Tage erfreulicherweise zurückbildete. Die zwei weiteren stumpfen Verletzungen der A. carotis communis wurden einmal bei einem jungen Kollegen beobachtet, der im Rahmen einer Sanitätsübung vom Hubschrauber abgeseilt wurde und dabei einen Schlag mit dem Seil gegen den Hals bekam. Im Intervall von etwa drei Wochen entwickelte sich eine kurzfristige neurologische Symptomatik mit einem entsprechenden Befund im Carotis-communis-Bereich. Der zweite Fall war ein junger Mann, der von seinen Geschwistern auf dem Dachboden erhängt aufgefunden wurde. Er wurde wegen einer entsprechenden Hemisymptomatik sofort in eine neurologische Klinik eingewiesen. Auch hier konnte der Befund eines Einrisses der Intima mit konsekutiver Thrombose im Carotis-communis-Bereich operativ verifiziert werden.

Scharfe Läsionen werden durch Stich- oder Schußverletzungen verursacht. Wir beobachteten eine Stichverletzung im ACI-Bereich und zwei im Bereich der A. carotis externa.

Desweiteren können scharfe Verletzungen im Zuge von operativen Eingriffen in der Nähe der A. carotis entstehen. So beobachteten wir viermal iatrogene Läsionen der A. carotis communis im Zug einer Strumaresektion und dreimal eine Läsion der A. carotis interna im Rahmen einer erweiterten Tumorchirurgie. Interessant sind die Verletzungen im Zuge einer Strumaresektion: Bei zwei dieser vier Patienten war die A. carotis communis im Zuge der Strumaresektion wegen einer massiven Blutung offensichtlich ligiert worden. Bei den beiden anderen Patienten fand sich eine Läsion der A. carotis communis mit einer wandständigen Thrombose und konsekutiver neurologischer Symptomatik aufgrund einer Embolisation aus diesem wandständigen Thrombus.

Therapeutisches Management

Die Indikation zum operativen oder konservativen Vorgehen ist zum einen von der Art der Verletzung abhängig und zum anderen von der neurologischen Symptomatik. Selbstverständlich besteht die klare Indikation zur operativen Intervention bei den scharfen Karotisverletzungen, und zwar unabhängig von der neurologischen Symptomatik.

Anders bei den stumpfen Verletzungen. Hier wird die Indikation zum weiteren Procedere von der neurologischen Symptomatik bestimmt. Hemiparese und erhaltenes Bewußtsein sind bei unauffälligem CT-Befund eine Indikation zur sofortigen operativen Intervention. Bei einer Mono- bzw. Hemiparese und positivem CT-Befund besteht eine klare Kontraindikation zur sofortigen operativen Intervention, ebenso wie bei nicht mehr erhaltenem Bewußtsein.

Selbstverständlich ist bei jeder stumpfen Karotisverletzung eine Angiographie mit anschließendem CT zwingend, um zu prüfen, ob eine Rekonstruktion überhaupt technisch möglich ist und/oder ob es zu einer intrazerebralen Embolisation gekommen ist.

Intrakranielle Embolisation oder Dissektion bis zur Schädelbasis bedeuten eine Kontraindikation für das operative Vorgehen. Das Management der stumpfen Carotisverletzung mit fixem neurologischen Defizit ist eine konservative Therapie mit Heparinisierung, Hirnödemprophylaxe etc. und eine operative oder interventionelle Maßnahme im Intervall (in Abhängigkeit von der neurologischen Symptomatik).

Die operativen oder interventionellen Aktivitäten orientieren sich an den Indikationen zur Karotisrekonstruktion (4, 5, 7). Die operativen Maßnahmen bei der Karotisverletzung werden von der Art der Läsion bestimmt. So wird bei einer scharfen Verletzung manchmal eine Direktnaht nicht möglich sein, so daß das Gefäß dann durch Interposition rekonstruiert werden muß. Kunststofftransplantate verbieten sich bei einem scharfen Karotistrauma.

Bei einer Intimaverletzung bzw. Dissektion ist es vielfach besser, gleich eine Saphena in karotidaler Position zu interponieren, obwohl manchmal eine Fixation der Intima mit Patcherweiterungsplastik möglich ist. Bei hochsitzenden Karotisläsionen kommt auch eine intraoperative Dilatation derselben in Frage.

Problematisch sind Intimadissektionen der ACI: Bei einer Dissektion bis zur Schädelbasis empfiehlt sich zunächst eine Heparinisierung und dann eine angiographische Konrolle im Intervall von vier bis acht Wochen. Anhand dieser Angiographie kann dann entschieden werden, ob das Gefäß durch Saphenainterposition rekonstruiert werden kann oder ob eine Dilatation möglich ist. Es hat sich auch gezeigt, daß es bei einer Dissektion spontan zu einer kompletten Rekanalisation kommen kann, wie wir dies in einem Fall beobachtet haben, der dann nicht mehr rekonstruiert werden mußte.

Bei gabelnahen Dissektionen erfolgt die Rekonstruktion in Abhängigkeit vom neurologischen Stadium sofort oder im Intervall, entweder durch Saphenainterposition oder durch konventionelle Rekonstruktion mit Patcherweiterungsplastik (2,5).

Eigene Ergebnisse

Zwischen 1970 und 1990 beobachteten wir 16 Carotisverletzungen: sechs im Bereich der A. carotis communis (ACC), acht im ACI- und zwei im ACE-Bereich. Die sechs ACC-Verletzungen beinhalteten vier Verletzungen nach Strumaresektion (zweimal Ligatur der ACC) und zwei stumpfe Verletzungen (Schlag, Erhängen).

Zu den acht ACI-Verletzungen gehörten eine Stichverletzung und drei Verletzungen der ACI im Rahmen einer erweiterten Tumorchirurgie. Einmal kam es im Rahmen eines Kraftsporttrainings zur Dissektion der ACI, und drei Patienten erlitten ein HWS-Schleudertrauma mit konsekutiver partieller oder totaler Thrombose der ACI. Von diesen drei Verletzungen nach HWS-Schleudertrauma wurden zwei sofort erfolgreich rekonstruiert. Eine weitere Dissektion der ACI wurde zunächst konservativ therapiert und im Intervall erfolgreich dilatiert (Abb. 3–6).

Bei den zwei Verletzungen der ACE handelte es sich um Stichverletzungen, die ebenfalls erfolgreich rekonstruiert werden konnten.

Von den 16 Carotisverletzungen konnten 13 erfolgreich konservativ oder operativ/interventionell therapiert werden. Zwei Patienten behielten ein leichtes neurologisches Defizit, und eine Patientin – bei Zustand nach Strumaresektion mit mittelgradiger spastischer Hemiparese – wurde aufgrund ausgedehnter Abraumbezirke im Computertomogramm und dem ausgeprägten neurologischen Befund nicht rekonstruiert.

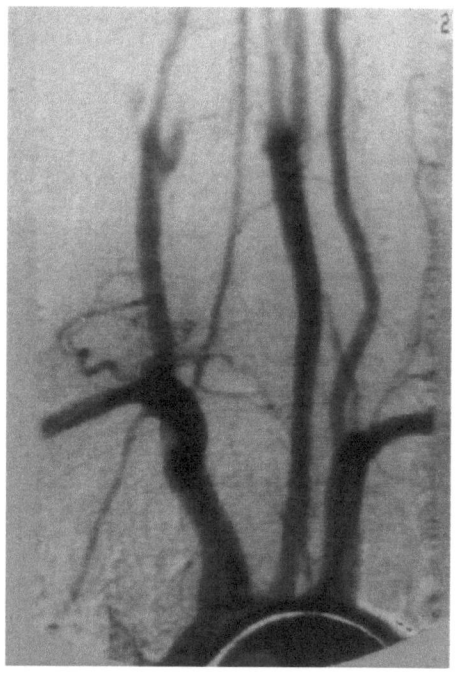

Abb. 3. HWS-Schleudertrauma mit Verschluß der A. carotis interna (ACI) rechts und Stenose der ACI links

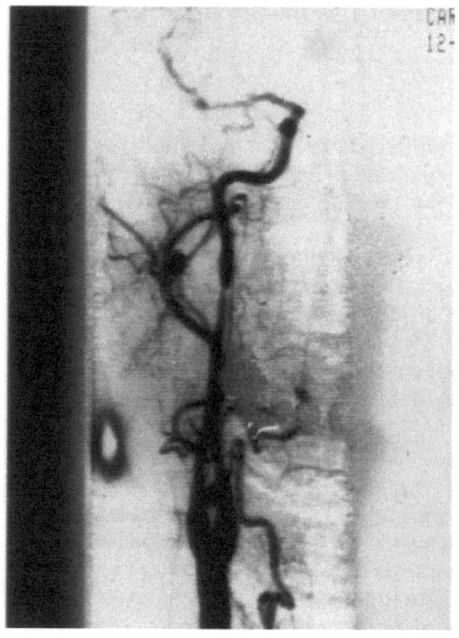

Abb. 4. Rekanalisation der A. carotis interna rechts mit schädelbasisnaher Stenose (sechs Wochen nach Antikoagulation)

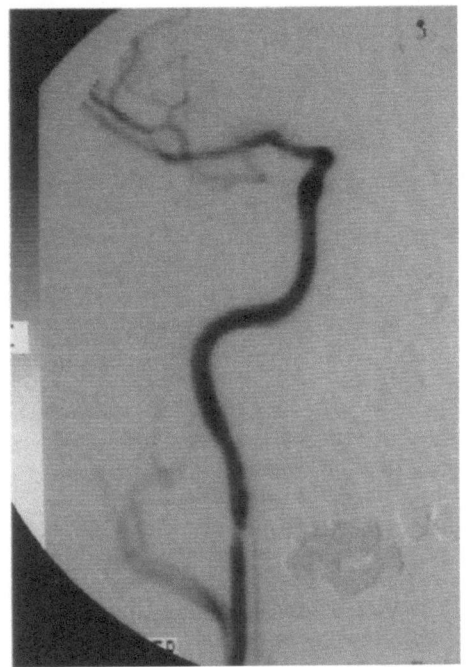

Abb. 5. Schädelbasisnaher Befund der A. carotis interna vor PTA

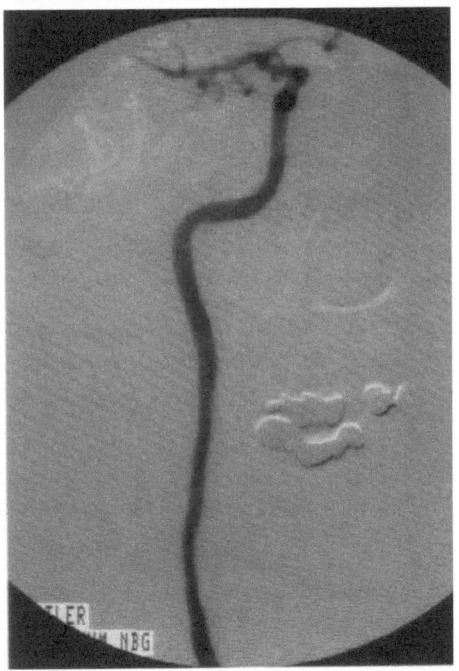

Abb. 6. Schädelbasisnahe A. carotis interna nach PTA

Diskussion

Läsionen der A. carotis nach scharfen oder penetrierenden Verletzungen im Halsbereich sowie beim stumpfen Kopf-Halstrauma sind relativ häufig (1–3, 6–7). Selten hingegen sind iatrogene Karotisverletzungen bei Strumaresektionen; zumindest werden sie wahrscheinlich zu wenig diagnostiziert und publiziert (3). Weiterhin kann es in der Tumorchirurgie aus Gründen der Radikalität zu einer beabsichtigten oder unbeabsichtigten Verletzung der A. carotis kommen (3).

Sicherlich werden Karotisläsionen nach HWS-Schleudertrauma zu selten diagnostiziert, da an diesen Verletzungsmechanismus einfach zu wenig gedacht wird, und da nur etwa ein Drittel der traumatischen Karotisläsionen ein neurologisches Defizit entwickelt. Eine frühzeitige Diagnose und operative Revision des Gefäßabschnittes ist daher anzustreben, insbesondere unter dem Aspekt, daß es häufig erst im Intervall zu einer Thrombose mit oder ohne Embolisation im Dissektionsabschnitt kommt.

Die Korrektur iatrogener oder traumatischer Karotisläsionen ist nicht ganz unproblematisch, insbesondere wenn zum Zeitpunkt der Revision bereits schwere neurologische Ausfälle vorhanden sind. In diesen Fällen besteht dann die Gefahr, daß sich aus einem Erweichungsherd sekundär ein hämorrhagischer Hirninfarkt entwickelt.

Inwieweit bei der scharfen Karotisverletzung die ACI rekonstruiert werden muß oder ob sie ligiert werden kann, dies hängt nicht nur vom neurologischen Status zum Zeitpunkt der Operation ab, sondern auch vom Rückfluß aus der ACI. Eine primäre Ligatur der ACI bei der scharfen Verletzung mit einem neurologischen Defizit zum Zeitpunkt der Operation würden wir ablehnen. Die Ligatur ist nur bei fehlendem Rückfluß aus der ACI möglich (1,6).

Verletzungen der A. carotis stellen also in jedem Fall ein ernstes Problem dar. Nicht immer ist eine sofortige operative Intervention sinnvoll. Insbesondere bei Dissektionen der ACI haben hier auch interventionelle Maßnahmen mit Dilatation ihre Berechtigung.

Literatur

1. Bradley EL (1973) Management of penetrating carotid injuries: An alternative approach. J Trauma 13: 248
2. Graham JM, Miller T, Stinnett DM (1988) Spontaneous dissection of the common carotid artery. J Vasc Surg 7: 811
3. Raithel D (1980) Seltene vasculäre Komplikationen nach Strumaresektion. Chirurg 51: 26
4. Raithel D (1988) Operationsindikation bei Stenose der A. carotis. Bünte H, Junginger T (Hrsg), Jahrbuch der Chirurgie, Verlag Regensberg/Biermann, S 107
5. Raithel D (1990) New techniques in the surgical management of carotid artery lesions. Surgical Rounds 13: 53
6. Thal ER, Snyder WH, Hays RJ (1974) Management of carotid artery injuries. Surgery 76: 955
7. Zeitler E, Holik B, Raithel D (1978) Posttraumatische Befunde an Hirnarterien im Halsbereich. Rö Fö 129: 571

Anschrift des Verfassers:
Prof. Dr. D. Raithel
Klinikum Nürnberg
Chirurgische Klinik
Abt. für Gefäßchirurgie
Flurstr. 17
D-8500 Nürnberg

Management und Therapie der Gefäßverletzungen

G. Weimer, D. Guse

Gefäßchirurgische Abteilung, Städtisches Krankenhaus Kemperhof, Koblenz

Die Therapie der Gefäßverletzungen, das operative Vorgehen und damit auch die Ergebnisse, was den Erfolg der Revaskularisation angeht, sind weitgehend standardisiert und vergleichbar. Sie weichen bei schulmäßiger Operationstechnik kaum noch voneinander ab.

Tabelle 1. Operationsstatistik

Jahr	Anzahl der gesamten chirurgischen Operationen	Anzahl der Gefäßoperationen	Anzahl der Gefäßverletzungen	Anteil der Verletzungen am gesamten Operationsgut	Anteil der Verletzungen bei den Gefäßoperationen
1980	5 433	548	11	0,20 %	2,01 %
1981	5 845	728	11	0,19 %	1,51 %
1982	5 714	893	8	0,14 %	0,90 %
1983	5 806	966	9	0,16 %	0,93 %
1984	6 209	1 187	9	0,14 %	0,76 %
1985	6 803	1 086	12	0,18 %	1,10 %
1986	6 485	918	8	0,12 %	0,87 %
1987	6 481	912	11	0,17 %	1,21 %
1988	6 875	1 390	11	0,16 %	0,79 %
1989	6 371	922	15	0,24 %	1,63 %
1990	6 398	911	12	0,19 %	1,32 %
Summe	68 420	10 461	117	0,17 %	1,12 %

Tabelle 2. Aufteilung der Gefäßverletzungen

Jahr	Anzahl der iatrogenen Verletzungen	Anzahl der traumatischen Verletzungen	Summe
1980	4	7	11
1981	4	7	11
1982	3	5	8
1983	1	8	9
1984	4	5	9
1985	4	8	12
1986	6	2	8
1987	5	6	11
1988	8	3	11
1989	8	7	15
1990	9	3	12
Summe	56	61	117

Als wichtigstes Kriterium des Managements – gemeint ist hier das präoperative Management – mag die Verkürzung der Ischämiezeit gelten. Von der Länge dieses Zeitraumes sowie der ständigen Verfügbarkeit eines Operationsteams, das über entsprechende Erfahrung in der Gefäßverletzungschirurgie verfügt, sind die Ergebnisse entscheidend abhängig. Daher beginnt die Planung der Behandlung einer Gefäßverletzung bereits lange Zeit, bevor diese auftritt.

Die Aufarbeitung unseres Krankengutes der Jahre 1980–1990 ergab eine Häufigkeit der Gefäßverletzungen von 0,17 % aller in diesem Zeitraum durchgeführten chirurgischen Operationen bzw. von 1,12 % aller Gefäßoperationen (Tabelle 1). Die Gefäßverletzungen ließen sich entsprechend ihrer Genese in die Gruppe der traumatischen und die der iatrogenen Verletzungen aufteilen, wobei die traumatischen Verletzungen mit einem Anteil von 52,1 % nur gering überwogen (Tabelle). In den letzten drei Jahren versorgten wir sogar mehr iatrogene als traumatische Verletzungen.

Die Verteilung der einzelnen Läsionen auf die unterschiedlichen Gefäßabschnitte ist in den Tabellen 3 und 4 festgehalten. Bei den traumatischen Verletzungen überwiegen die Gefäße der Extremitäten. In beiden Gruppen ist die Femoralregion auffallend häufig betroffen.

Tabelle 3. Traumatische Verletzungen (n = 61)

	Anzahl	%
Kopf und Hals:		
A. carotis	1	1,6
A. thyroidea superior	1	1,6
V. jugularis interna	1	1,6
Thorax:		
Aorta thoracalis	1	1,6
Abdomen:		
A. renalis	5	8,2
A. iliaca communis	2	3,3
V. cava	2	3,3
V. iliaca	2	3,3
V. hepatica dextra	1	1,6
Obere Extremität:		
A. axillaris	1	1,6
A. brachialis	5	8,2
A. radialis	6	9,8
A. ulnaris	4	6,6
V. axillaris	1	1,6
Untere Extremität:		
A. femoralis cummunis	2	3,3
A. femoralis superior	9	14,8
A. profunda femoris	1	1,6
A. poplitea	10	16,4
A. tibialis anterior	2	3,3
V. femoralis	4	6,6

Tabelle 4. Iatrogene Verletzungen (n = 56)

	Anzahl	%
Thorax:		
Truncus brachiocephalicus	1	1,8
A. subclavia	2	3,6
A. intercostalis	1	1,8
A. pulmonalis	1	1,8
Abdomen:		
Aorta abdominalis	1	1,8
A. mesenterica superior	1	1,8
A. iliaca	5	8,9
A. hepatica propria	1	1,8
V. cava	2	3,6
V. iliaca	3	5,4
V. mesenterica sup	2	3,6
V. hepatica sinistra	1	1,8
V. portae	2	3,6
Obere Extremität:		
A. brachialis	8	14,3
Untere Extremität:		
A. femoralis	18	32,1
A. poplitea	4	7,1
V. femoralis	1	1,8
V. poplitea	2	3,6

Tabelle 5. Ischämiezeit (nur in 68,8 % der Fälle verwertbar)

< 1 Stunde	1,9 %
1–3 Stunden	31,1 %
3–6 Stunden	19,6 %
> 6 Stunden	16,3 %

Der Altersdurchschnitt lag bei den iatrogenen Verletzungen bei 57,5 Jahren, bei den traumatischen Schäden bei nur 29,1 Jahren.

Die präoperativen Ischämiezeiten zeigt Tabelle 5. Der Anteil von 16,3 % über sechs Stunden ist noch wesentlich zu hoch und entscheidend für die Mißerfolge verantwortlich.

Die primäre Amputationsrate lag bei 9,9 %, die sekundäre bei traumatischen Schäden bei 10,7 %, bei den iatrogenen Läsionen bei 8 %. Betroffen war in allen Fällen die untere Extremität.

Die Letalität aufgrund der Gefäßverletzungen läßt sich nur sehr vage und mit äußerst begrenztem Wert angeben. Von 6,5 % Gesamtsterblichkeit in der Gruppe der traumatischen Verletzungen waren alle Patienten polytraumatisiert. Von 5,3 % nach iatrogenen Läsionen war nur in einem Fall ein hämorrhagischer Schock eindeutig als Todesursache zu definieren.

Im Gegensatz zu anderen gefäßchirurgischen Behandlungseinheiten verzichten wir im allgemeinen auf dopplersonographische Untersuchungen. Erkennen wir auf Grund der klinischen Untersuchung einen klaren Verletzungsmechanismus mit einer glatten Durchtrennung etwa von Arterie und Vene, so unterbleibt auch die präoperative angiographische

Darstellung. Im allgemeinen führen wir jedoch die arterielle DSA durch, die in der Hand des erfahrenen Radiologen fast schon als semiinvasive diagnostische Maßnahme zu betrachten ist und kaum Risiken birgt. Nicht zu unterschätzen ist der Zeitgewinn, wenn z. B. langwierige Dopplerunterschungen, die im allgemeinen ohnehin anschließend durch eine DSA-Diagnostik komplettiert werden müßten, wegfallen. Der gefäßverletzte Patient ist in dieser Regel gefäßgesund, so daß auch von dieser Seite her die intraarterielle Darstellung keine Probleme bietet.

Die wichtigsten Grundsätze unseres präoperativen Managements seien im folgenden kurz zusammengefaßt:

Im weiteren Umkreis unseres Hauses gibt es keine gefäßchirurgische Einheit, die auf Grund ihrer personellen Besetzung mit einem ständigen gefäßchirurgischen Bereitschaftsdienst sich zu jeder Zeit an der Behandlung der Gefäßverletzungen beteiligen könnte. Wir haben deswegen die umliegenden Krankenhäuser schon vor Jahren entsprechend informiert und sie und die Träger des Rettungsdienstes gebeten, bei einer nachgewiesenen Gefäßverletzung oder dem Verdacht auf eine solche nicht das nächstgelegene, sondern das nächstgelegene *geeignete* Krankenhaus anzufahren.

Hier kommt bereits dem erstbehandelndem Notarzt vor Ort eine zentrale Bedeutung zu. Sobald er auf Grund des Verletzungsmusters und des klinischen Bildes die Diagnose einer möglichen Gefäßverletzung stellt, muß er sich in der Auswahl des Transportzieles eindeutig sicher sein, daß hier eine zuverlässige Diagnostik und adäquate Therapie erfolgen kann. Dies setzt neben einer entsprechenden medizinisch-fachlichen Qualifikation detaillierte Kenntnisse über die Versorgungseinheiten und Kapazitäten der umliegenden Krankenhäuser voraus.

Wir sehen immer wieder Fälle, in denen trotz entsprechender Verdachtsdiagnosen ungeeignete Krankenhäuser aus reiner Unkenntnis über die jeweiligen medizinischen Versorgungsmöglichkeiten angefahren werden. Dabei geht dann viel kostbare Zeit verloren.

Für den in einem Krankenhaus erstmals mit einer Gefäßverletzung konfrontierten Chirurgen ergibt sich im Bedarfsfall die Notwendigkeit des sofortigen telefonischen Kontaktes mit einer entsprechenden Fachabteilung. Dabei wird ein auf den Einzelfall abgestimmter praktikabler Plan erstellt, der entweder eine Beratung zur Versorgung im eigenen Haus oder die Empfehlung zur Weiterverlegung nach Stabilisierung der Vitalfunktion vorsieht.

Hierzu gehört auch die Auswahl des geeigneten Transportmittels, welche ausschließlich unter Berücksichtigung des Zeitfaktors zu erfolgen hat. Der Einsatz von Rettungshubschraubern bietet sich häufig an, in bestimmten Situationen aber, z. B. bei fehlender Landemöglichkeit, weiter Anflugzeit, schlechten Witterungsverhältnissen oder logistischen Mängeln ist der beschleunigte Transport in einem bodengebundenen Rettungsmittel weitaus effektiver. Die Entscheidung hierüber muß jeweils im Einzelfall getroffen werden, immer unter dem Primat, die Ischämiezeit so kurz wie möglich zu halten.

In früheren Jahren wurden uns oft unfallverletzte Patienten, die auswärts versorgt worden sind, nach mehreren Tagen unter dem Verdacht einer zusätzlich bestehenden Gefäßverletzung zugewiesen. Aus diesen Zeiten rekrutiert sich die hohe Zahl der primären Amputationen von 9,9%. Auf Grund dieser Negativbeispiele werden in den letzten Jahren solche Patienten zunehmend früher und bei einem entsprechenden Verdacht auf eine bestehende Gefäßverletzung oft rechtzeitig verlegt.

Im Rahmen dieses Managements ist es uns auch gelungen, die Verzögerung der Behandlung durch das Abwarten wegen eines Verdachtes auf einen vorliegenden Gefäßpasmus hin und wieder zu vermeiden. Wir sahen dann bei der sofort vorgenommen DSA zwar manchmal Engstellungen des gesamten arteriellen Gefäßsystems der betroffenen Extremität auf Grund des traumatisch bedingten Spasmus, es ließen sich jedoch auch Gefäßverletzungen, wie Intimadissektionen ohne zum Unfallzeitpunkt vorliegende hämodynamische Wirksamkeit, entdecken und entsprechend korrigieren.

Ein weiteres, durchaus diskussionswürdiges Problem scheint die Wahl des Operationsortes zu sein. Nach unserer Ansicht sollte der Gefäßchirurg nicht in das Nachbarkrankenhaus fahren, um dort eine Gefäßverletzung zu versorgen. Wir haben niemals Nachteile von einer Verlegung des Patienten gesehen und glauben, daß der operationstechnische Level auswärts erheblich sinkt und daß nicht nur die instrumentelle Ausrüstung und die diagnostischen Möglichkeiten limitiert sind, sondern auch unvorhergesehene Erweiterungen des Eingriffes und Zwischenfälle außerordentlich erfolgsbegrenzend wirken.

Hierzu zwei Beispiele: Zwei junge Patientinnen wurden mit einer Stichverletzung der Bauchaorta und des Truncus bachiocephalicus bei einer Laparoskopie bzw. einer Strumaresektion angekündigt. In beiden Fällen stellte sich eine Zerstörung des betroffenen Gefäßes auf einer Länge von 3 cm heraus, die zur Interposition von Dacronprothesen zwang. Auch diese Patienten wurden intubiert, mit liegenden Gefäßklemmen oder Umstechungen verlegt und erlitten dadurch keine Nachteile. Die postoperative DSA-Kontrollen wurden zentralvenös durchgeführt und ergaben daher relativ unscharfe Abbildungen.

Die Zahl der iatrogenen Gefäßverletzungen nimmt naturgemäß durch den Anstieg invasiver diagnostischer und therapeutischer interventioneller Techniken zu. Ebenso werden Gefäßverletzungen bei allgemeinchirurgischen Eingriffen auch in Zukunft immer wieder vorkommen. Die rasche Rekonstruktion der Strombahn mit kurzer Ischämiezeit ist auch hier ausschlaggebend für die Begrenzung des Gesamtschadens.

Therapeutische Prinzipien der Versorgung zielen in erster Linie auf die Kontrolle der Blutung und die Behandlung eines eventuell assoziierten hämorrhagischen Schocks. In der Blutstillung ist der lokalen Kompression manuell oder digital und dem sterilen Wundverband der Vorrang zu geben. Scharfe Torniquets oder blind gesetzte Klemmen sind obsolet. In seltenen Fällen kann eine Blutungskontrolle durch intravasale Applikationen eines geblockten Ballonkatheters erfolgen.

Die operative Therapie besteht aus einem ausreichend großen Zugang, einer suffizienten Blutungskontrolle, der proximalen und distalen Thrombektomie, der lokalen intravasalen Heparinapplikation und dem bevorzugten Einsatz von autologem Venenmaterial zur Rekonstruktion. Abgerundet wird die operative Therapie vorrangig nach traumatischen Gefäßläsionen der Poplitealregion durch eine bilaterale Dermatofasziotomie des Unterschenkels. Im Falle einer gelenknahen Gefäßrekonstruktion bevorzugen wir, insbesondere an großen Gelenken, die Ruhigstellung durch einen gelenküberbrückenden Fixateur externe.

Abschließend sei noch auf unser Abkommen mit der neurochirurgischen Abteilung eines Nachbarkrankenhauses hingewiesen, die die gleichzeitige Nervenrekonstruktion auch nachts ermöglicht.

Zusammenfassung

1. Gefäßverletzungen sind selten, wenn man die Gesamtzahl der rekonstruktiven Eingriffe am Gefäßsystem betrachtet. Um so wichtiger erscheint die Tatsache, bei Kenntnis eines adäquaten Traumas an die Möglichkeit einer Gefäßverletzung zu denken.
2. Die Inspektion der klinischen Ischämiezeichen und die Palpation peripherer Pulse stellen Basismaßnahmen dar.
3. In jedem Fall verbleibender Restunsicherheit ist großzügig die Indikation zur Angiographie zu stellen.

4. Im Falle fehlender tastbarer Pulse erweist sich die Hoffnung auf das Vorliegen eines Gefäßspasmus oder auf eine schockbedingte Hypotonie oft als trügerisch.

Unter Beachtung dieser Richtlinien sind Gefäßverletzungen eigentlich gut erkennbar und durch standardisierte Operationsverfahren meist gut rekonstruierbar. Trotzdem verblüfft die hohe Zahl der Mißerfolge, die auf die sehr viel problematischere Wiederherstellung der nervalen Versorgung der betroffenen Extremität und der Einschränkung der Beweglichkeit auf Grund der Schädigung des Bewegungsapparates zurückzuführen ist. Dennoch lohnt sich die zeitgerechte Revaskularisation immer, da das Langzeitergebnis zum Zeitpunkt der Rekonstruktion oft nicht absehbar ist.

Aus all diesen Gründen ist zur Zeit auch von einer Dezentralisation der Versorgung von Gefäßverletzungen abzuraten, da nur ein höherer Anteil eines solchen Patientengutes die notwendige Erfahrung und das Training in der Versorgung gewährleistet. Die Leistungsfähigkeit einer gefäßchirurgischen Versorgungseinheit ist jedoch in hohem Maße abhängig vom präoperativen Management, das lange vor dem Eintritt der Verletzung beginnen muß.

Anschrift des Verfassers:
Dr. G. Weimer
Ev. Stift Sankt Martin
Abt. für Unfallchirurgie
Johannes-Müller-Str. 7
D-5400 Koblenz

Gefäßverletzungen infolge von Frakturen und Luxationen

L. Metz, J. Neugebauer

Gefäßchirurgische Klinik des Städtischen Krankenhauses im Friedrichshain, Berlin
(Chefarzt: Prof. Dr. sc. med. J. Neugebauer)

Einleitung

Jede Gefäßverletzung bedeutet höchste Alarmstufe, die zum lebensbedrohenden Ereignis avanciert, sofern eine unverzügliche kompetente Hilfeleistung unterbleibt. Der heutige Stand der Gefäßchirurgie macht es zur Pflicht, die Kontinuität fast eines jeden verletzten Gefäßes wiederherzustellen, selbst wenn die Probleme noch so schwierig erscheinen. Gerade wegen ihrer Seltenheit wird man bei kombinierten Gefäß-Knochen-Verletzungen vor eine solche Situation gestellt, die sich bei Mehrfachfrakturen oder beim Polytrauma noch verschärft. Es ist unsere Aufgabe, diesen Anforderungen gewachsen zu sein.

Krankengut

Von 1965 bis 1990 haben wir 315 Patienten mit zivilen Gefäßverletzungen beobachtet und gefäßchirurgisch versorgt. Eine Aufschlüsselung der 315 Patienten nach der Unfallart zeigt das erwartete Resultat. Mehr als ein Drittel der Patienten kam durch iatrogene Ursachen zu Schaden, eine Feststellung, die dem Trend der Zahlenentwicklung in der Berichterstattung der letzten Jahre voll entspricht (Abb. 1).

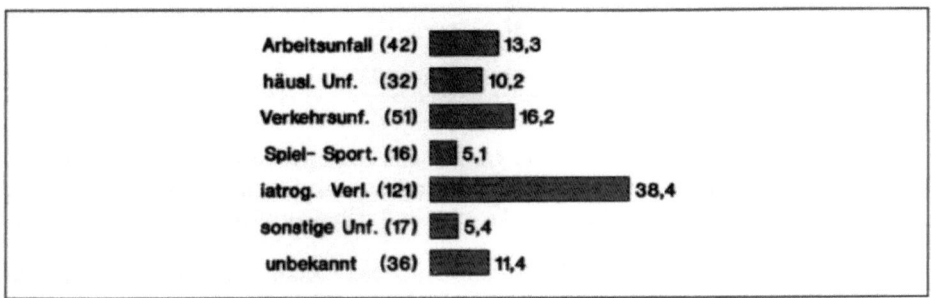

Abb. 1. Unfallart von 315 Gefäßverletzungen

Bei Betrachtung von Lokalisation und Häufigkeit finden wir die Angaben des Schrifttums auch in unserem Krankengut bestätigt: Arm- und Beinarterien sind am häufigsten betroffen – dies gilt gleichermaßen auch für die Venenverletzungen (Abb. 2, 3).
Bei den 315 Patienten mit zivilen Gefäßverletzungen handelte es sich um 151 rein arterielle, 35 ausschließlich venöse und 42 kombinierte arterio-venöse, also um 228 isolierte Gefäßläsionen und um 87 Fälle mit Knochen und Gelenkbeteiligung (Tabelle 1).

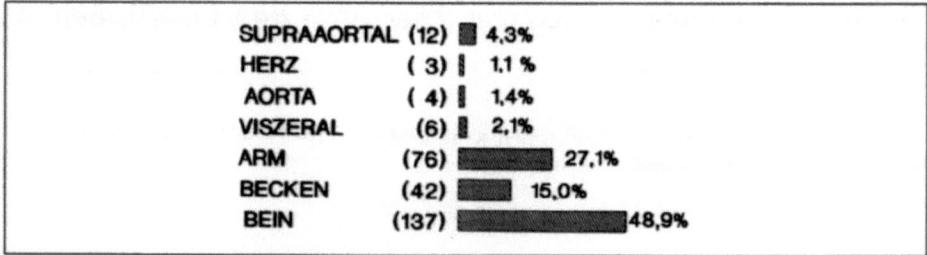

Abb. 2. Lokalisation und Häufigkeit 280 arterieller Verletzungen

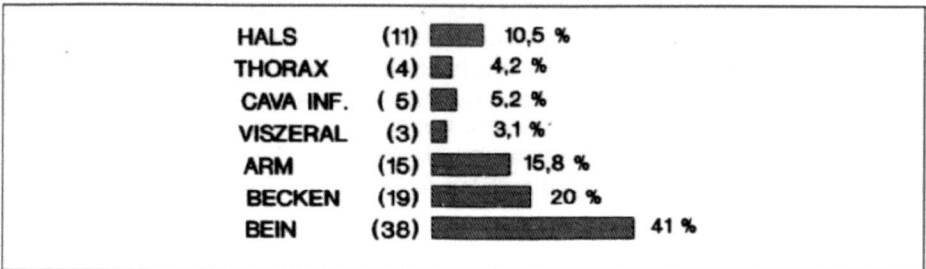

Abb. 3. Lokalisation und Häufigkeit 95 venöser Verletzungen

Tabelle 1. Übersicht der 315 Patienten mit zivilen Gefäßverletzungen

	n	Letalität
isoliert arteriell	151	1 (0,4%)
isoliert venös	35	–
kombiniert a. + v.	42	–
kompliziert mit Knochen + Gelenken	87	6 (6,9%)

Prädestiniert für die Koinzidenz von Gefäß- und Skelettverletzungen aus bekannten topographisch-anatomischen Gegebenheiten sind suprakondyläre Oberarmfrakturen, Ellenbogenluxationen, suprakondyläre Femur- und Tibiakopffrakturen sowie Kniegelenksluxationen.

Das *Verletzungsmuster* unserer 87 Patienten kann diese schon lange bekannte Tatsache nur untermauern. Obere Extremität (Abb. 4): 20 Verletzungen der A. brachialis wurden herbeigeführt durch 7 Ellenbogenluxationen und 13 suprakondyläre bzw. kubitale Frakturen. 14 Verletzungen der A. subclavia bzw. axillaris waren bedingt durch 7 Luxationen und 7 Frakturen im Schulterbereich.

Untere Extremität (Abb. 5): 31 Verletzungen der A. femoralis superficialis und A. poplitea entstanden durch 18 Frakturen des distalen Femur bzw. Tibiakopfes und durch 13 Luxationen des Kniegelenkes. 17 Verletzungen der A. iliaca externa bzw. femoralis communis resultierten aus 4 Hüftluxationen und 13 Frakturen des Beckenringes bzw. proximalen Oberschenkels. Hinzu kommen 5 Frakturen des Oberschenkelschaftes mit Verletzung der A. femoralis superficialis.

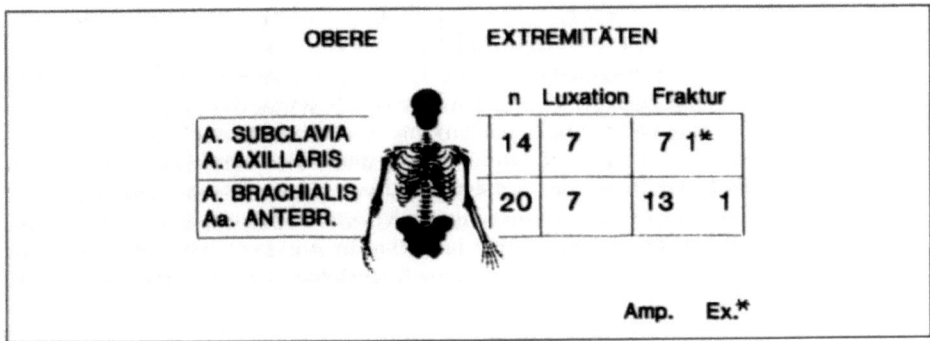

Abb. 4. Lokalisation und Häufigkeit der 34 Gefäßverletzungen mit Knochen- und Gelenkbeteiligung

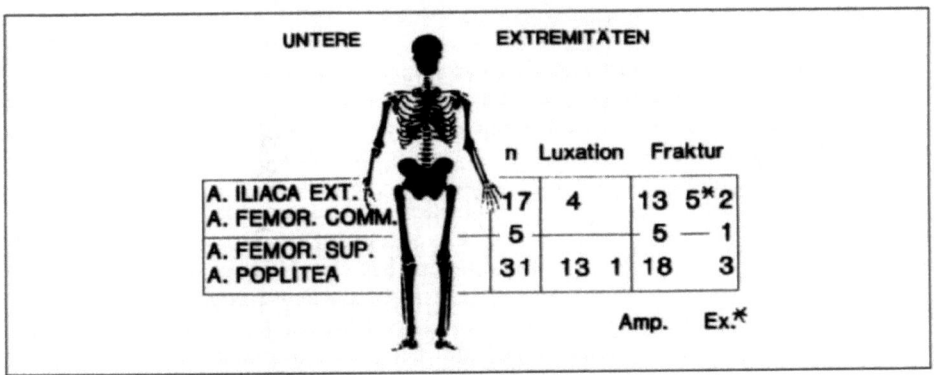

Abb. 5. Lokalisation und Häufigkeit der 53 Gefäßverletzungen mit Knochen- und Gelenkbeteiligung

Aus dieser Verteilung ist zu ersehen, daß sowohl der Schultergürtel als auch die Beckenregion mehr und mehr in die Problematik komplizierter Gefäßverletzungen einbezogen werden.

Diagnostik (Tabelle 2)

Die Diagnostik der Fraktur oder Luxation ist einfach. Dagegen bereitet die Erfassung der zusätzlichen Gefäßverletzungen einige Schwierigkeiten. Schock und Bewußtlosigkeit können die Symptomatik verschleiern.

Tabelle 2. Diagnose

1. Anamnese
2. Blutungen
3. Ischämie
4. US-Doppler
5. Arteriographie
6. Probefreilegung

Jede offene Wunde über großen Gefäßen sowie Frakturen und Luxationen der angesprochenen Topografie werfen von vornherein die Frage nach einer Gefäßverletzung auf. Wenn die große Blutung fehlt, dann kann die Ischämie zum dominanten Symptom werden. In 61 Fällen, das sind 70%, war auch bei unseren Patienten die Ischämie das Leitsymptom. Zum Glück war nur 6mal eine verzögerte Diagnostik bis zu 60 Stunden nach dem Trauma zu verzeichnen, wobei 1 Exitus letalis, 2 Amputationen und 3 Defektheilungen nicht abzuwenden waren. Grad und Dauer der Ischämie sind von entscheidender prognostischer Bedeutung. Im Rahmen der Primärversorgung von Knochenverletzungen wird die Durchblutungsstörung oftmals übersehen, zu spät bemerkt, ihr Auftreten falsch dokumentiert und damit die Diagnose verzögert. Unangenehme forensische Auseinandersetzungen sind die Folge.

Therapie

Wenn eine Gefäßverletzung mit Fraktur zu versorgen ist, dann bedarf es der unvoreingenommenen und unmittelbaren Kooperation von Gefäß- und Unfallchirurgen. Alleingänge in dieser Situation sind nicht probat. Diese Zusammenarbeit ist die Voraussetzung zum Erfolg und sollte auch in der postoperativen Nachsorge beibehalten werden. Die Reihenfolge der einzelnen operativen Schritte ist festgelegt — Knochen vor Gefäß. Nur bei langwierigen Manipulationen zur knöchernen Fixation — vor dem jedoch stets gewarnt werden muß — ist ein temporärer Shunt günstig. Mit dem Fixateur externe hat sich ein vorteilhafter Stabilisator im Konzept der Therapie ergeben. Im Hinblick auf die *Wahl des Ersatzmaterials* ist wohl der Standpunkt unumstritten, daß dem autogenen Material Priorität einzuräumen ist. Entgegen den Ansichten zur großzügigen Implantation von Prothesen ist Kunststoff nur in Ausnahmefällen und bei großer Kaliberinkongruenz erlaubt. Unsere *Rekonstruktionsverfahren* sind in Tabelle 3 aufgeschlüsselt.

Tabelle 3. Rekonstruktionsverfahren bei 87 komplizierten Arterienverletzungen

	n	
Verwendung von autogener Vene:	56	davon 46 Interpositionen
		7 Patch-Plastiken
		3 Bypassoperationen
Direkte Anastomosen:	19	
Seitliche Nähte:	6	
Protheseninterpositionen:	5	
Ligatur:	1	

Wir geben auf Grund der oftmals längerstreckigen und mitunter mehrortigen Gefäßläsion dem autogenen Veneninterponat den Vorzug. Dabei haben wir immer den Unfallmechanismus der Überdehnungsverletzungen im Auge und erreichen stets spannungslose Anastomosen. Möglichkeiten einer seitlichen oder direkten Naht werden keineswegs vernachlässigt. Ein drohendes Torniquet oder Kompartementsyndrom bedarf der sofortigen Intervention durch Fasziotomie der entsprechenden Muskellogen. Bei primär schweren Weichteilläsionen am Unterschenkel oder nach langer Ischämiezeit führen wir diese auch mit großzügiger Indikation als präventive Maßnahme durch.

Ergebnisse

Letalität und Amputation setzen Maßstäbe zur kritischen Bewertung einer erfolgreichen Therapie.

Während wir bei den isolierten Gefäßverletzungen eine postoperative Letalität von 0,4 % fanden, lag sie bei den komplizierten Fällen mit 6,9 % erheblich höher (siehe Abb. 1). Diese Feststellung läßt sich gleichermaßen auch für die Amputationsrate treffen. Hierzu werden nur die arteriellen Läsionen der Extremitäten herangezogen. Dabei stellten wir bei den 171 isolierten Verletzungen der Arm- und Beinarterien eine Amputationsrate von 1,2 % fest, wohingegen dieselbe bei den 87 komplizierten Arterienverletzungen auf 9,2 % anstieg (Tabelle 4).

Tabelle 4. Arterienverletzungen der Extremitäten

			Amp.
ohne Knochenbeteiligung	Arm	45	
	Bein	126	
		171	2 (1,2 %)
mit Frakturen und Luxationen	Arm	34	
	Bein	53	
		87	8 (9,2 %)

Betrachten wir diese 87 Doppelverletzungen Gefäß — Knochen vom unfallchirurgischen Standpunkt aus, so ergibt sich folgendes Bild: 87 komplizierte Gefäßverletzungen gingen 31mal mit einer Luxation — darunter befanden sich 3 Polytraumen — und 56mal mit einer Fraktur einher, einschließlich 23 Mehrfachfrakturen bzw. Mehrfachverletzungen. Die Unterschiede sowohl in der Amputationszahl als auch in den letalen Ausgängen sind unverkennbar, bei den Polytraumen der Frakturen betragen sie mehr als 25 %. Das bedeutet also, daß Patienten mit arteriellen Läsionen und gleichzeitigen Frakturen einem wesentlich höheren Amputations- und Überlebensrisiko unterliegen (Tabelle 5).

Tabelle 5. 87 Gefäßverletzungen mit Knochen- und Gelenkbeteiligung

Trauma	n	Amp.	Ex.
Luxationen,	31	1	–
davon Polytrauma	3	–	–
Frakturen	56	–	–
davon Polytrauma und Mehrfachfrakt.	23	7	6

Zusammenfassung

Kombinierte Gefäß-Knochen-Verletzungen sind nicht sehr häufig, um so mehr bedürfen sie wegen der Tragweite ihrer Komplikationen besonderer Aufmerksamkeit.
Gefährdet quo ad extremitatem und quo ad vitam ist jeder Patient mit einer derartigen Verletzung. Besonders gefährdet erscheinen jedoch Patienten mit arteriellen Läsionen und Mehrfachfrakturen oder Polytraumen.
Da sich aus dem Komplex Gefäßläsion − Knochenverletzung sowohl für die Diagnostik als auch für die Therapie besondere Ansprüche ableiten, möchten wir diese Gruppe der Gefäßverletzungen als kompliziert einstufen.

Literatur

1. Bruck H-P, Sperling M (1988) Gefäßverletzungen am Schultergürtel und an der oberen Extremität. Chirurg 59: 369−375
2. Feliciana DV, Bitondo CG, Mattox KL, Burch JM, Jordan GL, Beall AC, De Bakey ME (1984) A 1-year Experience with 456 Vascular and Cardiac Injuries. Ann Surg 199: 717−734
3. Feliciano DV, Mattox KL, Graham JM, Bitondo CG (1985) Five-year Experience with PTFE-grufts in Vascular Wounds. J Trauma 25: 71−82
4. Fischmeister MF, Wurdinger W (1990) Arterienverletzungen bei Frakturen der unteren Extremität. In: Hager W (Hrsg) Hefte zur Unfallheilkunde 211: 112−115
5. Graham JM, Mattox KL, Feliciano DV, De Bakey ME (1982) Vascular Injuries of the Axilla. Ann Surg 195: 232−238
6. Hamann H (1990) Traumatische Gefäßverletzungen der Extremitäten. In: Hepp W (Hrsg) Angiologische Notfälle. Steinkopff, Darmstadt
7. Heberer G, Becker HM, Dittmer H, Stelter WJ (1983) Vascular Injuries in Polytrauma. World J Surg 7: 68−79
8. Kroitsch U, Schultz A, Lamp F, Buchinger W (1990) Schwere Gefäß- und Nervenverletzungen bei Frakturen im Bereich des Schultergürtels. In: Hager W (Hrsg) Hefte zur Unfallheilkunde 211: 105−109
9. Loeprecht H, Vollmar JF (1982) Gefäßverletzungen. In: Burri C, Rüter A (Hrsg) Verletzungen des Ellenbogens. Springer, Berlin, Heidelberg, New York
10. Martin TD, Mattox KL, Feliciano DV (1988) Prostlatic Grafts in Vascular Trauma: A controversy. Comprehensive Therapy 11: 41−45.
11. Müller-Wiefel H, Langkau G (1988) Gefäßverletzungen im Beckenbereich und an der unteren Extremität. Chirurg 59: 376−388.
12. Schäfer K, Dittmer H, Becker HM, Hamperl WD, Gefäßverletzungen bei Extremitätenfrakturen. Unfallheilkunde 86: 519−524.
13. Schlickewei W, Kuner EM, Kuttler M, Götze B (1990) Gefäßverletzungen bei Frakturen an der oberen und unteren Extremität. In: Hager W (Hrsg) Hefte zur Unfallheilkunde 211: 97−101.
14. Vollmar, J (1982) Rekonstruktive Chirurgie der Arterien, 3. Aufl. Thieme, Stuttgart, New York
15. Zehle A (1987) Periphere und abdominale Arterienverletzungen. In: Heberer G, van Dongen RJAM (Hrsg) Gefäßchirurgie. Springer, Berlin Heidelberg New York

Anschrift des Verfassers:
Dr. sc. med. L. Metz
Gefäßchirurgische Klinik
Städtisches Krankenhaus im
Friedrichshain − Berlin
Leninallee 49
O-1017 Berlin

Gefäßtrauma heute — noch ein Behandlungsproblem

W. Schare

Gefäßchirurgische Abteilung, St. Marien-Hospital Bonn-Venusberg
(Chefarzt Dr. med. W. Schare)

Einleitung

Behandlungsversuche dramatischer Blutungen lassen sich bis in die graue Vergangenheit zurückverfolgen, sie sind sicher ein Teil der Menschheitsgeschichte und der Chirurgie. Beim drohenden Verblutungstod wurde immer versucht, eine Blutstillung herbeizuführen, unabhängig davon, ob die Blutung durch Unfälle oder kriegerische Einwirkungen bedingt war.

Die damals praktizierten Maßnahmen muten uns heute doch recht drastisch an: der Einsatz von Glüheisen, heißem Öl oder Wachs, Kompression durch Abbinden einer Extremität in toto, obwohl Clesus bereits vor 2000 Jahren die Gefäßligatur kannte. Im 16. Jahrhundert empfahl Ambroise Parré die Blutstillung durch isolierte Gefäßligatur, im 18. Jahrhundert gelang Hallowell die erste erfolgreiche Naht einer verletzten Arterie; unterentwickelte Technik und fehlende Asepsis ließen weitere Erfolge vermissen (11).

Bis in unsere Jahrhundert hinein konnte die definitive Blutstillung nach großen Gefäßverletzungen häufig nur mit katastrophalen Folgeschäden erkauft werden:

Ischämie — Gangrän — Amputation.

Erst die Entwicklung verbesserter Nahtmaterialien und Instrumente, eine verfeinerte Technik, das Wissen über Hämostase und Blutgerinnung, sowie der massive Einsatz von Rettungssystemen mit Verkürzung der Ischämiedauer haben die Zahl erfolgreicher Rekonstruktionen beim Gefäßtrauma ansteigen lassen. Durch eine subtile, verfeinerte Technik und entsprechend langjähriges Training hat sich mittlerweile die Gefäßchirurgie und Gefäßtraumatologie etablieren können.

Ursache von Gefäßverletzungen

Die Ursache von Gefäßverletzungen ist sehr vielfältig, in Friedenszeiten ist die Häufigkeit arterieller und venöser Verletzungen im Verhältnis zur Gesamtzahl aller Verletzten eher gering. Für Gefäßläsionen als Unfallfolge werden in der Literatur Zahlen zwischen 0,2 % und 4 % genannt, wobei interessante regionale Unterschiede auffallen. Insgesamt aber nimmt die Zahl der Gefäßverletzungen, entsprechend dem Gesamtanstieg durch Arbeits- und Verkehrsunfälle, Straftaten und vor allem im Rahmen intensiver diagnostischer Maßnahmen zu. Mittlerweile sind ca. 30 % aller arterieller Verletzungen Folge diagnostischer und interventioneller Maßnahmen, weniger häufig im Rahmen operativer Interventionen (3, 11, 13).

Grundsätzlich unterscheiden wir nach Heberer und Vollmar zwischen penetrierenden und nichtpenetrierenden bzw. zwischen offenen und geschlossenen Gefäßverletzungen. Scharfe Gewalteinwirkungen, Schädigung von außen nach innen durch Schuß, Schnitt,

Stich oder Gefäßkatheterismus führt je nach Intensität der Gewalteinwirkung zu mehr oder weniger ausgedehnter Schädigung. Perforierende Verletzungen großer Stammarterien – Aorta – werden auch heute nur in seltenen Fällen überlebt, hier ist die Dunkelziffer sehr hoch (3, 11).

Stumpfe Gewalteinwirkung, d. h. nichtperforierende Arterienverletzungen, führen zu einer mehr oder weniger ausgeprägten Binnenschädigung mit Intimaverletzung, Gefäßwandeinblutung, Dissektion und konsekutivem thrombotischem Verschluß. Zu warnen ist in diesem Zusammenhang vor der Annahme eines traumatischen Arteriospasmus bei einer Extremitätenscnämie, er ist ein sehr sehr seltenes Ereignis und bleibt eine *Ausschlußdiagnose*.

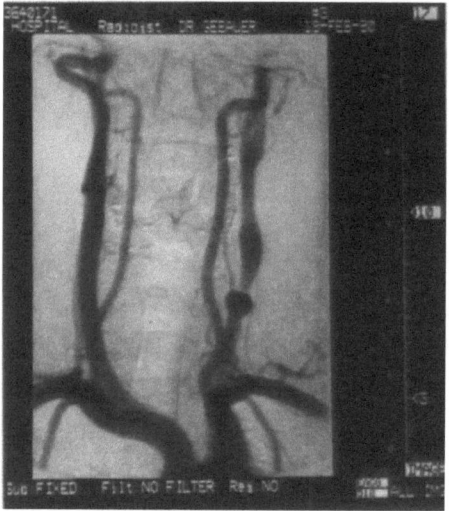
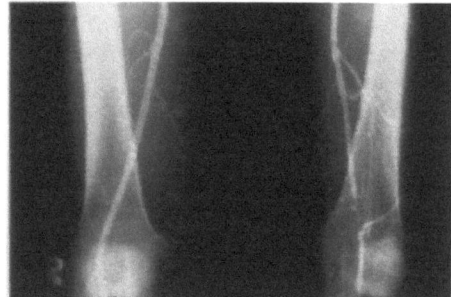

Abb. 1. Ältere Schußverletzung der A. carotis links

Abb. 2. Ältere Schußverletzung der A. poplitea links

Diagnostik

Bei jeder schweren Gliedmaßenverletzung oder gar beim Polytrauma muß eine Gefäßbeteiligung durch die klinische Untersuchung ausgeschlossen werden. Bei offenen, perforierenden Gefäßverletzungen ist die Diagnose häufig leicht zu stellen, obwohl es nicht immer zu einer massiven Blutung kommen muß. Besonders bei Verletzungen in Gelenknähe mit Luxationen und Frakturen müssen Gefäßbeteiligungen ausgeschlossen werden. Vor allem das stumpfe Trauma (Grad I und II nach Vollmar) kann zum frühen, aber auch zum verzögerten thrombotischen Gefäßverschluß führen.

Neben den bewährten diagnostischen Maßnahmen wie Inspektion und Palpation stellt die leicht handhabbare Ultraschall-Dopplersonographie eine wichige Entscheidungshilfe für das weitere Vorgehen dar. Die Bestimmung eines pathologischen Doppler-Index bei Extremitätenverletzungen läßt eine Gefäßbeteiligung wahrscheinlich erscheinen, beim Polytrauma sollte das Doppler-Studium obligat sein. Bei penetrierenden Gefäßverletzungen mit Blutung ist eine angiographische Abklärung häufig entbehrlich, eine zügige, adäquate gefäßchirurgische Versorgung minimiert die Ischämiezeit. Aus forensischen Gründen und zur Dokumentation der Rekonstruktion bzw. weiterer Läsionen sollte die intraoperative Angiographie stets praktiziert werden (1, 11, 13).

Bei einem stumpfen Trauma mit persistierender peripherer Extremitätenschämie ist die Indikation zur Angiographie großzügig zu stellen. Die intravenöse digitale Subtraktionsangiographie ist die angriographische Untersuchungsmethode mit der geringsten Invasivität und ausreichender Aussagekraft im Bereich der Aorta und der aortennahen Stammgefäße. Mit der intraarteriellen DSA läßt sich auch in der Peripherie eine sehr scharfe und kontrastreiche Darstellung des pathologischen Befundes erzielen, Nachteil ist aber die Invasivität der Methode. Vorteil beider Verfahren gegenüber der konventionellen Angiographie ist die schnell Verfügbarkeit der Angioraphieserie und die Möglichkeit der digitalen Bildnachverarbeitung („postprocessing"). Unbestrittener Vorteil der konventionellen Angiographie ist aber die gute Bildauflösung mit entsprechend großem Filmformat (2, 5). Die Diagnostik durch Computertomographie und Kernspintomographie ist bei einer akuten Blutung in der Regel nicht indiziert, hat aber ihren Stellenwert bei Dissektionen und bei unklaren thorakalen und abdominellen Verletzungen.

Therapie

Die arterielle und venöse Rekonstruktion sollte unter möglichst optimalen Bedingungen angestrebt werden, d. h. beim Polytrauma durch den Einsatz von Teams verschiedener Teilgebiete. Die Grundprinzipien der Gefäßrekonstruktion verlieren auch beim Gefäßtrauma nicht ihre Gültigkeit: direkte Naht, spannungsfreie End-zu End-Anastomosierung, Patchplastiken mit Venen- oder Kunststoffstreifen, Defektüberbrückung mittels Venen- oder Kunststofftransplantat.

Das intraoperative Management ist heute weitgehend standartisiert: Nach Wiederherstellung und Stabilisierung knöcherner Verletzungen erfolgt die Rekonstruktion von venösen und arteriellen Läsionen, dann die Nervennaht. Zur Verkürzung der Ischämiezeit ist der Einsatz eines temporären intraluminären Shunts hilfreich.

Eine Blutung aus *peripheren* arteriellen und venösen Gefäßen kann häufig problemlos durch Ligatur gestillt werden, die Entscheidung ist im arteriellen Stromgebiet vom Angiogramm und/oder vom Dopplerbefund abhängig zu machen.

Im Zweifelsfall, unter Ausnahmebedingungen, beim Polytrauma und im Falle exzessiver Gliedmaßenzerstörungen hat auch heute noch die primäre Amputation ihre volle Berechtigung und ist nicht als chirurgische Bankrotterklärung aufzufassen. Auch hier gilt: „Limb for life."

Bei ausgedehnter Weichteilschädigung oder Infektproblemen kann zumindest passager eine extraanatomische Bypassführung zum Extremitätenerhalt beitragen. Im perioperativen und unmittelbar postoperativen Verlauf droht nach längerer Ischämiezeit oder entsprechender Traumatisierung der Weichteile das Compartment- und/oder Tourniquetsyndrom.

Das postrekonstruktive und postischämische Syndrom führt zu einem erheblichen Anstieg des intrafaszialen Gewebedruckes. Eine großzügige Indikation zur Fasziotomie mit breiter Spaltung der betreffenden Kompartimente hilft Spätschäden zu vermeiden. Die allgemeinen Auswirkungen einer langen Ischämie mit Hämokonzentration, Hypovolämie, Hyperkaliämie, Azidose mit Änderung des Enzymmusters können zur Ausbildung eines Tourniquetsyndromes führen. Bereits eine stark geschädigte Muskelmasse von 200–300 g kann ausreichen, fatale Herz-, Lungen- und Nierenfunktionsstörungen auszulösen. Ein optimales perioperatives Management ist hierbei unabdingbar (1, 3, 6, 11, 13).

Spezielles Problem: Strahleninduzierte Vaskulopathie

Blutgefäße zeigen in der Regel nach einer Bestrahlung unterschiedliche Veränderungen. Während den kaliberstarken Arterien eine geringe Strahlensensibilität zuerkannt wird, sind klinisch manifeste Spätschäden bei schmalkalibrigen Gefäßen seit langem bekannt. Schon 1942 beschrieb Warren subintimale Fibrosierungen nach therapeutischen Strahlendosen (12). Schädigungen an größeren Arterien wie Thrombose, Verschlüsse oder gar Rupturen durch transmurale Nekrosen sind sicher eher selten zu beobachten, dann aber dramatisch. Entsprechend den jeweiligen Bestrahlungsfeldern treten Gefäßschäden bei größeren Arterien im Becken-Beinbereich, auf dem Schulter-Arm-Niveau und an den extracraniellen Arterien auf, sie bringen klinische Symptome im nachgeschalteten Versorgungsgebiet mit sich. Die räumliche Ausdehnung der Schädigung entspricht einerseits dem Bestrahlungsfeld und ist charakterisiert durch eine Kaliberänderung der betroffenen Arterie am Bestrahlungsrand; andererseits ist die Häufigkeit und der Schweregrad der radiogenen Vaskulopathie von der zeitlichen Latenz und von der verabreichten Dosis abhängig (4, 5). Nach Butler et al. kann man grob drei zeitliche Intervalle zusammenfassen, in den Gefäßschäden klinisch relevant werden.

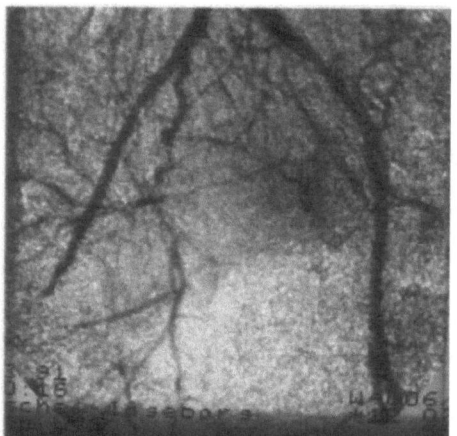
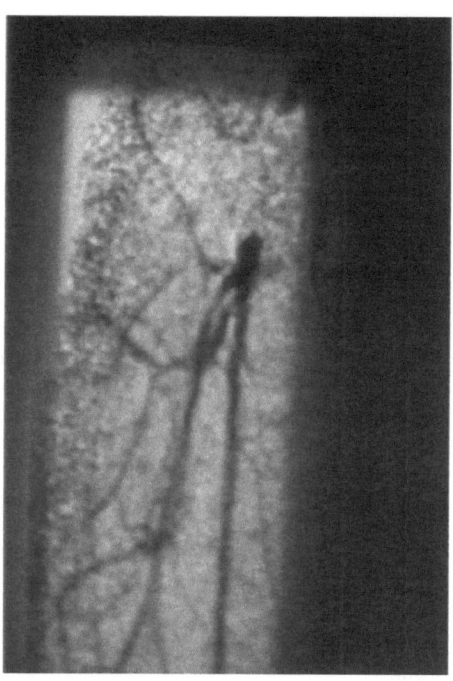

Abb. 3. Zustand nach Radiatio vor 20 Jahren wegen eines Uteruskarzinoms mit Verschluß der A. iliaca externa und A. femoralis communis, AVK im Stadium II B mit sehr kurzer Gehstrecke

Abb. 4. Zustand nach Radiatio vor 20 Jahren wegen eines Uteruskarzinoms mit Verschluß der A. iliaca externa und A. femoralis communis, AVK im Stadium II B mit sehr kurzer Gehstrecke

In den ersten fünf Jahren nach Bestrahlung treten wandständige Thromben mit möglicherweise peripherer Embolisation auf;

der zweite Block – ein Zehnjahreszeitraum – ist durch eine fibrotische Stenosierung bis zum Verschluß charakterisiert;

im dritten Zeitraum, 20 bis 25 Jahre nach Strahlentherapie, treffen periarterielle Fibrosierung und *beschleunigte* Arteriosklerose zusammen (4, 5).

Die wesentlichen histopathologischen Veränderungen spielen sich an der Intima und Media ab. Sie umfassen endotheliale Proliferation und degenerative Mediaveränderungen. Diskutiert werden eine Permeabilitätsänderung durch Strahleneinwirkung auf Endothelniveau, minimalen Zellschädigungen, Zelluntergänge, Einschwemmung von Pseudoendothelien, Degeneration elastischer Fasern und Verdickung der Intima, welche durch das Eindringen von glatten Muskelzellen aus der Media verursacht werden soll. Im Elektronenmikroskop wurde eine Schädigung der Vasa vasorum mit nachfolgender Fibrose, Einengung und Verschluß des Gefäßlumens nachgewiesen (3).

Biochemisch scheint die Einwirkung ionisierender Strahlen eine Depolimerisation sauerer Mucopolysaccharide in der Gefäßwand zu verursachen, Folge ist eine Permeabilitätserhöhung. Das oft fortgeschrittene Alter der Patienten, das Vorhandensein von Sekundärfaktoren wie Nikotingenuß, Hypertonie oder Fettstoffwechselstörungen beschleunigt die Intimaveränderung. Häufig ist dann eine Unterscheidung zwischen arteriosklerotischer und strahleninduzierter Vaskulopathie nicht mehr möglich. Zollinger konnte dies anhand 2000 bioptischen und autoptischen Fällen nachweisen. Ob es durch die Strahlentherapie zu einem vorzeitigen Auftreten oder einer Beschleunigung einer bereits bestehenden Arteriosklerose kommt ist derzeit noch nicht geklärt (8, 9, 10, 14).

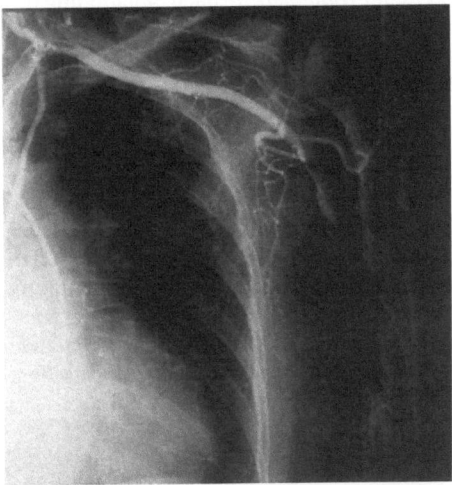
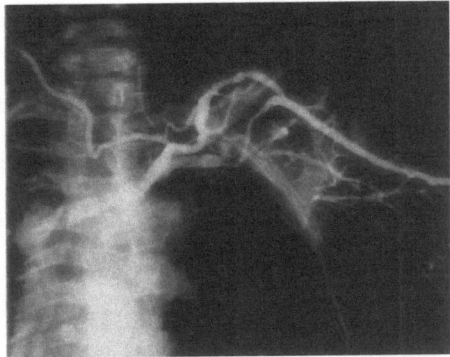

Abb. 5. Verschluß der A. axillaris links nach Radiatio wegen eines Mammakarzinoms vor 17 Jahren

Abb. 6. Verschluß der V. axillaris und V. subclavia, Zustand nach Radiatio wegen eines Mammakarzinoms vor 25 Jahren

Offensichtlich ist aber, daß diese Gefäßveränderungen – strahlenbedingte Fibrose des perivaskulären Bereiches und Indurationen der Gefäßwand – zu einer Ummauerung und Stenosierung der Gefäße führen und ein erhebliches therapeutisches Problem darstellen können. Angiographisch ist die radiogene Vaskulopathie charakterisiert durch den lokalen, vom Bestrahlungsfeld abhängigen Gefäßbefall mit dem freien „run in und run off" (4, 5). Häufiger finden sich aber Veränderungen, die der arteriellen Verschluß-Krankheit (AVK) ähneln, wie diffuser Stenosierung oder Komplettverschluß. Gefäßläsionen nach Bestrahlung lassen kein Latenzstudium erkennen, bereits kurz nach Strahleneinwirkung sind elektronenmikroskopisch Veränderungen nachweisbar. Scholz konnte bereits drei Monate nach Bestrahlung dopplersonographisch Unterschiede dokumentieren. Seinem Patientenkollektiv wurde wegen Kopf-Hals-Tumoren eine Dosis von 50 bis 70 Gray appliziert. 18 Monate nach der Exposition fanden sich zu 30%, in bis zu fünf Jahren zu 50% und in einem Zeitraum von mehr als fünf Jahren bis zu 90% dopplersonographisch nachweisbare Veränderungen. Auffallend war aber die geringe klinische Relevanz; nur 6% hatten zerebrovaskuläre Symptome.

Bei einer Strahlendosis von 50 Gray läßt sich in 25% der Fälle und bei einer Dosis von mehr als 60 Gray in etwa 70% eine neurologische, meist asymptomatische Gefäßläsion nachweisen (9, 10).

In einer von Pellat zusammengestellten Literaturübersicht betrug das kürzeste Zeitintervall zwischen Radiatio und Auftreten von klinischen Symptomen acht Monate, durchschnittlich lag aber die Latenzzeit bei über 20 Jahren (8).

Therapeutisch, angiochirurgisch *ist* das klinisch relevante strahleninduzierte Gefäßtrauma ein Problem. Strahlengeschädigte Haut, schlecht vascularisierte Weichteile und fibrotische Arterienwand lassen Gefäßrekonstruktionen wenig einladend erscheinen: Wundheilungsstörung bis zur Blutungskomplikation im Bereich der arteriellen Rekonstruktion können auftreten. Interventionen mit lumeneröffnenden Verfahren – TEA mit Ringsonden oder Angioplastien mit Ballonkathetern (PTA) – sind häufig nicht machbar, haben eine hohe Versagerquote oder führen zu akuten Problemen. Je nach Schädigung des perivasculären Bereiches kann der Gefäßersatz durch alloplastische Materialien zu Heilungsstörungen führen. In solchen Fällen bietet die extraanatomische Bypassführung – in allen Variationen – eine gute Alternative, falls Revaskularisationen mit autologer Vene unmöglich sind (6).

Lymphgefäße sind in der Regel gering strahlensensibel. Lymphographien, vor und nach Strahlentherapie durchgeführt, zeigen die stärksten Veränderungen im Bereich der Lymphknoten mit Zerstörung der Follikelstruktur, weniger im Bereich der Lymphgefäße. Häufiger als die alleinige radiologische Schädigung ist die Kombination aus chirurgischer und radiologischer Therapie, die dann zum sekundären Lymphödem führen kann. Allen geläufig ist das Armödem nach radikaler Achselhöhlenausräumung und nach Bestrahlung bei Ablatio mammae.

Die Therapie eines sekundären Lymphödems kann ein großes Problem darstellen. Zunächst ist einer konservativen Therapie der Verzug zu geben um die lymphatischen,

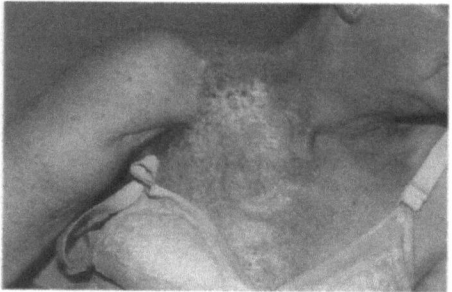
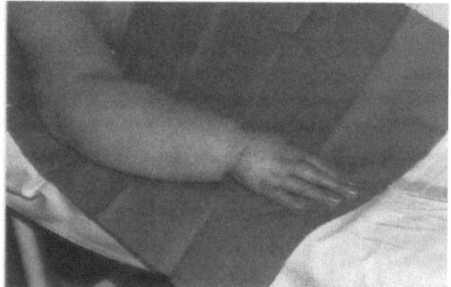

Abb. 7. Strahlenschaden nach Radiatio wegen eines Mammakarzinoms mit sekundärem Lymphödem

Abb. 8. Strahlenschaden nach Radiatio wegen eines Mammakarzinoms mit sekundärem Lymphödem

regenerativen Reserven auszunutzen, operative Techniken sind möglich, sie erfolgen jedoch nicht immer befriedigend.

Resümee

Art und *Umfang* von Gefäßverletzungen sind in einem hohen Prozentsatz für Erfolg und Mißerfolg einer Rekonstruktion verantwortlich. Folgeschäden wie AV-Fistel, traumatische Aneurysmen und postischämische Weichteilschäden lassen sich durch *gezielte, rechtzeitige Diagnostik* und *adäquate Versorgung* vermeiden. Gefäßverletzungen sind als *Trainingsfall* ungeeignet. Sofern keine vitale Bedrohung vorliegt, sollte die Versorgung in einer Klinik mit der notwendigen personellen und technischen Ausstattung und Erfahrung erfolgen. In lebensbedrohlichen Situationen sollte ein gefäßchirurgisch versierter Operateur *hinzugezogen* werden.

Ob eine Gefäßverletzung zu einem *Behandlungsproblem* wird, entscheidet sich häufig im Frühstadium der Behandlung. Fehleinschätzungen bei Diagnose, Indikation und operativer Therapie können zu katastrophalen Folgen für Leib und Leben des Gefäßverletzten führen.

Literatur

1. Franke F (1981) Erfahrungen bei arteriellen Gefäßverletzungen. Angio 3: 313–316
2. Gmelin Arlt (1987) Digitale Subtraktionsangiograhie, Thieme-Verlag Stuttgart, New York
3. Heinrich, Oschatz, Willenberg (1982) Arterienverletzungen. Urban und Schwarzenberg, München, Wien, Baltimore
4. Kadir S (1986) Diagnostic Angiography. WB Saunders Comp Phil London
5. Kaebnick, Lipschik, Towne (1987) The Role of Angiography in Emergency Vascular Surgery. In: Bergan, Yao (eds) Vascular Surgical Emergencies, Grune u. Strathon
6. Müller-Wiefel H (1987) Atypische Umleitungsoperationen bei chronichen arteriellen Verschlüssen. In: Heberer, van Dongen (Hrsg.) Gefäßchirurgie, Kirschnersche allgemeine u. spezielle Operationslehre. Springer Verlag Berlin, Heidelberg, New York
7. Neiman H, Yao J (1985) Angiography of Vascular Disease. Churchill Livingstone, New York
8. Pellat J et al.: Lesions postradio thérapiques tardives des artéres cervicales a destinée cérébrale Rev. neurolog. 136 (1980) 147
9. Scholz, Diener, Voss: Gefäßveränderungen der extracraniellen Arterien nach Strahlentherapie von Kopf-Hals-Tumoren. Strahlentherapie 158 (1982) 290
10. Steiner, Hackl, Lammer: Strahleninduzierte Vaskulopathie der A. carotis u. A. vertebralis. Röntgen-Bl. 37 (1984) 320–321 Thieme Verlag Stuttgart, New York
11. Vollmar, J (1982): Rekonstruktive Chirurgie der Arterien, 2. Auflage, Thieme, Stuttgart/New York
12. Warren, S: Effects of radiation on normal tissues IV Effects on the cardio vascular System, Arch Path 43: 1070–1079, 1942
13. Zehle A: Periphere und abdominale Arterienverletzungen (1987) In: Heberer, van Dongen: Gefäßchirurgie, Kirschnersche allgemeine u. spezielle Operationslehre. Springer Verlag Berlin, Heidelberg, New York
14. Zollinger, HU Die Strahlenvaskulopathie, Path Europ 5 (1970) 145

Anschrift des Verfassers:
Dr. W. Schare
St.-Marien-Hospital
Abteilung für Gefäßchirurgie
Robert-Koch-Straße 1
5300 Bonn

Analyse scharfer und stumpfer Verletzungen anhand des eigenen Krankengutes

S. Franke

Chirurgische Universitätsklinik Würzburg

Einführung

Prinzipiell lassen sich Gefäßverletzungen nach Linder und Vollmar (1) in scharfe und stumpfe Verletzungen unterteilen. Das Leitsymptom der scharfen Verletzung ist die Blutung, das der stumpfen Verletzung die periphere Ischämie, wobei bei schweren drittgradigen Gefäßverletzungen beide Symptome im Vordergrund stehen können. Von klinisch-diagnostischer Bedeutung und von praktischem Vorteil ist die Unterteilung in iatrogene Gefäßverletzungen im Rahmen diagnostisch-therapeutischer Eingriffe, in unfallbedingte Gefäßverletzungen mit und ohne Knochenbeteiligung und in Stich-, Schnitt- und Schußverletzungen mit Beteiligung des arteriellen und venösen Gefäßsystems.

Krankengut

Von 1981 bis 1990 wurden an der Chirurgischen Universitätsklinik Würzburg insgesamt 97 Patienten (3,1%) mit einer akuten Gefäßverletzung stationär versorgt, davon 89 (91,8%) mit Verletzungen peripherer Extremitätengefäße (32mal an der oberen, 54mal an der unteren Extremität), und acht Patienten (8,2%) mit Verletzungen zentraler Gefäße. Die Begleitvene war in fünf Fällen (5,1%) ebenfalls verletzt, 3mal in Form einer völligen Durchtrennung und 2mal als drittgradige stumpfe Verletzung mit vollständiger Thrombosierung. Scharfe drittgradige Verletzungen der Arterie fanden sich bei 83 Patienten (85,6%), stumpfe und drittgradige arterielle Verletzungen bei 14 Patienten (14,4%).

Iatrogene Gefäßverletzungen im Rahmen diagnostisch-therapeutischer Eingriffe haben in den letzten Jahren deutlich zugenommen. Allein in den letzten drei Jahren von 1988 bis 1990 lag die Zahl iatrogener Verletzungen in unserem Krankengut bei 46 (90,2%) von insgesamt 51 innerhalb der letzten zehn Jahre. Am häufigsten betroffen war die A. femoralis communis mit 27 Fällen (52,9%). Die A. brachialis war in 11 Fällen (21,5%), die A. profunda femoris in sechs und die A. iliaca externa in zwei Fällen verletzt. Bei den iatrogenen Verletzungen handelte es sich ausschließlich um Punktionsverletzungen mit überwiegend nachfolgenden Punktionsaneurysmen (43mal). Relativ selten (6mal) trat ein Verschluß des Gefäßes durch Dissektion auf. Punktionsaneurysmen oder subkutane Punktionsblutungen wurden gefäßchirurgisch revidiert, wenn Sensibilitätsstörungen oder — aufgrund einer massiven subkutanen Einblutung — ausgedehnte Hautnekrosen auftraten. Kleinere, unter 3 cm große Punktionsaneurysmen wurden sonographisch kontrolliert. Die Ruptur eines Punktionsaneurysmas wurde nicht beobachtet.

Unfallbedingte Gefäßverletzungen traten weniger häufig auf als iatrogene Gefäßverletzungen. 37 Patienten (38,0%) waren betroffen, wobei scharfe drittgradige Gefäßverletzungen als Begleitverletzungen suprakondylärer Frakturen im Vordergrund standen (23mal). Stumpfe drittgradige Verletzungen traten fast ausschließlich bei Luxationen auf. Sechsmal war die A. poplitea betroffen bei Luxationen des Kniegelenkes, einmal die A. subclavia bei

Luxation des Schultergelenkes. Weitere Frakturen als Ursache begleitender Gefäßverletzungen waren 2mal eine Claviculafraktur und einmal eine drittgradige distale Unterschenkelfraktur. Des weiteren hatte ein Patient eine subtotale Oberarmamputationsverletzung und ein Patient eine totale distale Unterschenkelamputation erlitten. In beiden Fällen war eine Revaskularisation bzw. Replantation erfolgreich. Nur zwei Patienten (5,4%) hatten unfallbedingte drittgradige Gefäßverletzungen ohne knöcherne Beteiligung.

Darstellung besonderer Fälle

Casus 1:
Eine ältere Ordensschwester war bei der Morgentoilette ausgerutscht und auf den ausgestreckten Arm gefallen. Dabei erlitt sie eine Claviculafraktur mit nachfolgender peripherer Ischämie. Angiographisch fand sich ein Abbruch der Subclavia, verursacht durch ein herausgesprengtes Knochenfragment.

Casus 2:
Ein 16jähriger Mofafahrer war frontal mit einem Pkw kollidiert. Durch ein Hyperextensionstrauma der Hals-Schulterregion kam es zu einem Abriß der lateralen A. subclavia bei gleichzeitigem Ausriß des Plexus brachialis ohne knöcherne Begleitverletzung. Eine Verletzung der Vena subclavia lag nicht vor.

Casus 3:
Ein 59jähriger Arbeiter erlitt ein Schulterluxationstrauma (Luxatio erecta) mit nachfolgender peripherer Ischämie. Angiographisch fand sich ein Abbruch der Subclavia mit Kontrastmittelaustritt, intraoperativ ein Ausriß des Tr. thyreocervicalis und eine ,,Kombinationsverletzung" der A. subclavia. Im mittleren Segment lag ein Abriß der A. subclavia vor, im lateralen Segment mit Übergang auf die A. axillaris eine drittgradige stumpfe Verletzung mit teilweiser Intimaablösung und lokaler Wandthrombosierung (Abb. 1, 2). Eine Verletzung der Vena subclavia lag nicht vor.

Casus 4:
Ein 43jähriger Patient hatte ein stumpfes Thorax- und Bauchtrauma mit ausgeprägten Prellmarken infolge eines frontalen Pkw-Gurttraumas erlitten. Computertomographisch fand sich eine verkleinerte Niere rechts, angiographisch ein Abbruch der zuführenden Nierenarterie. Intraoperativ ließ sich eine lokalisierte, stumpf-drittgradige Verletzung der rechten Nierenarterie verifizieren mit zirkulärer Intimaeinrollung und stumpf-drittgradiger deszendierender Thrombosierung.

Stich-, Schnitt- und Schußverletzungen, die eine gefäßchirurgische Versorgung erforderten, waren in unserem Krankengut selten: Neun Patienten (9,3%) waren davon betroffen, davon sechs Patienten mit berufstypischen Stichverletzungen in der Ellen- und Leistenbeuge, zwei Patienten mit unfallbedingten Schnittverletzungen im Bereich des beidseitigen Halses (Durchtrennung der Carotisgefäße) und im Thoraxbereich (Eröffnung der Thoraxhöhle mit Durchschneidung der thorakalen Aorta) mit jeweils letalem Ausgang und ein Patient mit einer Durchschußverletzung der Achselhöhle mit einem AV-Fistelaneurysma als Spätkomplikation. Verletzungen zentraler Gefäße traten in unserem Krankengut bei acht Patienten (8,2%) auf. Bei sechs davon lag eine scharfe Gefäßverletzung vor — 3mal iatrogen bedingt — und bei zwei Patienten eine stumpfe Gefäßverletzung. Iatrogen verletzt wurde 2mal die A. iliaca externa, und zwar einmal durch suprainguinale Punktion im Rahmen einer Angioplastie mit letalem Ausgang und einmal durch Einsetzen von Hohmannhaken bei Implantation einer Hüftgelenksprothese. Des weiteren wurden die Arteria und Vena iliaca communis iatrogen verletzt. Hier war es bei einem laparoskopisch-chirurgischen Eingriff beim Einbringen des Troikars zu einer vollständigen Perforationsverletzung

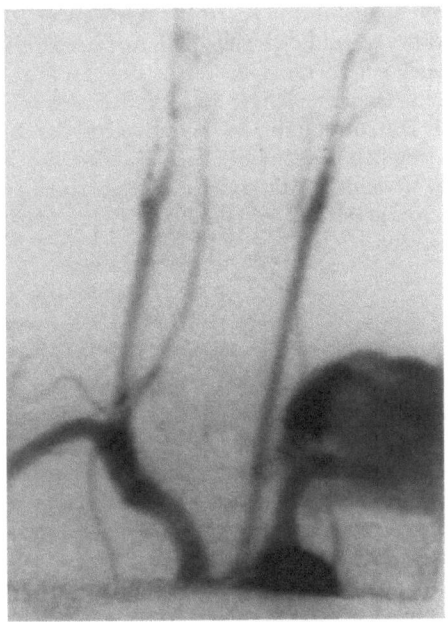 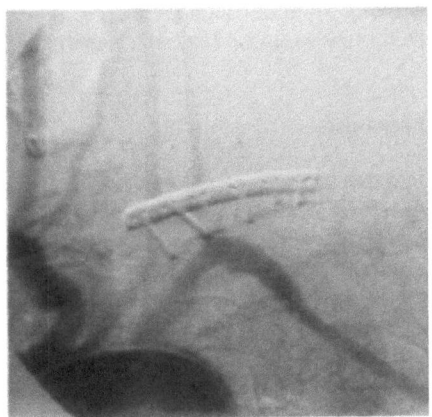

Abb. 1. Ausriß des Tr. thyreocervicalis aus der Subclavia mit kombinierter scharfer und stumpfer Verletzung der A. subclavia infolge Schulterluxationstrauma (Luxatio erecta) – präoperative Angiographie mit Kontrastmittelaustritt

Abb. 2. Postoperative Angiographiekontrolle nach Ligatur des Tr. thyreocervicalis und Einbringen eines Veneninterponates. Die Clavicula wurde intraoperativ osteotomiert, um einen besseren Zugang zu erreichen

der Iliakalgefäße gekommen mit einer lebensbedrohlichen Blutung in die freie Bauchhöhle.

Auffallend häufig (4mal) war die A. subclavia drittgradig verletzt, jeweils verursacht durch eine Claviculafraktur, ein Hyperextensionstrauma der Hals-Schulterregion, ein Schulterluxationstrauma und eine Kettensägenverletzung mit Eröffnung der Thoraxhöhle. Stumpfe drittgradige, aber nicht lebensbedrohende zentrale Gefäßverletzungen traten bei zwei Patienten auf. Einmal war die A. subclavia infolge einer Claviculafraktur betroffen, einmal die A. renalis dexter infolge eines Pkw-Gurttraumas.

Operatives Vorgehen

Iatrogene Punktionsverletzungen mit subkutaner Einblutung oder Punktionsaneurysmen wurden nach Ausräumung des subkutanen Hämatoms bzw. Abtragen des Punktionsaneurysmas mittels einer einfachen oberflächigen Durchstechungsligatur versorgt. Lag ein Gefäßverschluß infolge einer Dissektion vor, wurde prinzipiell eine Arteriotomie mit eventueller distaler Intimafixierung und ventraler Patcherweiterungsplastik durchgeführt.

Eine distale Intimafixierung mit ventraler Patchplastik erfolgte ebenfalls bei stumpfen drittgradigen Arterienverletzungen. Bei offenen und kontaminationsgefährdeten Verletzungen wurde für die Patchplastik bzw. Interposition grundsätzlich autogenes Venenmaterial (Saphena magna) verwendet und durch eine Weichteilschicht, z. B. Muskellappen, gedeckt.

Bei gleichzeitig vorliegenden Frakturen wurde ausnahmslos zuerst die Arterienverletzung versorgt, um die periphere Ischämiezeit so kurz wie möglich zu halten. Auf das Einlegen eines temporären arteriellen Shunts, wie **Denck** zur vorrangigen Versorgung der Fraktur empfiehlt, wurde verzichtet. Lag eine komplette Ischämie länger als sechs Stunden vor, wurde grundsätzlich eine totale Fasziotomie mit Durchtrennung des Hautmantels durchgeführt, wobei im Unterschenkelbereich wenn möglich der Zugang nach Haimovici mit Eröffnung aller vier Unterschenkelfaszienlogen gewählt wurde. Im Unterarmbereich ist auf eine bogenförmige Verlängerung der Fasziotomie bis auf die Handinnenfläche unter Durchtrennung des Lig. transversum carpi zu achten.

Ergebnisse

Von den 97 Patienten, die mit einer peripheren oder zentralen Gefäßverletzung zur stationären Versorgung kamen, sind 3 (3,1 %) an den Folgen der arteriellen Blutung verstorben: eine 23jährige Pkw-verunfallte Patienten mit Schnittverletzungen beider Carotis-communis-Gefäße, ein 19jähriger Patient mit einer tiefgehenden Schnittverletzung der Thoraxhöhle (Verletzung der Aorta thoracalis) und ein 72jähriger Patient nach suprainguinaler Punktion der A. iliaca externa im Rahmen eines angioplastischen endovaskulären Eingriffes. Ein Patient mußte trotz erfolgreicher Revaskularisierung unterschenkelamputiert werden, und zwar aufgrund eines ausgedehnten Weichteildefektschadens bei drittgradiger offener Unterschenkelfraktur. Bei einem Patienten kam es zum Funktionsverlust einer Niere infolge einer drittgradigen stumpfen Verletzung der Nierenarterie nach Pkw-Gurttrauma. 93 Patieten (95,8 %) konnten erfolgreich operiert werden.

Zusammenfassung

Gefäßverletzungen sind seltene Verletzungen. In den Jahren 1981 bis 1990 wurden an der Chirurgischen Universitätsklinik Würzburg 97 Patienten (3,2 %) gefäßchirurgisch versorgt. Am häufigsten lagen iatrogene Verletzungen vor (53,0 %), gefolgt von unfallbedingten (38,0 %) und Stich-, Schnitt- und Schußverletzungen (9,0 %). Die Begleitvene war nur in 5 Fällen (5,2 %) mitverletzt. Die chirurgische Versorgung zentraler Gefäße (4mal die A. subclavia, einmal die A. renalis, 3mal die A. iliaca communis/externa) erfordert das gesamte Spektrum gefäßchirurgischen Könnens. Drei Patienten sind verstorben, ein Patient mußte unterschenkelamputiert werden. 93 Patienten (95,8 %) konnten ad integrum gefäßchirurgisch versorgt werden.

Literatur

1 Lindner F, Vollmar J (1965) Die chirurgische Behandlung akuter Arterienverletzungen und ihre Folgezustände. Hefte Unfallheilkunde 81: 38

Anschrift des Verfassers:
Priv.-Doz. Dr. S. Franke
Julius-Maximilians-Univ. Würzburg
Chirurgische Klinik und Poliklinik
Abt. für Gefäßchirurgie
Josef-Schneider-Str. 2
8700 Würzburg

Die traumatische Aortenruptur

H. Kortmann

Abteilung für Thorax- und Gefäßchirurgie, Allgemeines Krankenhaus Hamburg-Altona

Von 1970 bis 1989 nahm der Kraftfahrzeugbestand in der damaligen Bundesrepublik um 40% zu. Im gleichen Zeitraum reduzierte sich die Anzahl der Schwerverletzten um 33%, die der Verkehrstoten sogar um 62%! Diese günstige Entwicklung verdanken wir zum einen dem Einzug moderner Sicherheitstechnologien in Kfz- und Straßenbau, aber ebenso der Perfektionierung unseres Rettungssystems und, „last not least", dem medizinischen Fortschritt der vergangenen zwei Jahrzehnte. Dennoch ist die Anzahl der Schwerverletzten mit 110 000 und der Verkehrstoten mit 7000 erschreckend.

Mindestens die Hälfte aller Mehrfachverletzten erleidet ein stumpfes Thoraxtrauma. In die Häufigkeitsskala der Organverletzungen steht das Thoraxtrauma nach den Extremitäten mit 90% und der Schädel-Hirn-Beteiligung mit 70% an dritter Stelle (2).

In den vergangenen zweieinhalb Jahren wurden 139 polytraumatisierte Patienten mit stumpfer Thoraxverletzung in das Allgemeine Krankenhaus Hamburg-Altona aufgenommen. Eine traumatische Ruptur der Aorta fanden wir bei zwei Patienten. Das entspricht einer Häufigkeit von 1,4% (Abb. 1).

Ganz andere Verhältnisse finden sich im Sektionsgut der gerichtsmedizinischen Institute der Universitäten Hamburg und München (3, 10). In beiden Städten fand man bei 20% der stumpfen Thoraxverletzungen eine Aortenruptur. Die partiellen, nichtzirkulären

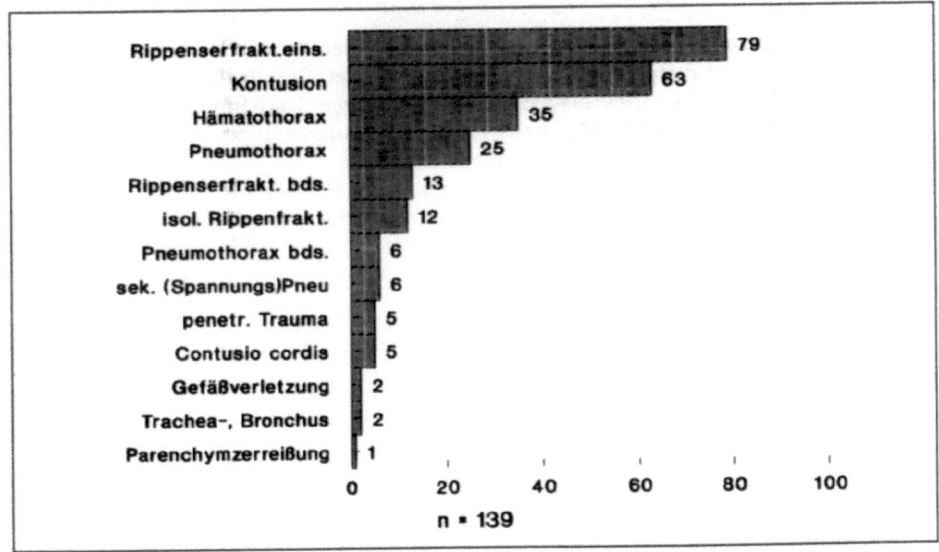

Abb. 1. Eine Aortenruptur findet sich bei 1,4% der die Klinik lebend erreichenden Schwerverletzten mit Thoraxtrauma. Das entspricht nur 3–5% aller traumatischen Aortenrupturen.

Einrisse der thoraklen Aorta werden in annähernd gleiche Verteilung in allen Abschnitten
— also Aszendens, Aortenbogen und Deszendens — gefunden (Abb. 2). Totale Aortenabrisse sind zu 60% im Isthmusbereich, also unmittelbar nach Abgang der linken A. subclavia, etwa in Höhe des Lig. arteriosum lokalisiert. Nur 3—5% der Unfallopfer mit Aortenrupturen erreichen noch lebend die Klinik. Daran hat sich in den letzten Jahren nach Ansicht der Autoren im Gegensatz zu anders lautenden Berichten nichts geändert. Diese Patienten haben in mehr als 95% eine Wandruptur „loco typico", d. h. im Isthmusbereich, die durch Adventitia und Mediastinalgewebe gedeckt wird.

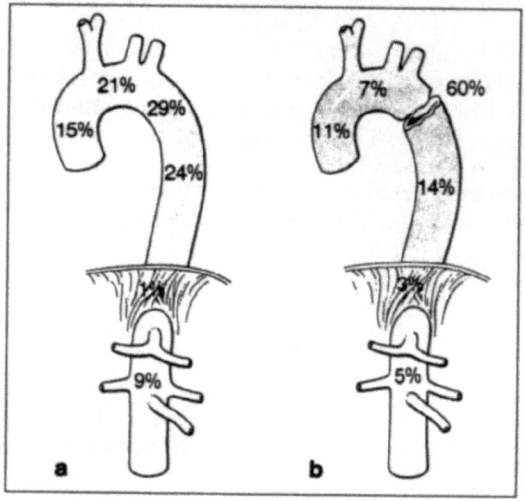

Abb. 2. Lokalisation der partiellen (a) und der zirkulären Aortenrupturen (b) im gerichtsmedizinischen Sektionsgut (10)

Der Biomechanismus beim Einriß der Aorta wird in einem kombinierten Kompressions-Dezelerationstrauma vermutet, mit peitschenschlagartiger Überstreckung bzw. Hyperreflexion und Torsion des Aortenbogens. Die notwendige Krafteinwirkung für diesen Mechanismus läßt sich in 90% aller stumpfen Thoraxtraumen in Form rasanter Energie bei Verkehrsunfällen und Höhenstürzen ableiten.

Von den zahlreichen, zum Teil recht subtilen, aber nicht spezifischen Symptomen (Tabelle 1) sind das verbreitete obere Mediastinum in der Röntgen-Thoraxaufnahme und das Pseudokoarktationssyndrom wegweisend (Abb. 3). Eine nicht eindeutig erklärte

Tabelle 1. Symptome, die an eine Aortenruptur loco typico denken lassen

- obere Mediastinalverbreiterung > 8 cm
- Pseudokoarktationssyndrom
- Sternum- und Rippenfrakturen
- Verlagerung der Trachea
- Abdrängen des li. Hauptbronchus
- Verlagerung des Aortenknopfes
- Verschattung der apikalen linken Pleura
- Verlagern der Magensonde nach rechts
- Dysphagie, Heiserkeit
- Paraplegie

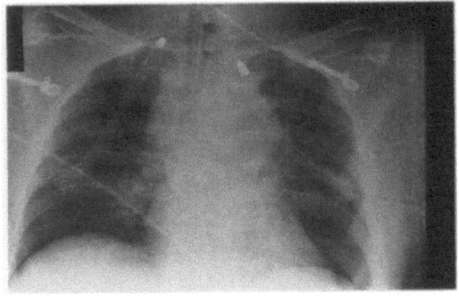

Abb. 3. Röntgen-Thoraxaufnahme eines 27jährigen schwerverletzten Motorradfahrers mit verbreitertem Merdiastinum bei einer thoraklen Aortenruptur loco typico

Mediastinalverbreiterung nach einem Dezelerationstrauma zwingt zum Ausschluß einer Aortenruptur. Rippenfrakturen sind nach unserer Erfahrung bei jungen Patienten mit Aortenruptur eher die Ausnahme als die Regel.

Sofern die Abklärung der Begleitverletzungen ein Computertomogramm erfordert, kann im thoraklen Angio-CT die Aortenruptur in ca. 90% der Fälle erkannt werden. Neben dem periaortalen Hämatom sind die Konturen der Aorta descendens durch das austretende Kontrastmittel ovalär entrundet (Abb. 4).

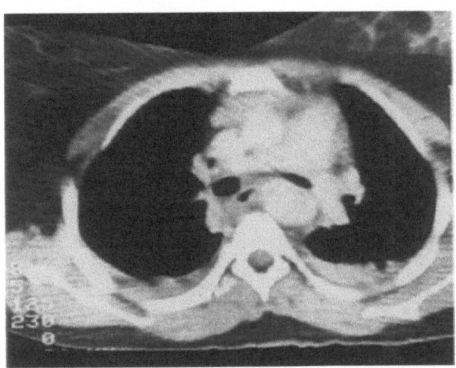

Abb. 4. Leitsymptome für eine thorakle Aortenruptur im Angio-CT sind die entrundete Aorta und frische Einblutungen in das hintere Mediastinum

Der Goldstandard zur definitiven Diagnose bleibt die Angiographie mit dem sackförmigen Kontrastmittelaustritt im diastalen Aortenbogenbereich (Abb. 5).

Einen höheren Stellenwert besitzt das CT bei der Diagnostik der chronischen Form der Ruptur, dem traumatischen Aortenaneurysma. Hier erlaubt es die genaue Abgrenzung der Ausdehnung des Aneurysma spurium und die Beurteilung seiner Beziehung zum Aortenbogen und zu benachbarten Organen (Abb. 6).

Die Aortenruptur sollte so bald wie möglich operativ saniert werden, um einer drohenden Sekundärruptur zuvorzukommen. In der Regel sind die Patienten jedoch mehrfachverletzt (Abb. 7), so daß Prioritäten in der Versorgung festgelegt werden müssen. Intrakranielle Raumforderungen und abdominale Blutungen sind vorrangig zu behandeln. Der Operationserfolg ist in einem hohen Maß vom präoperativen Zustand des Patienten abhängig. Im Konsens mit Vollmar (8) teilen die Autoren die Ansicht, daß instabile oder gar katecholaminpflichtige Kreislaufverhältnisse, Lungenkontusionen mit gravierender Funktionseinbuße oder eine Niereninsuffizienz bei der gedeckten asymptomatischen Aor-

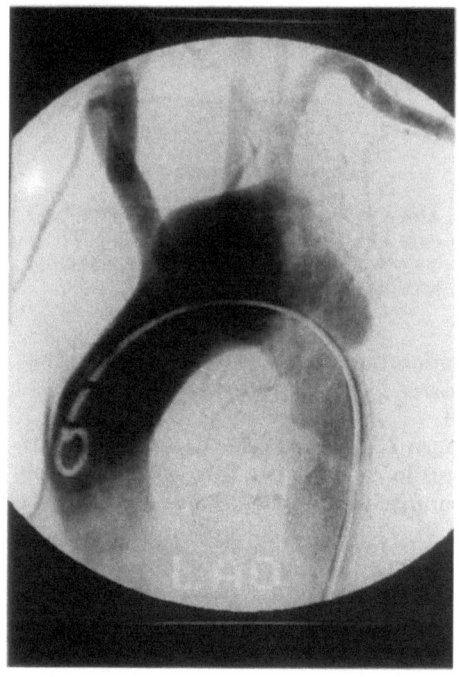

Abb. 5. Die Aortenbogenangiogrphie ergibt den zuverlässigsten diagnostischen Nachweis einer Aortenruptur mit der typischen Kontrastmittelanreicherung im pulsierenden Hämatom

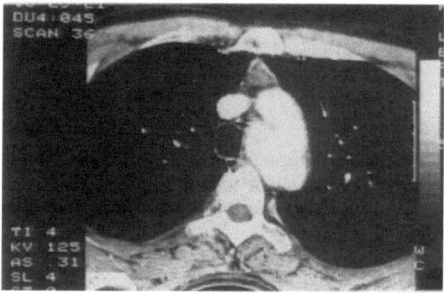

Abb. 6. Angio-CT eines retroaortal ausgedehnten Aneurysma spurium nach thorakaler Aortenruptur loco typico

tenruptur zunächst durch intensivmedizinische Maßnahmen behandelt werden müssen. Andernfalls sind intraoperative Komplikationen mit hoher Paraplegie- und Letalitätsrate zu befürchten. Die Sofortoperation sollte nur noch bei der symptomatischen Ruptur, d. h. bei rupturbedingter intrathorakler Blutung, bei kurzfristiger Größenzunahme und beim Pseudokoarktationssyndrom indiziert sein. Bei asymptomatischer Ruptur ist die Operation mit aufgeschobener Dringlichkeit, d. h. nach Stabilisierung der Kreislauf- und Lungenfunktion sowie der Begleitverletzungen, anzustreben. Die besten Operationsergebnisse erhält man nach Organisation des Hämatoms im Aneurysmastadium. Wegen des langen Zeitintervalls von 4–6 Wochen ist allerdings die Gefahr der Sekundärruptur erhöht.

Operationstaktisch steht die Vermeidung der Paraplegie im Vordergrund. Die variable Anatomie der spinalen Gefäßversorgung mit unterschiedlicher Höhenlokalisation der wichtigen A. radicularis magna und variablen Segmenten und „Wasserscheiden" im Ver-

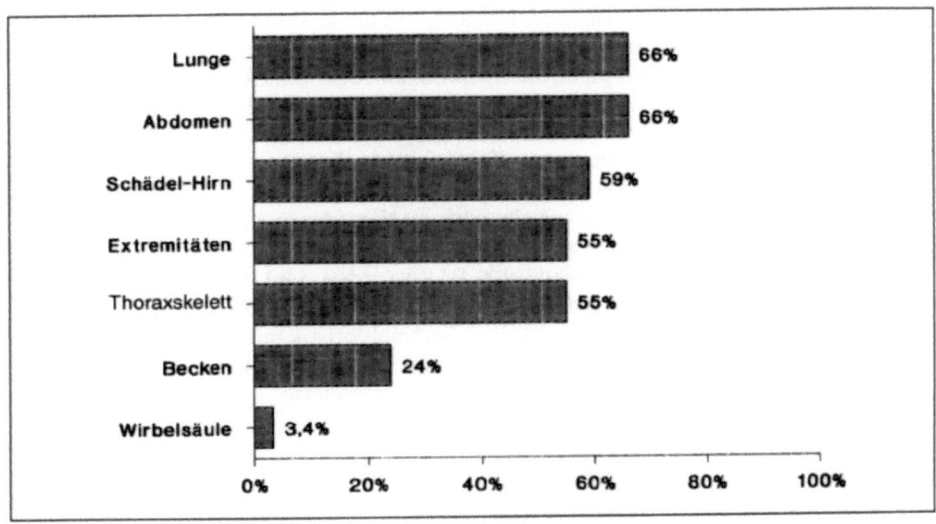

Abb. 7. Begleitverletzungen bei 29 Patienten mit thorakaler Aortenruptur

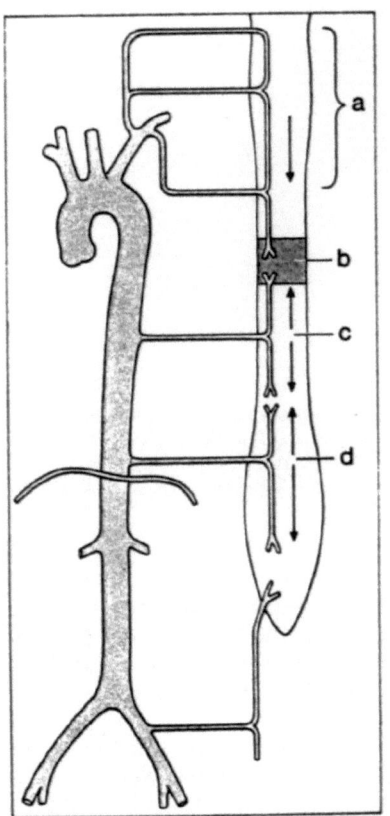

Abb. 8. Schematische Darstellung der arteriellen Rückenmarksversorgung. *a* Der zervikale und obere thorakle RM-Anteil wird durch Äste der A. vertebralis versorgt; *b* Wasserscheide im longitudinalen Verlauf der A. spinalis anterior; *c* segmentaler Blutzufluß zum mittleren RM-Abschnitt; *d* die A. radicularis magna versorgt den thorakolumbalen RM-Anteil, ihr Ursprung liegt zu etwa 90% in unmittelbarer Nachbarschaft zum Zwerchfell (4).

lauf der A. spinalis anterior verlangt, unabhänig von der gewählten Protektion, die Schonung der alternativen Rückenmarksversorgung über die Kollateralgefäße und die linke A. vertebralis (Abb. 8). Die Frage, ob die Operation mit oder ohne Bypassverfahren durchgeführt werden soll, wird ähnlich kontrovers diskutiert wie die Shuntproblematik in der Karotischirurgie. Nach den Untersuchungen von Svensson, Miyamoto, Pasternak und Wadouh arbeitet ein Bypass nur dann effektiv, wenn über ihn auch die A. radicularis magna perfundiert wird (5–7, 9). Dies ist in der Praxis aber schwierig zu garantieren. Von den protektiven Methoden ohne Bypass bereitet die Hypothermie nach Ansicht der Autoren mehr Probleme – besonders aus kardialer und hämostasiologischer Sicht – als sie löst. Der Nutzen der Liquordruckkontrolle ist umstritten, und die segmentale Aortendruckmessung mit Gegenokklusion hat sich noch nicht durchsetzen können (9). – In einer von Dienemann (1) zusammengestellten Sammelstatistik mit 23 Publikationen über die operative Versorgung traumatischer Aortenaneurysmen aus den Jahren 1979–1989 konnte kein Bypassverfahren die Paraplegie sicher verhindern.

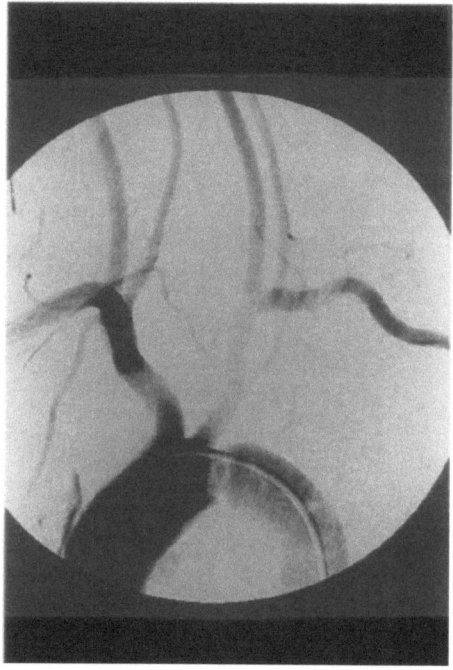

Abb. 9. Angiogrmm nach Transposition der linken A. subclavia auf die linke A. carotis communis und Ausschalten des traumatischen Aortenaneurysmas durch Interposition einer Rohrprothese

Unter der gegebenen Voraussetzung einer stabilen Narkoseführung bevorzugen wir die einfache Aortenabklemmung mit Liquordruckkontrolle. Um die Perfusion des Rückenmarks über die linke Vertebralarterie auch während der Abklemmphase sicher zu erhalten, transponieren wir bei der traumatischen Aortenruptur die linke A. subclavia auf die A. carotis communis (Abb. 9).

In enger Kooperation mit dem Anästhesisten wird während der Abklemmphase die Nachlast vermindert und der hochschnellende Blutdruck auf übernormale Werte gesenkt. Beides wird heute mit vasodilatierenden Inhalationsnarkotika und Kalziumantagonisten gesteuert. Gleichzeitig wird die Vorlast durch vermehrtes Volmenangebot erhöht, in der Absicht das Herzzeitvolumen während der Abklemmphase konstant zu halten oder sogar leicht zu steigern. Damit können der Kollateralkreislauf gefördert und beim Declamping akut Volumenreserven mobilisiert werden. Die Abklemmzeit sollte 40 Minuten nicht überschreiten. Bei so gewähltem Vorgehen sind kaum längere Declamping-Reaktionen zu erwarten. Der systolische Blutdruck sollte nach Freigabe des Blutflusses 100 mmHg nicht unterschreiten.

Bei der nur wenige Tage alten Ruptur ist die Direktnaht fast immer möglich. Zur besseren Übersicht kann bei der Teilruptur die gesamte Aortenzirkumferenz durchtrennt werden. Nach dem Prinzip der kletternden Klemme wird der ausgeschaltete Aortenabschnitt zur Schonung der Rückenmarksdurchblutung minimiert. Im Aneurysmastadium muß fast regelmäßig zur Rekonstruktion eine Prothese interponiert werden. Eine Ligatur von Interkostalarterien ist auch dann kaum notwendig. Nur selten wird in diesem Stadium noch die Direktnaht möglich sein.

Abschließend die Ergebnisse der operierten thorakalen Aortenrupturen aus dem Klinikum Großhadern in München (1978–1987), (4), und dem Allgemeinen Krankenhaus Hamburg-Altona (1988–1991): Insgesamt wurden 26 thorakale Aortenrupturen und 38 traumatische Aneurysmen operiert. Bei den Aneurysmen hatten wir keinen Todesfall und keine Paraplegie. Nach Sofortoperation der Aortenruptur verstarben zwei Patienten an den Folgen der Begleitverletzungen, zwei weitere erlitten eine Paraplegie. Drei Patienten mit traumatischer Ruptur wurden wegen der schweren Begleitverletzungen nicht operiert. Sie verstarben ohne Sekundärruptur an den angeführten Organinsuffizienzen. Die durchschnittliche Abklemmzeit betrug bei der Ruptur 27 und beim Aneurysma 32 Minuten. Erwähnenswert ist, daß der Patient mit 71 Minuten Blutflußunterbrechung keine Paraple-

Tabelle 2. Sammelstatistik über 540 operierte thorakale Aortenrupturen (Mod. n. 8)

Autor	Jahr	Anzahl	Letalität	Paraplegie
Rittenhouse	1968	4	0	—
Kremer	1970	8	7	—
Reul	1974	28	9	—
Appelbaum	1976	25	2	2
Kirsh	1976	43	7	—
Turney	1976	31	6	—
Kieny	1977	15	4	—
Plume	1979	15	6	—
Saylam	1980	10	1	—
Ketonen	1980	9	3	—
Akins	1980	44	18	—
Katz	1981	45	10	10
Allmendinger	1982	26	5	3
Tegner	1984	9	1	1
Magometschnigg	1986	17	5	—
Niekerk	1986	49	17	4
Vollmar	1987	29	11	8
Dienemann	1990	37	3	2
Fraedrich	1990	21	0	1
Eisenmann	1990	66	8	1
Rendl	1990	9	0	3
Gesamt		540	123 (22,8 %)	35/309 (11,3 %)

gie davontrug. Dem sei eine Sammelstatistik gegenübergestellt, in der 21 Autoren mit 40 publizierten traumatischen Aortenrupturen bzw. -aneurysmen zwischen 1968 und 1990 angeführt sind. Die Operationsletalität betrug 23 %, die Paraplegierate 11 % (Tabelle 2).

Literatur

1. Dienemann H, Lauterjung KL, Liewald F, Frankl A, Kirchdorfer B (1990) Traumatische Aneurysmen der thoraklen Aorta im Abschnitt III: Operationsrisiko, Technik, Früh- und Spätergebnisse. Langenbecks Arch Chir (Suppl II): 517–520
2. Heberer G, Becker HM, Dittmer H, Stelter WJ (1983) Vascular injuries in polytrauma. World J Surg 7: 68–79
3. Kalmar P (1991) Stumpfe Aortenverletzungen – Wahl des richtigen Operationszeitpunktes. Langenbecks Arch (im Druck)
4. Kortmann H, Riel KA (1988) Thorakale Gefäßverletzungen. Chirurg 59: 389–397
5. Oka Y, Miyamoto T (1987) Prevention of spinal cord injury after cross-clamping of the thoracic aorta. J Cardiovasc Surg 28: 398–404
6. Pasternak BM, Boyd DP, Ellis FH (1972) Spinal cord injury after procedures on the aorta. Surg Gyn Obstetr 135: 29–34
7. Svensson LG, Ritter CH v., Groeneveld HT, Richards ES, Hunter SS, Robinson MF, Hinder RA (1986) Cross-clamping of the thoracic aorta. Ann Surg 28: 398–404
8. Vollmar JF, Kogel H, Cyba-Altunbay S, Kunz R (1987) Traumatische Rupturen der thorakalen Aorta. Langenbecks Arch Chir 371: 71–84
9. Wadouh F, Arndt CF, Borst HG, Dragojevic D, Hartmann M (1990) Tierexperimentelle Untersuchungen zur Verhütung von Rückenmarksschäden bei Eingriffen an der Aorta descendens. In: Schlosser V, Fraedrich G (Hrsg) Aneurysmen der thorakalen Aorta. Steinkopff, Darmstadt, S 143–161
10. Welter HF, Glückstein H, Schuck M, Stelter WJ, Becker HM (1980) Traumatische Aortenrupturen: Lokalisation, Häufigkeit und Überlebenschancen. In: Koch G, Hagmüller G, Pewscher O, Wagner O (Hrsg) Der künstliche Gefäßersatz, spezielle gefäßchirurgische Techniken. Egermann, Wien, S 187

Prof. Dr med. H. Kortmann
Allgemeines Krankenhaus Hamburg-Altona
Abt. für Thorax- und Gefäßchirurgie
Paul-Ehrlich-Str. 1
2000 Hamburg 50

Iatrogene Gefäßverletzungen im Rahmen eines Großkrankenhauses

O. Rink-Brüne

St. Johannes-Hospital, Abteilung für Gefäßchirurgie, Duisburg-Hamborn

Einleitung

Iatrogene Gefäßverletzungen lassen sich der Entstehung nach in zwei große Gruppen einteilen: einerseits die Gruppe der Katheterläsionen, die durch diagnostische oder therapeutische Kathetermanipulationen entstanden sind, andererseits die Gruppe der echten, chirurgisch produzierten Gefäßschäden.

Die Gruppe der Katheterläsionen wird durch eine immer häufiger durchgeführte invasive Diagnostik ständig größer. Die Koronargraphie des Kardiologen und alle anderen Angiographien sind diagnostische Verfahren, die nach der Verbesserung der Röntgentechnologie zunehmend häufiger angewendet werden. Zudem wird die PTA oft in radiologischen Abteilungen durchgeführt, wobei die Komplikationsrate nach Literaturangaben zwischen 2,5 und 4,9 % liegen soll.

Bei zunehmender Anwendung dieses Therapieverfahrens muß auch mit einer größer werdenden absoluten Anzahl der gefäßchirurgisch zu versorgenden Komplikationen gerechnet werden.

Die Gefäßkomplikationen der klassischen chirurgischen Fächer sind glücklicherweise selten. Sie kommen im Zusammenhang mit orthopädischen Operationen im Wirbelsäulen- und Hüftgelenksbereich oder auch nach abdominalchirurgischen Eingriffen vor. Nur die frühestmögliche komplette Korrektur der Komplikationen kann schwerwiegende und dramatische Konsequenzen vermeiden helfen.

Patientengut

In der Gefäßchirurgischen Abteilung des St.-Johannes-Hospitals Duisburg-Hamborn wurden von Januar 1986 bis Dezember 1990 44 Patienten mit iatrogenen Gefäßschäden operiert (Tabelle 1). 30 Patienten mußten wegen einer Ischämie oder wegen eines Hämatomes nach Angiographie oder Koronarangiographie operiert werden. 14 Patienten erlitten im Rahmen einer orthopädischen oder allgemeinchirurgischen Operation eine Gefäßverletzung. Diese Gefäßläsionen waren schwerwiegende Verletzungen, die eine aufwendige Gefäßrekonstruktion notwendig machten.

Tabelle 1. Iatrogene Gefäßverletzungen 1986–1990

30	Blutung/Ischäme nach Angiographie
14	orthopädisch/chirurgische OP-Komplikationen
44	Patienten

Das Durchschnittsalter aller Patienten betrug 66 Jahre (Abb. 1). Die Altersverteilung entspricht einem gemischten Patientengut, das sich aus orthopädisch/unfallchirurgischen und internistischen Patienten zusammensetzt.

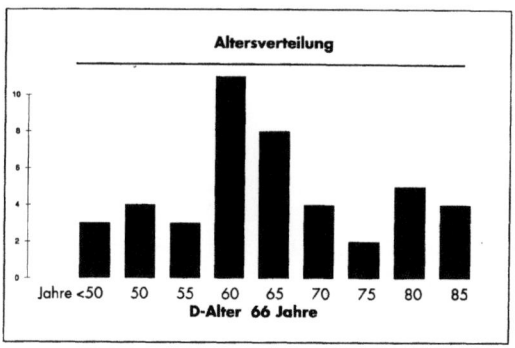

Abb. 1. Altersverteilung der Patienten mit iatrogenen Gefäßverletzungen

Bei der Durchsicht der Primärdiagnosen ist eine Häufung bei den orthopädisch oder unfallchirurgisch am Hüftgelenk operierten Patienten auffallend: Dazu gehörten 7 der 14 Patienten, die nach chirurgischer Primärtherapie einen gefäßchirurgischen Folgeeingriff benötigten (Tabelle 2).

Die Katheterläsionen traten im wesentlichen bei Patienten mit arteriosklerotischer Grunderkrankung auf (Tabelle 3).

Tabelle 2. Primärdiagnosen der Patienten mit chirurgisch bedingten Gefäßläsionen

4 med. Schenkelhals- und pertroch. OS-Fraktur
1 Hüft TEP mit OS-Fraktur
1 Hüft TEP Lockerung
1 Coxarthrose
2 Bandscheibenprotrusion
1 Genu varum
1 Abszeßspaltung med. OS
1 Uterus myomatosus
1 Sigmakarzinom
1 eingeklemmte LH, 2. Rezidiv

14 Patienten

Tabelle 3. Primärdiagnosen der Patienten mit Katheterläsionen

13 KHK mit instabiler Angina
   pectoris oder Herzinfarkt
2 Niereninsuffizienz
13 periphere AVK
2 Carotisstenose

30 Patienten

Klinik und Diagnostik

Das klinische Bild einer Nachblutung mit Hämatombildung aus der Punktionsstelle nach Angiographie ist häufig sehr eindrucksvoll. Zwölf Fälle mit Blutungen hatten wir in unserem Patientengut zu behandeln, außerdem fünf Aneurysmen, die zwischen drei und vier Wochen alt waren (Tabelle 4). Eine weitere häufige Indikation zum Eingriff war die Extremitäten-Ischämie. Die meisten dieser Patienten konnten innerhalb von sechs Stunden operiert werden.

Die schwerwiegendsten Komplikationen traten bei sechs Patienten mit massiven Blutungen auf. Drei dieser Patienten waren bei OP-Beginn in kompensierten, drei im dekompensierten Schock (siehe Tabelle 4). Bei zwei dieser Patienten (Tabelle 5) fanden wir eine ausgedehnte Zerstörung der Arteria und Venailiaca nach Operation einer Bandscheibenprotru-

Tabelle 4. Indikation zur Operation

Blutung:	12	Hämatom der Punktionsstelle
	5	Aneurysmaspurium
	17	
Ischämie:	7	<6h
	4	6–12h
	3	>12h
	14	
Hämorrhagischer Schock:	3	kompensierter Schock
	3	dekompensierter Schock
	6	
Phlebothrombose:	1	Kompression V. iliaca ext. durch Palakos nach Hüftpfannenimplantation
	1	V. iliaca ext. Ligatur bei Hysterektomie
	1	V. iliaca ext. Ligatur bei Sigmaresektion
	3	

Tabelle 5. Patienten im hämorrhagischen Schock

	Primärdiagnose	Latenzzeit	Erykonz.	FP
64 j. Pat.	Nukleotomie	32h	11	2
48 j. Pat.	Nukleotomie	währ. OP	25	15
67 j. Pat.	Hüft Tep/OS-Fr.	3h	13	7
88 j. Pat.	BAA, Angio.	1h	20	10
66 j. Pat.	pertroch. OS-Fr.	währ. OP	3	1
74 j. Pat.	Abszeßp. OS	3h	–	–

sion. Eine weitere Patientin wurde wegen massiver Blutung in die Bauchdecken operiert. Bei ihr hatten zu lange Schrauben in einer Hüftpfannenplastik A. und V. iliaca ext. zerstört.

Eine Laparotomie wurde wegen eines schweren hämorrhagischen Schocks im Anschluß an eine Angiographie notwendig. Es wurde eine Perforation durch den Angiographie-Katheter in der Arteria iliaca communis gefunden. Zwei Patienten wurden wegen starker Blutungen am distalen Oberschenkel im P-1-Abschnitt behandelt.

Insgesamt wurde dreimal eine ausgeprägte Phlebothrombose infolge einer iatrogenen Venenverletzung korrigiert (siehe Tabelle 4). Einmal war die Vena iliaca externa durch einen Palakos-Zapfen nach Hüftpfannenimplantation komprimiert, zweimal waren die Beckenvenen bei bauchchirurgischen Eingriffen ligiert worden.

Nur 4 von 44 Patienten wurden elektiv operiert: ein Patient mit sechs Wochen alter Dissektion der Beckenarterie nach PTA und drei Patienten mit AV-Fisteln. Die meisten notfallmäßigen Eingriffe lassen keine Gefäßdiagnostik zu, die mit Zeitverlust einhergeht. Die sofortige Revision einer Blutung im hämorrhagischen Schock ist unumgänglich. Eine komplette Ischäme sollte zur Erhaltung der Extremität innerhalb von 6–8 Stunden behoben sein. Die klinische Untersuchung, der Ultraschallbefund und die periphere Dopplerdruckmessung führen in Notfällen mit ausreichender Sicherheit zur Operations-Indikation. In unserem Patientengut wurde nur bei Patienten mit AV-Fisteln oder mit Phlebothrombose eine präoperative Angiographie angefertigt.

Tabelle 6. Operationszeitpunkt

40	Notfallmäßige Sofort- und Frühoperationen
4	Elektive Operationen
	1 alte A. iliaca-Dissektion
	3 periphere AV-Fisteln
44	

Therapie

Die Wahl des Operationsverfahrens hängt im wesentlichen von der Art der iatrogenen Verletzung und der Gefäßbeschaffenheit ab.

Die Katheterläsionen, die zu Blutungen geführt hatten, konnten alle mittels Hämatomausräumung und Übernähung der Punktionsstelle versorgt werden (Tabelle 7). War eine Ischämie die Indikation zur Operation, konnte nur die Hälfte der Fälle mit einer einfachen

Tabelle 7. Therapie

18 Hämatomausräumung + Naht
4 Arterienrekonstruktion + Venenversorgung
3 Veno-venöser Bypass + AV-Fistel
2 Veneninterponat
7 Thrombektomie
6 TEA, retrogr. Ringdesobliteration, Cross-over-Bypass
3 Fistelunterbrechung + Naht oder Patch
1 Aortoiliakaler Bypass

44

Thrombo- oder Embolektomie behandelt werden. Sieben Patienten mit Ischämie benötigten eine aufwendigere Rekonstruktion mit lokaler TEA, retrograder Ringdesobliteration der Beckenstrombahn mit oder ohne gleichzeitigen Bypassverfahren. Dabei galt es, Beckenarterienverschlüsse oder periphere Verschlüsse bei vorbestehender arterieller Verschlußkrankheit zu therapieren. Periphere Gefäßverletzungen wurden mit Venen-Interponaten versorgt.

Während die AV-Fisteln durch eine Fistelunterbrechung mit Naht oder Patchversorgung in unseren drei Fällen versorgt werden konnten, waren die venösen Rekonstruktionen aufwendig. Neben der End-zu-End-Naht einer ligierten Beckenvene mußten zwei veno-venöse Bypasses mit AV-Fistel angelegt werden.

Ergebnisse

Die Ergebnisse in unserem Patientengut waren in 39 Fällen gut, ein Patient mußte amputiert werden, vier Patienten sind verstorben (Tabelle 8). Reeingriffe nach Gefäßoperationen waren dreimal notwendig. Einmal wurde am ersten postoperativen Tag eine Bypassverlängerung auf die distale A. tibialis anterior angelegt. Am 10. Tag nach Hämatomausräumung war eine Abszeßspaltung notwendig. Drei Monate nach Anlage eines Crossover-Bypasses wegen Beckenarterien-Verschluß mußte die verschlossene und intraluminär infizierte Beckenarterie extirpiert werden. Acht Wundheilungsstörungen konnten mit lokalen Maßnahmen zur Abheilung gebracht werden.

Tabelle 8. Ergebnisse

Gute Ergebnisse bei	39 Patienten
	27 tastbare periphere Pulse
	12 Dopplerindex >0,6
Komplikationen:	8 Wundheilungsstörungen
	1 Amputation
	4 Patienten verstorben
	44

Vier Patienten sind an den Folgen der Gefäßverletzung trotz durchgeführter Rekonstrukton verstorben. 2mal handelte es sich um retroperitoneale Blutungen mit schwerem hämorrhagischem Schock. Eine 87jährige Patientin verstarb am dritten Tag nach arterieller Thrombektomie beider Beine im progredienten Herz-Kreislauf-Versagen. Die Ischämie beider Beine war nach Angiographie aufgetreten. Ein 80jähriger Patient verstarb ebenfalls im progredienten Organversagen sechs Wochen nach Beckenarterienrevaskularisation. Auch hier war die Ursache für den Beckenarterienverschluß eine Angiographie.

Fallbeispiel

Beispielhaft und besonders eindrucksvoll war ein Fall, der vor gut einem Jahr in unserer Klinik nachoperiert wurde. Eindrucksvoll deshalb, weil der Erstoperateur offensichtlich ungenügende Anatomiekenntnisse besaß. Er hatte ohne ausreichenden Überblick operiert und damit gegen eine wichtige Erfahrungsregel verstoßen.

Der 70jährige Patient wurde aus der chirurgischen Abteilung eines Nachbarkrankenhauses verlegt, nachdem am Morgen ein eingeklemmter Leistenbruch links operiert worden war. Es war die insgesamt dritte Operation in der linken Leiste wegen eines Leistenbruches. Acht Stunden nach der Herniotomie sahen wir den Patienten mit einer kompletten Ischämie des linken Beines.

Die Revision der Leistenwunde zeigte zunächst ein eingenähtes Kunststoffnetz zum Bruchpfortenverschluß. Nach Ablösen dieses Netzes kam eine teils eingeknotete, mehrfach durchstochene und stark verzogene A.iliaca externa zum Vorschein. Proximal fand sich ein tastbarer Puls, distal war das Gefäß pulslos. Nach Längsarteriotomie ließ sich eine 3 cm lange Zerstörung der Media und Intima erkennen. Zur Verkürzung der Ischämiezeit wurde ein temporärer Shunt verwendet. Nach vollständiger Entfernung des Kunststoffnetzes erkannte man die sauber ligierte und durchtrennte V. iliaca.

Nach Mobilisierung der Venenstümpfe ließ sich eine End-zu-End-Anastomose herstellen. Die Arterie wurde schließlich mit einem Veneninterponat rekonstruiert.

Der postoperative Verlauf war unkompliziert. Die Wunde heilte primär, beide Fußpulse waren tastbar, eine venöse Thrombose entstand nicht. Die letzte Kontrolluntersuchung ergab ein unverändert gutes Resultat. Der Patient ist subjektiv beschwerdefrei.

Schlußfolgerung

„Ein Chirurg, der keine Komplikationen hat, operiert nicht." (D. A. Cooley)

Die Komplikation „Gefäßverletzung" ist besonders fatal bei Operationen der Hüftgelenksregion sowie im Bereich der Wirbelsäule. Der wichtigste Punkt ist: „Daran denken", daß eine größere Gefäßverletzung eintreten kann. Dann kann auch ohne Verzögerung die Korrektur eingeleitet werden. Diese muß von einem kompetenten Gefäßchirurgen durchgeführt werden, nicht nur aus forensischen Gründen.

Es ist keine Schande, eine Gefäßkomplikation herbeigeführt zu haben. Es ist aber unverantwortlich, eine Komplikation überhaupt nicht oder zu spät zu erkennen. Fehler durch inkompetente Behandlung vertuschen zu wollen, ist nicht vertretbar. Auch die nicht chirurgisch, aber invasiv tätigen Kollegen aus Röntgenologie und innerer Medizin müssen immer wieder darauf hingewiesen werden, daß ein pulsierendes Hämatom ebenfalls bald korrigiert werden sollte, wie dies auch für eine Extremitätenischämie gilt.

Im Zweifelsfalle steht heute noch überall ein Gefäßchirurg mit Rat und Tat zur Seite, sei es im nächsten Zentrum, sei es im eigenen Hause, sei es als angeforderter Konsiliarius. Damit kann man Folgeschäden verhindern, die durch nicht selten frustrane Versuche der Selbsthilfe und eine dann entstehende größere zeitliche Latenz zwischen Eintritt des iatrogenen Schadens und dessen Behandlung entstehen.

Anschrift der Verfasserin:
Frau Dr. Oda Rink-Brüne
St. Johannes-Hospital
Abt. für Gefäßchirurgie
An der Abtei 7–11
D-4100 Duisburg 11

Die Versorgung vaskulärer Katheterläsionen — eine immer häufigere Tätigkeit des Gefäßchirurgen

W. Hepp

Chirurgische Klinik und Poliklinik, Universitätsklinikum Rudolf Virchov, Standort Charlottenburg, Freie Universität Berlin

Einleitung

Die Zahl iatrogener Gefäßverletzungen hat während der letzten Jahre deutlich zugenommen und zeigt weiter ansteigende Tendenz (3–6, 8, 9). Mechanische, chemische, thermische und Bestrahlungsursachen werden unterschieden (12). Dominierend sind Schäden aufgrund mechanischer Ursachen, d. h. Punktionsschäden und operative Wandläsionen (7, 12). Die Folgen einer solchen Gefäßläsion zeigen sich klinisch, vereinfachend zusammengefaßt, in drei Formen: als Gefäßverschluß, als Blutung mit möglicher Ausbildung eines falschen Aneurysmas oder als arteriovenöse Fistel bzw. Aneurysma. Läsionen nach diagnostischen Eingriffen sind in unverkennbarer Zunahme begriffen, während operative Wandläsionen abnehmende Tendenz zeigen (7, 9, 10, 13).

Patienten, Behandlungsverfahren

In einem 20jährigen Zeitraum (1. 1. 1971–31. 12. 1990) kamen 135 Patienten mit 148 iatrogen verletzten Gefäßen zur Aufnahme. Dies betraf 81 Männer und 54 Frauen (Verhältnis männlich:weiblich = 1,5:1,0) mit einem mittleren Lebensalter von 57,96 Jahren (von zwei Monaten bis 81 Jahren).

Knapp über die Hälfte dieser Verletzungen traten in den letzten drei Jahren auf: 1988–1990 51,11 % gegenüber 48,89 % in den vorherigen 17 Jahren (Abb. 1). Wird die Läsionsinzidenz des ersten Vierteljahrs 1991 auf das gesamte Jahr hochgerechnet, so ist für 1991 mit einem weiteren Anstieg auf die doppelte Anzahl von 1990 zu rechnen.

Überwiegend betroffen war das arterielle Gefäßsystem, das Verhältns Arterie:Vene betrug 7,7:1 (Tabelle 1). Hier bestand zwischen beiden Zeiträumen kein wesentlicher Unterschied. Kombinierte arteriell-venöse Verletzungen hatten 17 Patienten. Bevorzugte Lokalisation war die A. femoralis communis, meist rechtsseitig gelegen.

Tabelle 1. Iatrogene Verletzungen von Arterien und Venen (1971–1990)

Verletztes Gefäß	n	%
Arterie	131	88,51
Vene	17*	11,49
Gesamt	148	

* davon 13 x kombinierte arteriell-venöse Verletzung

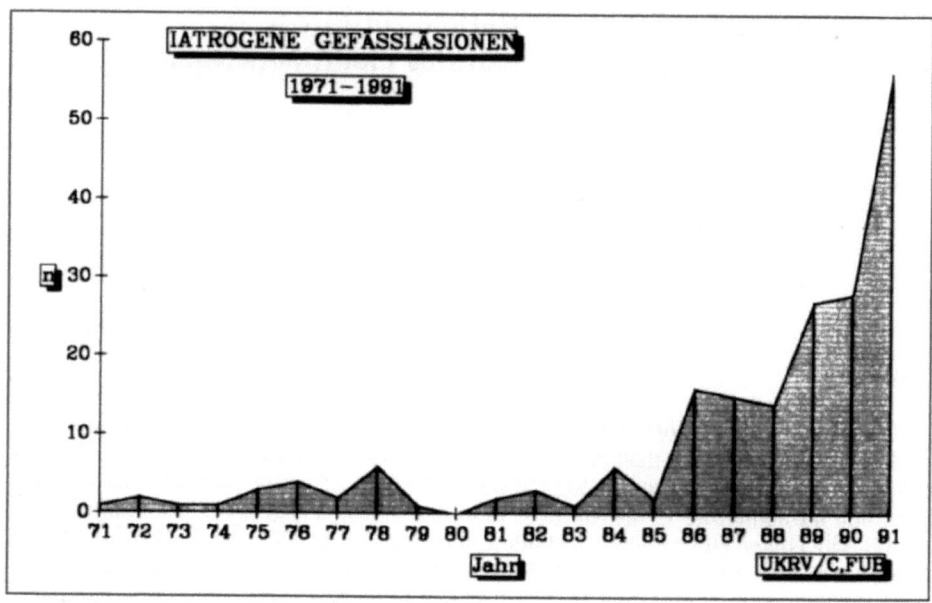

Abb. 1. Häufigkeitsverteilung von iatrogenen Gefäßverletzungen 1971–1991

Die häufigsten Verletzungsursachen waren hierbei transkutane Gefäßpunktionen bei kardiovaskulären Untersuchungen (Tabelle 2). In den letzten drei Jahren vollzog sich eine deutliche Verschiebung der Ursachen (Tabelle 3, Abb. 2). Im Zeitabschnitt A (1971–1987) trat fast jede zweite Läsion nach Herzkatheter auf, im Zeitabschnitt B (1987–1990) waren es schon vier von fünf. Die Angiographie als auslösende Ursache sank um die Hälfte (15,16% auf 7,25%) und die „sonstigen Ursachen" gingen von 33,33% auf 7,25% zurück. Unter diesen sonstigen Ursachen waren subsummiert: wiederholte inguinale arterielle Punktionen zur Blutgasanalyse, Verletzung der V. femoralis bei Babcockscher Operation, intraoperative Gefäßverletzungen bei nichtgefäßchirurgischen Eingriffen sowie nach Bestrahlung.

Klinisch zeigten sich ein Viertel der Gefäßläsionen als Gefäßverschluß, jeweils drei von zehn traten als Nachblutung bzw. falsches Aneurysma auf (bis auf eine Ausnahme immer inguinal gelegen) und AV-Fisteln kamen zu immerhin fast 10% vor (Tabelle 4). Im Vergleich der beiden Zeiträume wurden auch hier Unterschiede sichtbar: Die Inzidenz des

Tabelle 2. Urachen iatrogener Gefäßveletzungen (1971–1990)

Verletzungsursache	n	%
Herzkatheter	87	64,44
Angiographie	15	11,11
Angioplastie	5	3,70
Laserangioplastie	1	0,74
Sonstige	27	20,00
Gesamt	135	

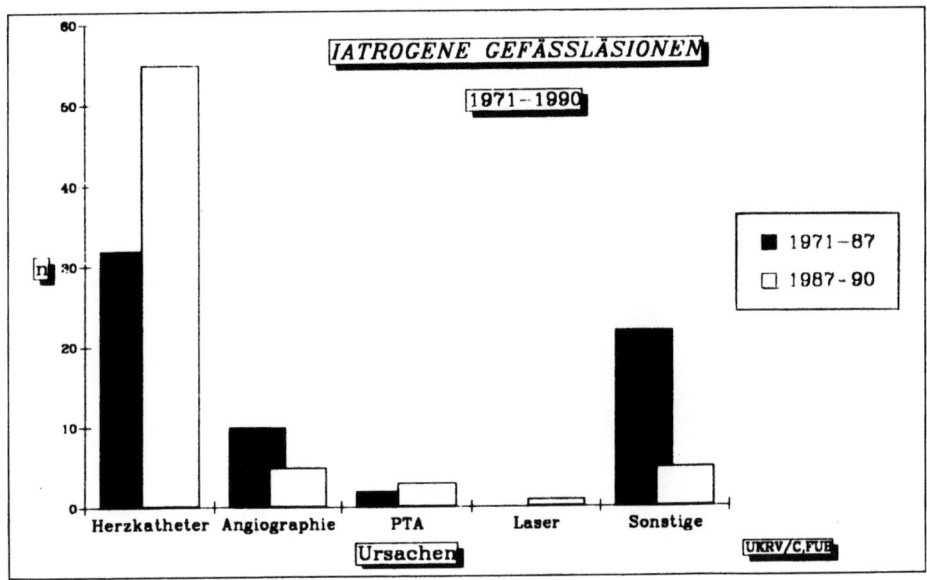

Abb. 2. Ursachen iatrogener Gefäßläsionen 1971–1990

Tabelle 3. Ursachen iatrogener Gefäßverletzungen, vergleichende Darstellung Zeitraum A (1971–1987) versus Zeitraum B (1988–1990)

Verletzungsursache	1971–1987		1988–1990	
	n	%	n	%
Herzkatheter	32	48,48	55	79,71
Angiographie	10	15,16	5	7,25
Angioplastie	2	3,03	3	4,35
Laserangioplastie	0		1	1,45
Sonstige	22	33,33	5	7,25
Gesamt	66		69	

Tabelle 4. Klinisches Bild iatrogener Gefäßverletzungen (1971–1990)

Klinisches Bild	n	%
Gefäßverschluß	34	25,19
Nachblutung	42	31,11
Aneurysma	40	29,63
AV-Fistel	13	9,63
Andere	6	4,44
Gesamt	135	

Gefäßverschlusses sank auf die Hälfte, während Nachblutungen geringfügig und falsche Aneurysmen deutlich zunahmen (Tabelle 5, Abb. 3).

Als Operationsverfahren kamen zur Anwendung: Thrombektomie, blutstillende Naht als Direkt- oder Patchverschluß, Aneurysmaexstirpation als Direktnaht oder Patchverschluß oder Kontinuitätsresektion mit Wiederherstellung der Strombahnkontinuität sowie die Separationsmethode bei arteriovenöser Fistel.

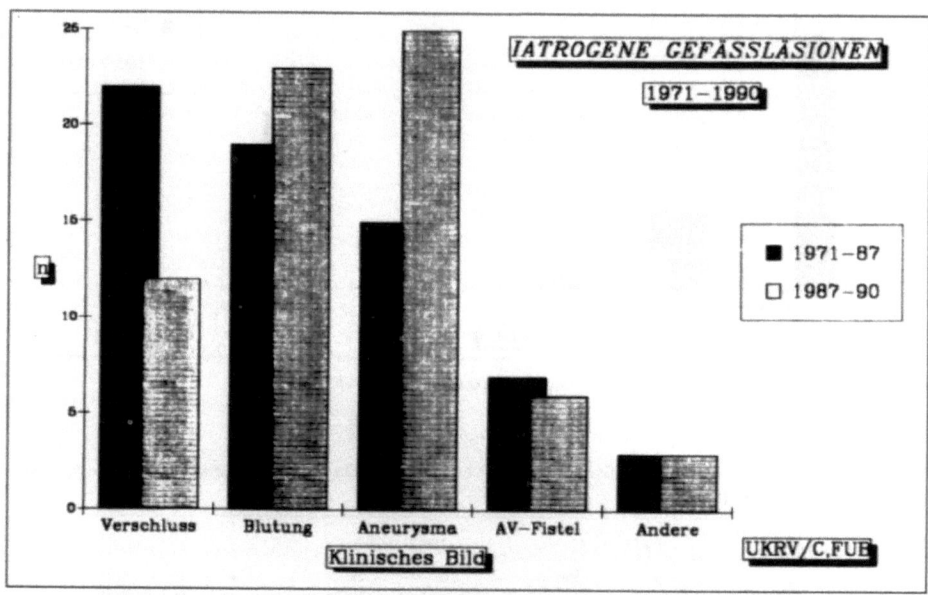

Abb. 3. Klinisches Bild iatrogener Gefäßläsionen 1971–1990

Tabelle 5. Klinisches Bild iatrogener Gefäßverletzungen, vergleichende Darstellung Zeitraum A (1971–1987) versus Zeitraum B (1988–1990)

Kinisches Bild	1971–1987		1987–1990	
	n	%	n	%
Gefäßverschluß	22	33,33	12	17,39
Nachblutung	19	28,79	23	33,33
Aneurysma	15	22,73	25	36,23
AV-Fistel	7	10,61	6	8,70
Andere	3	4,55	3	4,35
Gesamt	66		69	

An einigen Beispielen soll dies dargelegt werden:

Patient 1: W.T., ♂, geb. 15. 10. 1912, Reg.-Nr. 17994/84.

Wegen koronarer Herzkrankheit wurde ein transfemoraler Herzkatheter durchgeführt. Innerhalb der nächsten 14 Tage entwickelte sich ein zunehmender pulsierender Tumor im Inguinalbereich (Abb. 4a). Intra operationem fand sich ein teilthrombosiertes Aneurysma, ausgehend von einem Substanzdefekt der A. femoralis superficialis. Dieser wurde durch Einsetzen eines Dacron-Patches korrigiert: Restitutio ad integrum (Abb. 4b).

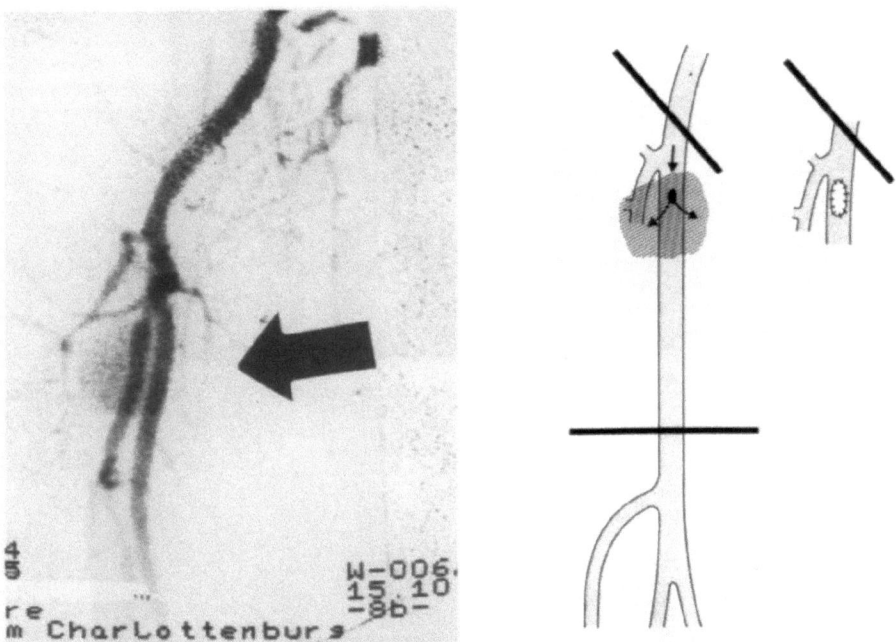

Abb. 4a, b. Punktionsaneurysma nach Koronarangiographie, a i. v.-DSA, b Korrekturoperation

Patient 2: H.D., ♂, geb. 27. 10. 1906, Reg.-Nr. 74756/77.

Bei diesem Patienten kam es fünf Wochen nach transfemoraler, konventioneller Katheterangiographie (Seldinger-Technik) wegen arterieller Verschlußkrankheit (AVK) zu zunehmender Ischämie des rechten Unterschenkels bei pulsierendem inguinalem Tumor. Ein ca. tomatengroßes, subtotal thrombosiertes falsches Aneurysma wurde festgestellt (Abb. 5a und b). Dieses nahm seinen Ausgang von einem langen queren Einriß der Hinterwand der kalkharten A. femoralis communis. Trotz Korrekturoperation kam es in der Folgezeit bei nicht mehr korrigierbarer peripherer Gefäßsituation zur Oberschenkelamputation.

Patient 3: H.H., ♂, geb. 24. 5. 1933

Bei Zustand nach Herzinfarkt und instabiler Angina pectoris wurde eine Koronarangiographie durchgeführt, woran sich eine elektive koronare Revaskularisation anschloß. Post operationem fiel rechts inguinal ein typisches Shuntgeräusch auf. Angiographisch (i.v.-DSA) zeigte sich eine arteriovenöse Fistel, die ihren Ursprung von unterhalb der Femoralisbifurkation nahm (Abb. 6a). Drei Monate post operationem wurde bei noch persistierendem Fistelgeräusch die operative Revision vorgenommen. Die Fistel bestand zwischen einer die Profunda quer kreuzenden Vene und der Profunda selbst (Abb. 6b). Durch Separation und direkten Verschluß von Vene und Arterie wurde die Fistel ausgeschaltet.

Patient 4: H. R., ♀, geb. 23. 5. 1918, Reg.-Nr. 28805/87.

Das letzte Beispiel betrifft eine Patientin, bei der in den ersten vier Wochen nach Mitralklappenersatz ein zunehmender rechts-supraklavikulärer pulsierender Tumor auftrat

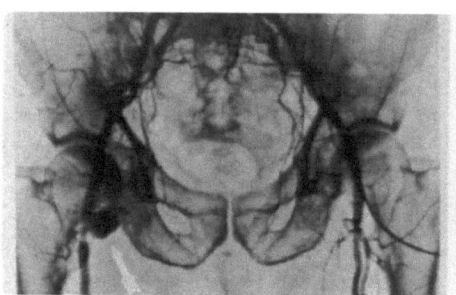
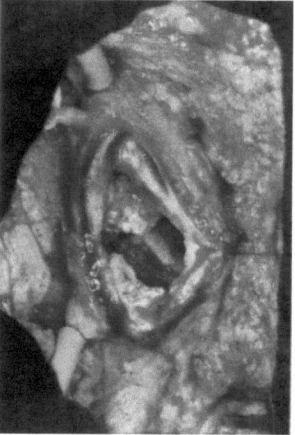

Abb. 5a, b. Punktionsaneurysma nach transfemoraler Katheterangiographie, a Blattfilmangiogrphe, b Operationssitus

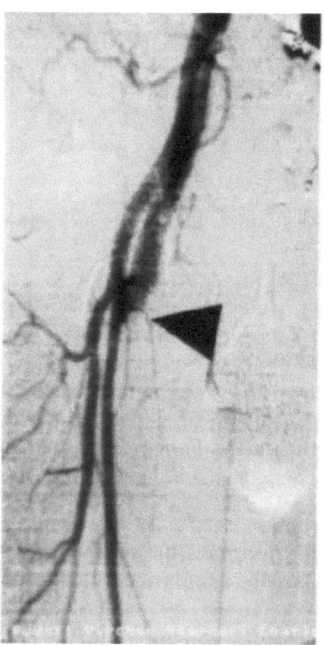
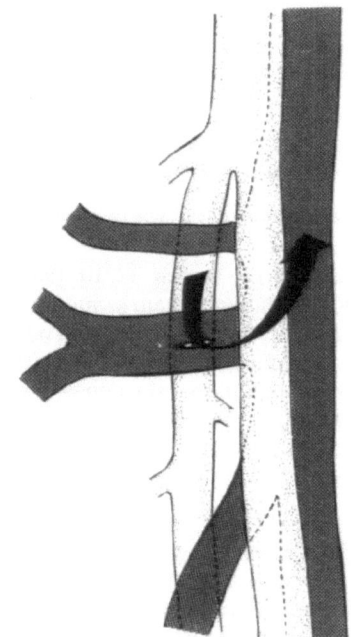

Abb. 6a, b. Inguinale arteriovenöse Fistel a Koronarangiographie, b intraoperativer Befund

(Abb. 7a). Als Folge einer Fehlpunktion der A. subclavia während der Narkosevorbereitung fand sich jetzt ein großes falsches Aneurysma (Abb. 7b). Der an der Vorderwand der Arterie quer verlaufende Wanddefekt konnte durch direkte Naht versorgt werden. Durch Druckläsion hervorgerufene partielle Ausfälle im Versorgungsgebiet des Plexus brachialis bildeten sich innerhalb weniger Wochen komplett zurück.

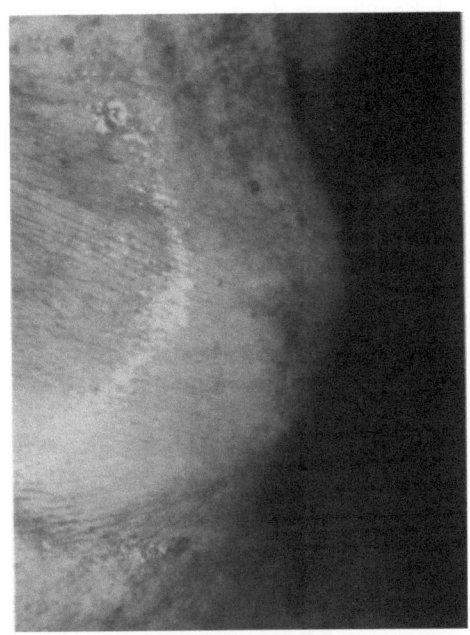

Abb. 7a. Punktionsaneurysma A. subclavia rechts,

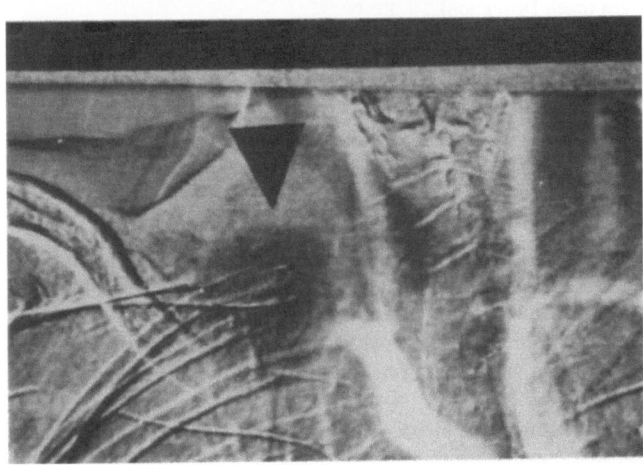

b Darstellung durch i. v.-DSA

Ergebnisse

Hier wird nur über die Patienten des Zeitabschnittes A berichtet, um auch Langzeitergebnisse betrachten zu können. Einer dieser Patienten mit einem Bestrahlungsschaden an der A. subclavia wurde wegen nichtbedrohter Extremität nicht operiert.

Fünf Patienten (7,69%) verstarben nach Korrekturoperation. Zwei hatten eine Punktionsverletzung der A. axillaris bzw. A. femoralis mit Nachblutung (Blattfilmangiographie bei AVK). Beim dritten Patienten trat nach Kanülierung der rechten Femoralarterie für den Anschluß des extrakorporalen Kreislaufs eine Dissektion der rechten A. iliaca mit nachfolgendem Verschluß auf. Der Patient sollte wegen einer arteriellen Verschlußkrankheit einen aortokoronaren Venenbypass erhalten. Intraoperativ ereignete sich außerdem ein Hinterwandinfarkt. Trotz Korrekturoperation war die Ablatio cruris unvermeidbar. Der vierte Patient entwickelte wegen AVK ein inguinales Aneurysma nach Blattfilmangiographie, und beim fünften Patienten kam es nach iliofemoraler, perkutaner transluminaler Angioplastie zu einem Profundaverschluß bei vorbestehendem Superficialis-Verschluß.

Eine Restitutio ad integrum wurde in 93,85 % der Fälle erreicht (Tabelle 6), ein Dauerschaden resultierte bei vier Patienten (6,15 %). Diese wiesen eine arterielle Thrombose der A. iliaca mit nachfolgender Ablatio cruris, ein inguinales Punktionsneurysma mit nachfolgender Oberschenkelamputation, eine versehentliche Ligatur der V. femoralis bei Varizenoperation sowie eine Durchtrennung der V. brachialis durch Verwechslung bei einer Venae sectio auf. Iatrogene Läsionen durch diagnostische Maßnahmen führten also nur bei einem Patienten (1,54 %) zum Dauerschaden.

Im weiteren Verlauf zeigte sich bei keinem der operativ sanierten Patienten ein später auftretender vaskulärer Schaden.

Tabelle 6. Ergebnisse der Korrekturoperationen wegen iatrogener Gefäßverletzungen (1971–1987)

• Vollständige Restitutio (n = 61)	93,85 %
• Dauerschaden (n = 4)	6,15 %
– Arterielle Thrombose A. iliaca (nach Dissektion) 1	
– Inguinales Punktionsaneurysma 1	
– Ligatur V. femoralis 1	
– Durchtrennung A. brachialis 1	

Diskussion

Im eigenen Krankengut stellt die invasive kardiovaskuläre Diagnostik die Hauptursache der iatrogenen Gefäßschäden dar. An erster Stelle stehen hierbei durch den Herzkatheter verursachte Schäden, ihre Zahl nimmt weiter zu, während derartige Läsionen in der angiologischen Diagnostik oder der perkutanen Angioplastie heute zahlenmäßig deutlich in den Hintergrund treten. Auch die Anzahl intraoperativer Gefäßläsionen nimmt im eigenen Krankengut ab.

Bei Zunahme invasiver Untersuchungs- und Behandlungsmethoden dieser Art, zumal in der kardialen Akutdiagnostik, sowie bei kombiniertem diagnostisch-therapeutischem Vorgehen mit längerem Verbleiben des Katheter bei zumeist allgemein vorgeschädigtem Gefäßsystem ist die absolute Inzidenz in den letzten Jahren erheblich gestiegen (1, 9, 10, 13). Die relative Inzidenz der chirurgisch zu korrigierenden Läsionen lag in der kardialen Diagnostik 1987 noch unter 1 % und mit Stand 1990 unter 2 %, ist also zu tolerieren (1). Zahlenmäßig werden in der Literatur außerordentlich differierende Angaben gemacht, sogar bis zu 20 % (4, 9). Den Chirurgen erreichen dabei nur die wenigsten Patienten, insofen ist die Dunkelziffer der iatrogenen Läsionen sehr hoch. Daher muß zwangsläufig auf die Diskussion der Häufigkeit verzichtet werden.

Darüber hinaus handelt es sich bei den Patienten eines chirurgischen Kollektivs bereits um eine negative Auslese mit schwerwiegenderen Komplikationen, die häufig lebensgefährlich, zumindest aber Extremitäten-bedrohend sind. Zweifellos müssen derartige Läsionen als ein Tribut an die Fortschritte der modernen kardiovaskulären Diagnostik und Therapie angesehen und daher akzeptiert werden. Gleichfalls steht es aber auch außer Frage, daß iatrogene Gefäßschäden in Abhängigkeit von der kardialen Situation so schnell wie möglich einer definitiven Korrektur zugeführt werden sollten (1, 10). Dann bestehen die besten Aussichten, eine Restitutio ad integrum zu erreichen. Das Prinzip „to wait and see" und verlängerte lokale Kompression in der Hoffnung auf ein spontanes Sistieren einer weiterhin bestehenden Nachblutung, wie es in der ferneren Vergangenheit auch sicher von Chirurgen zu oft praktiziert wurde, ist grundsätzlich die falsche Einstellung. Ab und zu treffen wir auch heute noch auf solche Patienten.

Korrekturoperationen derartiger Läsionen erfordern eine Regional- oder Allgemeinanästhesie. Bei diesen Patienten liegt nicht selten ein relativ frischer Zustand nach Herzinfarkt von bis zu sechs Wochen vor. Eine Regionalanästhesie ist hierbei wegen der Gefahr des Blutdruckabfalles kontraindiziert. Bei Allgemeinnarkose innerhalb dieses Zeitintervalls wird in der Literatur eine Reinfarktquote von bis zu 36 % innerhalb der ersten drei Monate nach Infarkt angegeben (Tabelle 7), (11). Bei Narkose zwischen vier und sechs Monaten betrug sie 26 % und im zweiten Halbjahr nach Infarkt 5 % (11), wobei die Letalität nach perioperativem Reinfarkt 57 % war. Wurde aber ein invasives, perioperatives kardiopulmonales Monitoring durchgeführt, so ergab sich in einer konsekutiven Vergleichsgruppe (1977–1982) derselben Arbeitsgruppe eine Reinfarktquote von 5,7 % bis drei Monate nach Infarkt, von 2,3 % bis Ende des sechsten Monats und 1,0 % bis Ende des ersten Jahres. Die Letalität nach perioperativem Reinfarkt betrug in dieser Gruppe 36 % (11). Im Falle von Patienten mit leerer kardialer Anamnese betrug die Infarkthäufigkeit bei derselben Arbeitsgruppe 0,1–0,7 %, abhängig vom Alter und Ausmaß des Ersteingriffes. Wir können dazu nur feststellen, daß ein Reinfarkt bei unserem Patientenkollektiv in den letzten Jahren nicht auftrat. Einschränkend muß hierbei gesagt werden, daß ein Teil der Patienten eine koronare Angioplastie erhielt und daher zum Zeitpunkt der Narkose hämodynamisch bereits gebessert war.

Tabelle 7. Risiko der Allgemeinnarkose nach Herzinfarkt (nach 11)

Reinfarktquote Narkosezeitpunkt	%	invas. kard.- pulm. Monit. %
< 3 Monate	36	5,7
3– 6 Monate	26	2,3
6–12 Monate	5	1,0
Letalität n. Reinfarkt	57	36

Bei der Indikation zur operativen Korrektur von iatrogenen Gefäßschäden ist daher ganz vorrangig auch die kardiale Situation zu berücksichtigen. Beim eigenen Procedere gilt ein Drei-Stufen-Schema:
— notfallmäßige Intervention nur bei Nachblutungen und vitaler Bedrohung der Extremität;
— dringliche Intervention im Elektivprogramm am nächsten Tag (unter besserem kardiopulmonalem Monitoring durchführbar) bei Hämatomausräumungen, an Größe zunehmenden Aneurysmen und nicht vital bedrohter Extremität;

— elektiver Eingriff (nicht vor drei Monaten, am besten aber sechs Monate nach Infarkt) bei stabilen Aneurysmen, kardial nicht belastenden AV-Fisteln und Gefäßverschluß mit Belastungsschmerz.

Gefäßschäden anderer Ursachen waren bei den eigenen Patienten die Ausnahme, intraoperative Komplikationen bei nicht gefäßchirurgischen Eingriffen äußerst selten. Bei letzterer Gruppe war dies allerdings in drei Fällen mit einem Dauerschaden verbunden, was ausnahmslos noch aus der 70er Dekade datierte. Nur ein intraoperativer Zwischenfall während einer außerhalb vorgenommenen Varizenoperation wurde beobachtet. Chemische und thermische Gefäßschäden wurden nicht registriert, nur einmal ein Bestrahlungsschaden an der A. subclavia in Kombination mit Plexusläsion. Diese Schädigung bedurfte jedoch keiner gefäßchirurgischen Intervention.

Trotz der noch relativ niedrigen Inzidenz von Gefäßläsionen aus chirurgischer Sicht ist es angezeigt, prophylaktische Maßnahmen zu bedenken: Immerhin vier Patienten aus der ersten Dekade verstarben nach Punktionsschäden trotz erfolgreicher Korrekturoperation. Vorrangig sollte daher die Indikation zur invasiven Untersuchung eng gestellt werden. Aus heutiger Sicht wäre bei dem geschilderten Verlauf des ersten Patienten bei einer Gehstrecke von 200 m keine angiographische Diagnostik mehr indiziert. Darüber hinaus kann die Blattfilmangiographie heute fast vollständig durch die Möglichkeiten der digitalen Subtraktionsangiographie ersetzt werden. Mehrere Gefäßpunktionen an derselben Stelle sollten vermieden werden, was aber nicht immer möglich ist. Das Katheterkaliber ist sicher einer Überlegung wert. Im Bereich der peripheren Angiographie, vor allem bei Einsatz der digitalen Subtraktionsangiographie, werden zunehmend kleinere Katheter- und Kanülenkaliber verwendet. Seit Jahren setzen unsere Angio-Radiologen[*] nur noch Katheterkaliber French 4 und 5 bei der Katheter-DSA ein. Iatrogene, katheterbedingte Läsionen gibt es seither fast nicht mehr. Anderenorts wurde dies zahlenmäßg ausgewertet (2). Unter Verwendung von dünnlumigen Kathetern der Größe French 4 und 5 sank die Inzidenz iatrogener Hämatome von 3 % auf weniger als 1 %. Auch AV-Fisteln lassen sich durch höhere, mehr leistenbandnahe Punktion vermeiden. Alle AV-Fisteln der letzten Jahre wiesen einen übereinstimmenden Befund auf: Sie bestanden zwischen einer die A. femoralis profunda ventral kreuzenden Vene und der Profunda. Der Punkteur hatte die Arterie transvenös punktiert und hinterließ als Resultat die persistierende AV-Fistel. In der Kardiologie sind heute durchaus häufigere Herzkatheter-Untersuchungen notwendig. Dabei zieht der Untersucher es verständlicherweise vor, nicht im Bereich einer alten Narbe zu punktieren. Dennoch sollte kein zu großer Abstand vom Leistenband gewählt werden, um nicht in diesem Bereich der kreuzenden Vene punktieren zu müssen. Die Versorgung einer solchen AV-Fistel stellt an den Operateur wesentlich höhere Anforderungen als die Versorgung einer Nachblutung oder eines falschen Aneurysmas, das bei diesen Läsionen fast immer aus einem pulsierenden Hämatom hervorgegangen ist.

Die digitale Subtraktionsangiographie mit intravenöser Kontrastmittelinjektion oder mit arterieller Katheter- bzw. Feinnadelpunktion hat in den letzten Jahren die invasiven Verfahren auf dem kardiologisch-angiochirurgischen Diagnostiksektor stark reduziert (im eigenen Haus seit 1982). In den Vordergrund geschoben hat sich dagegen die kardiale Diagnostik und hier vornehmlich der akute Herzkatheter, dessen Berechtigung jedoch nicht bestritten wird. Dieser Tribut muß in Anbetracht anderer höherer Prioritäten entrichtet werden. Mit einer operativen Korrektur einer iatrogenen Gefäßläsion sollte nach dem dargestellten 3-Stufen-Schema verfahren werden, um das Reinfarktrisiko zu minimieren. Möglichst rechtzeitig durchgeführt, bietet die Korrekturoperation die besten Chancen

---

[*] Prof. Dr. M. Langer und Mitarbeiter

einer Restitutio ad integrum. Als Prophylaxe dienen die Verwendung kleinkalibriger Katheter und möglichst leistenbandnahe Punktionen.

Zusammenfassung

Iatrogene Gefäßverletzungen sind in Zunahme begriffen, was vorwiegend der invasiven Katheterdiagnostik und -therapie zuzuschreiben ist. Nur der kleinere Teil gelangt zu chirurgischer Kenntnis und ist korrekturbedürftig.

Im 20jährigen Zeitraum von 1971 bis 1990 kamen 135 Patienten mit 148 iatrogen verletzten Gefäßen zur Aufnahme. In den ersten 17 Jahren (Zeitraum A) waren dies 51,11 %, in den letzten drei Jahren (Zeitraum B) 48,89 % aller Patienten. Die häufigsten Verletzungsursachen waren hierbei transkutane Gefäßpunktionen bei kardiovaskulären Untersuchungen. In den letzten drei Jahren vollzog sich eine deutliche Verschiebung der Ursachen: Der Herzkatheter nahm deutlich zu, während die Angiographie auf die Hälfte absank. Klinisch zeigten sich die iatrogenen Läsionen zu 25,19 % als Verschluß, zu 31,11 % als Nachblutung, zu 29,63 % als falsches Aneurysma und zu 9,63 % als AV-Fistel. Im Vergleich der beiden Zeitabschnitte sank die Inzidenz des Gefäßverschlusses auf die Hälfte, während Nachblutungen eine geringe und falsche Aneurysmen eine deutliche Zunahme zeigten. Als Therapiemaßnahmen wurden durchgeführt: Thrombektomie, blutstillende Naht als Direktnaht oder Patchverschluß, Aneurysmaexstirpation (meist nur partiell), Separation von Arterie und Vene bei AV-Fistel u. a.

Patienten mit iatrogenen Gefäßläsionen stellen heute überwiegend kardiale Risikopatienten dar. Daher hat sich in den letzten Jahren je nach Dringlichkeit des Eingriffes ein Drei-Stufen-Schema als günstig erwiesen, so daß es in dieser Patientengruppe zu keinem intraoperativen Reinfarkt und keinem Todesfall mehr gekommen war, während die Operationsletalität in früheren Jahren 7,7 % betrug.

Iatrogene — meist katheterbedingte — Gefäßläsionen lassen sich vom rekonstruktiven Prinzip her relativ einfach wiederherstellen. Möglichst frühzeitig korrigiert, haben sie die beste Chance zur folgenlosen Ausheilung. Als Präventivmaßnahme wäre die Verwendung kleinkalibriger Katheter und höhere, mehr leistenbandnahe Punktionen zur Katheterdiagnostik und -therapie zu diskutieren.

Literatur

1. Alevizacos P, Pallua N, Hepp W (1988) Iatrogenic inguinal aneurysm. 1st Mediterranean Congress of Angiology, Corfu
2. Beck H, Heis HW, Beckenrath M v., Strobel S, Konrad-Graf S (1988) Reduktion der katheterbedingten Hämatome durch Verwendung von F 4 und F 5 High-Flow-Katheter. Corvas 1: 50
3. Brener JB, Couch NP (1973) Periphereal complications of left heart catheterization and their management. Am J Surg 125: 521
4. Hagen B (1986) Iatrogene Arterien- und Venenverletzungen bei diagnostischen und therapeutischen Eingriffen aus radiologischer Sicht. Angio 8: 365
5. Hamann H (1983) Iatrogene Gefäßverletzungen bei diagnostischen und therapeutischen Eingriffen. Angio 5: 153
6. Hepp W, Schiessler A (1983) Iatrogene Gefäßverletzungen. Entstehung, Behandlung und Ergebnisse. Chir Praxis 31: 591
7. Hepp W, Pallua N, Etmer B (1988) Iatrogenic vascular trauma after diagnostic procedures. XXII. Congress of Thoracic, Cardiac and Vascular Surgery of the Polish Surgical Society, Kattowitz
8. Huth C, Hoffmeister HE (1988) Significance of iatrogenous vascular lesion in vascular traumatology. XXII. Congress of Thoracic, Cardiac and Vascular Surgery of the Polish Surgical Society, Kattowitz

9. Moore CG, Wolma JF, Brown WR, Rick RJ (1971) Vascular trauma: a review of 250 cases. Am J Surg 122: 576
10. Roberts SR, Main D, Pikerton J (1987) Surgical therapy of femoral artery pseudoaneurysm after angiography. Am J Surg 154: 676
11. Rao TLK, Jacobs KH, El-Etr AA (1983) Reinfarction following anaesthesia in patients with myocardial infarction. Anesthesiology 59 (1983) 499
12. Vollmar J (1968) Iatrogene Gefäßverletzungen in der Chirurgie. Langenbecks Arch klin Chir 322: 335
13. Wiedeman JE, Mills JL, Robison JG (1988) Special problems after iatrogenic vascular injuries. Surg Gynec Obstetr 166: 323

Anschrift des Verfassers:
Prof. Dr. W. Hepp
Chirurgische Klinik und Poliklinik
Universitätsklinikum Rudolf Virchow
Standort Charlottenburg
Spandauer Damm 130
D-1000 Berlin 19

Traumatische und iatrogene Gefäßverletzungen — Erfahrungsbericht über einen 10-Jahres-Zeitraum

W. Hiemer, A. Kroiss, J. Uy, J. D. Gruss

Kurhessisches Diakonissenhaus, Kassel

Der Begriff „Gefäßläsion" ist nicht exakt definiert. Handelt es sich lediglich um akute Verletzungen der Gefäßwandung oder gleichzeitig auch um deren Folgezustände wie Aneurysma oder Fistel, oder ist bei Berücksichtigung der Genese einer Läsion jeder Schaden am Gefäßsystem im Gefolge eines ärztlichen Eingriffs auch gleichzeitig eine iatrogene Gefäßläsion? Konkret: Ist der thrombotische Verschluß einer Arterie nach einer PTA eine traumatische Gefäßläsion oder handelt es sich um die Komplikation einer Methode, die nicht zu den Gefäßläsionen zu rechnen ist? Wird die Definition des Begriffes „Läsion" sehr weit gefaßt, wozu ist die erschreckend hohe Zahl an post- und perioperativ auftretenden venösen Thrombosen zu rechnen? Oder gilt auch hier mehr die Vorstellung von der „unvermeidbaren" Komplikation einer Methode, also z. B. einer Operation?

Neben verschiedenen Einteilungen der Gefäßverletzungen nach Ätiologie (scharfstumpf), Gefährdungsgrad (kontaminiert-nichtkontaminiert), Ischämietoleranz u. ä. (5) bietet sich für uns vor dem Hintergrund einer allgemeinen Zunahme iatrogener Gefäßverletzungen eine Unterscheidung von traumatischen Gefäßläsionen (überwiegend im Rahmen von Mehrfachverletzungen) und iatrogenen Gefäßverletzungen (überwiegend isolierte Gefäßschäden) an.

Bei der Aufarbeitung unseres Kollektivs aus den Jahren 1980–1990 ist diese Entwicklung deutlich zu erkennen. Während Anfang der 80er Jahre traumatische und iatrogene Läsionen noch etwa gleichstark vertreten waren, hat sich dieses Verhältnis in den letzten Jahren deutlich zugunsten der iatrogenen Schäden verschoben. Der Anteil operativ behandelter Gefäßschäden an der Gesamtzahl rekonstruktiver Eingriffe lag bei 2,4 % (Tabelle 1).

Tabelle 1. Operierte Gefäßverletzungen

rekonstruk. Eingriffe (ges.)		iatrogen		traumatisch	
1980	890	9	1,0 %	15	1,6 %
1981	990	10	1,0 %	12	1,2 %
1982	988	7	0,7 %	6	0,6 %
1983	887	17	1,9 %	13	1,4 %
1984	1100	18	1,6 %	5	0,45 %
1985	1120	25	2,2 %	3	0,3 %
1986	1210	17	1,4 %	11	0,9 %
1987	1300	21	1,6 %	13	1,0 %
1988	1120	23	2,0 %	5	0,45 %
1989	980	17	1,7 %	3	0,3 %
		164	1,6 %	86	0,8 %

Der Anteil operierter frischer venöser Thrombosen im Gefolge ärztlicher Eingriffe lag mit 37,8 % (Tabelle 2) deutlich über den der traumainduzierten mit 25,3 % (Tabelle 3). Es ist allerdings anzumerken, daß hier eine erhebliche Dunkelziffer in beiden Gruppen besteht. So gibt es Schätzungen, wonach die Thromboserate nach TEP bis zu 70 % und nach Frakturen der unteren Extremität bis zu 50 % erreichen kann (4). Unter diesen Thrombosen scheint ein großer Teil direkte mechanische Ursachen zu haben (Implantationsmodus einer Totalendoprothese). Es ist der Schluß erlaubt, daß ein großer Teil dieser Thrombosen nicht diagnostiziert und demzufolge auch nicht behandelt wird. Auf die sozialmedizinische Bedeutung des postthrombotischen Syndroms sei an dieser Stelle verwiesen, ungezählte Gutachten befassen sich mit solchen nicht erkannten Folgezuständen nach Unfällen oder Operationen.

An zweiter Stelle in der Häufigkeit rangieren Gefäßläsionen akuter und chronischer Art als Folge der PTA. 45 Fälle (Tabelle 2) stammen aus der zweiten Hälfte des Jahrzehnts, die Tendenz ist in Korrelation mit der zunehmenden Zahl an Interventionsradiologen und -internisten stark steigend. Fast alle Fälle waren Zuweisungen aus anderen Häusern oder von Niedergelassenen. Nur in sehr wenigen Fällen haben wir mit der Indikation zur PTA übereingestimmt. In keinem Fall waren wir vorher informiert.

Die Art der Verletzung zwang in 75 % der Fälle zur Operation wegen Ischämie, die akute Blutung mußte in 15 % der Fälle operativ gestillt werden, der Rest erstreckte sich auf Aneurysmata und AV-Fisteln.

Tabelle 2. Iatrogene Gefäßverletzungen (N = 164)

1. venöse Thrombosen	62	37,8 %
2. PTA-Komplikationen Ischämie, Blutung, Aneurysma, AV-Fistel	45	27,4 %
3. Angio-Komplikationen	25	15,2 %
4. TEP (Hüfte) Komplik.	12	7,3 %
5. TEP (Knie) Komplik.	8	4,8 %
6. Sonstige		7,5 %

Zwischenfälle wie Blutungen aus zerrissenen Gefäßen und arterielle Thrombosen nach Angiographien sind insgesamt bei steigender Zahl der Untersuchungen selten geworden. 25 Fälle stammen überwiegend aus der ersten Hälfte des Jahrzehnts.

Die TEP der Hüfte ist eine in vaskulärer Hinsicht komplikationsträchtige Operation (s. o.). Wir blicken auf 12 Fälle zurück, bei denen arterielle Komplikationen als Folge intraoperativer Läsionen der Femoralgefäße auftraten. Alle Patienten waren Arteriosklerotiker. Der prothetische Ersatz des Kniegelenks ist mit einem vergleichbar hohen Risiko für vaskuläre Komplikationen behaftet (Tabelle 2).

Iatrogene Gefäßverletzungen anderer Genese und Lokalisation sind ausgesprochene Raritäten (Verletzung der Aorta nach Bandscheibenoperation, Verletzungen der Carotis interna nach Tonsillektomie, Arrosionsblutung nach Neck dissection und Bestrahlung, Verletzung der A. poplitea bei Meniskektomie usw.).

Trotz einer hohen Frequenz an zentralvenösen Kathetern zur Dauerapplikation von vasoaktiven Substanzen (221 im Jahre 1989) waren akute thrombotische Komplikationen nicht zu verzeichnen, septische traten jedoch in etwa 20 % der Fälle auf und führten zur vorzeitigen Entfernung der Katheters.

Eine seltene aber vermeidbare Komplikation stellt der iatrogen induzierte Ergotismus dar (3 Fälle in 10 Jahren). Die Frühdiagnose ist wichtig, sonst droht der Extremitätsverlust. Die Behandlung erfolgt durch intraarterielle Applikation von PGE 1 (1).

In unserem Kollektiv der letzten 10 Jahre treten die nicht iatrogenen Gefäßläsionen zahlenmäßig in den Hintergrund (Tabelle 1). Sie machen 0,8 % des gesamten operativ versorgten Krankengutes und 30 % der Gefäßverletzungen aus. Je nach Klinikstruktur, Land und diversen anderen Faktoren beläuft sich der Anteil traumatischer nicht iatrogener Verletzungen auf 7 % (5) bis über 90 % (3) der Gruppe aller Gefäßverletzungen. Die Ursachen sind vielfältig und gehen in Amerika auf den großen Anteil an Schußverletzungen zurück, die in Westeuropa eher zu den Seltenheiten gehören.

Tabelle 3. Traumatische Gefäßläsionen

1. Venöse Thrombosen	22	25,5 %	
2. A. radialis u. ulnaris	21		
3. A. brachialis	11		
4. Femoralisgabel	7		1 Ablatio
5. A. poplitea	7		1 Ablatio
6. Carotisgabel	4		
7. A. subclavia	4		
8. A. axillaris	4		
9. Truncus tibio fib. und Cruralarterien	3		
10. A. fem. superf.	2		
11. Aorta	1		

Neben einer anderen Altersverteilung unterscheidet sich dieses Kollektiv auch durch Art und Umfang an Nebenverletzungen. Die isolierte nicht iatrogene Gefäßverletzung ist eher die Ausnahme, als Beispiel mag die klassische Ausbeinverletzung der Metzger mit Verletzung der Femoralgefäße dienen. Auch bei suizidalen Verletzungen sind in unserem Kollektiv Begleitverletzungen selten. Sehnen- und Nervenläsionen lagen nur bei einem Fünftel der Fälle vor.

Der überwiegende Teil der Gefäßverletzungen in Beruf, Haushalt und Verkehr sind Kombinationsverletzungen, z. T. recht typischer Art. Die arterielle Gefäßläsion bei Extremitätenfrakturen verläuft meist unter dem Bild der Blutung ggf. in Kombination mit Ischämie der Peripherie. Die Diagnose kann durch Schock erschwert sein. Der Pulsstatus bei Verletzten ist obligat zu erheben, im Zweifel müssen Dopplerdrucke oder Angiographie herangezogen werden.

Der Anteil an venösen Begleitschäden ist abhängig von der Intensität der Suche nach ihnen. Gewebetrauma und Immobilisation fordern darüber hinaus die Thrombose (s. o.).

Als Prinzipien der Rekonstruktion können gelten
1. Stabilisierung des Skeletts (temporärer Shunt?)
2. Rekonstruktion wichtiger Stammarterien und -venen
3. Autologes vor synthetischem Material
4. In gesichert infiziertem Gebiet ist die Rekonstruktion obsolet, es ist auf extraanatomische Verfahren auszuweichen. Die Ligatur großer Stammgefäße muß vermieden werden (2).

D. h., die Behandlung der Gefäßverletzung folgt den Prinzipien der elektiven Gefäßchirurgie. Einige typische Verletzungen, bei denen an eine Gefäßbeteiligung unbedingt gedacht werden muß, seien kurz aufgezeigt.

1. Supracodyläre Humerusfraktur des Kindes
2. Inferiore Luxation des Schultergelenkes mit Läsion der Arteria axillaris
3. Die Femoralisgabel bei Stichverletzungen, Hüftluxationen, Beckenfrakturen und Überrolltraumen
4. Die A. poplitea bei supracondylärer Femurfraktur und Knieluxationen.

Das Gefäßtrauma mit Ischämie erfordert umgehende Rekonstruktion innerhalb der Ischämietoleranz. Ist dies nicht möglich, drohen Folgeschäden an Muskulatur und Nervensystem. Das Kompartmentsyndrom kann prinzipiell in allen Muskellogen auftreten, es ist nach Ischämien am gesunden Gefäßsystem häufiger zu beobachten als bei Patienten mit arterieller Verschlußkrankheit (Kollateralbildung). Im ersten Fall bevorzugen wird die prophylaktische Fascienspaltung, bei Gefäßkranken sind wir eher zurückhaltender. Beim manifesten Kompartmentsyndrom muß in jedem Fall fasciotomiert werden. Bei diagnostischen Schwierigkeiten kann die Punktion des Kompartments mit Steigrohrdruckmessung Entscheidungshilfe geben.

Arterielle Aneurysmen und AV-Fisteln nach Gefäßverletzungen in Friedenszeiten sind selten. Über 90 % der AV-Fisteln sind Folge von Kriegsverletzungen. Auch heute werden vereinzelt noch AV-Fisteln bei Verletzten des letzten Weltkrieges gesehen. Es handelt sich zumeist um Fälle mit fortgeschrittener Herzinsuffizienz und erheblich morphologischen Veränderungen der zu- und abführenden Gefäße.

Arterielle Aneurysmen beobachteten wir in unserem Kollektiv überwiegend nach Kathetereingriffen. Durch unsauberes Arbeiten in der angiographischen Diagnostik können erhebliche Schäden entstehen. Wir haben drei pseudomonasinfizierte Aneurysmen nach Angiographie gesehen, die nur in zwei Fällen letztendlich erfolgreich ausgeschaltet werden konnten.

Iatrogene oder traumatische AV-Fisteln sind noch seltener. In 10 Jahren kamen zwei, nämlich eine Carotis jugularis und eine vertebralis-jugularis Fisteln nach zentralem Venenkatheterismus zur Beobachtung.

Literatur

1. Gruss JD (1986) Experiences with PGE 1 in patients with a phlegmasia coerulea dolens and in ergotism. In: Sinzinger, Rogatti, PGE 1 in Atherosclerosis. Springer-Verlag
2. Heberer G, van Dongen RJAM (1987) Gefäßchirurgie. Springer-Verlag
3. Mattox LK (1989) 5790 Cardiovascular Injuries in 4459 patients. Ann Surg
4. Tilsner V, Matthias FR (1983) Probleme der Low dose Heparin Thromboseprophylaxe. XXII. Hamburger Symposium über Blutgerinnung. Editiones Roche.
5. Vollmar J (1982) Rekonstruktive Chirurgie der Arterien. Thieme Verlag

Anschrift des Verfassers:
W. Hiemer
Kurhessisches Diakonissenhaus
Goethestraße 85
3500 Kassel

MIX
Papier aus verantwortungsvollen Quellen
Paper from responsible sources
FSC® C105338

If you have any concerns about our products,
you can contact us on
ProductSafety@springernature.com

In case Publisher is established outside the EU,
the EU authorized representative is:
**Springer Nature Customer Service Center GmbH
Europaplatz 3, 69115 Heidelberg, Germany**

Printed by Libri Plureos GmbH
in Hamburg, Germany